내 몸을 살리는
약재
동의보감

내 몸을 살리는
약재
동의보감

노화를 억제하고 질병을 물리치는
몸에 좋은 약재 상식사전!

정지천 지음

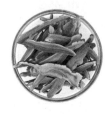

U 중앙생활사

대한민국은 민주공화국이지만, 식생활에 관한 한 별칭이 많습니다. 커피 공화국, 치킨 공화국 그리고 건강 기능 식품 공화국, 홍삼 공화국 등으로 불리고 있지요. 2017년 조사에 의하면 커피 시장 규모는 약 11조 7,400억 원이나 되어 10년 전에 비해 3배 이상 커졌고, 1인당 연간 512잔의 커피를 마신 것으로 추산됩니다. 치킨집은 전국에 2만 2,568개로 집계되어 식당 10곳 중 2곳이 치킨집인 셈인데, 호프집 등 다른 업종과 함께 영업하는 경우까지 포함하면 3만 5,000곳이 넘는다고 합니다. 건강 기능 식품은 시장 규모가 드러난 것만 3조 8,000억 원이나 되고, 그중 홍삼 비중이 38%나 되는 것으로 조사되었습니다. 이만하면 공화국이란 별칭이 붙어도 손색이 없을 것으로 보입니다. 그런데 커피와 치킨 그리고 홍삼을 비롯한 건강 기능 식품은 누구나 먹어도 건강에 도움이 될 뿐 전혀 탈이 생기지 않을까요?

몸에 좋다는 음식이나 건강 기능 식품은 매우 많습니다. 드라마 〈허준〉에서 황해도 지방의 역병(疫病)을 매실로 물리치는 장면이 방영된 후 매실 음료 바람이 엄청나게 불었지요. 또한 여성호르몬인 에스트로겐의 전구물질이 함유되어 있다고 하여 석류 음료의 인기가 대단했고, 하루에 1~2잔씩 마시면 심장병을 비롯한 성인병 예방에 좋다는 포도주 열풍은 지금도 계속되고 있습니다. 그 밖에 마늘·호박·은행·식초·녹차 등도 약효가 뛰어나 기막힌 효과를 볼 수 있는 훌륭한 약이 됩니다.

그러나 건강 기능 식품의 부작용도 매년 증가하고 있습니다. 건강 기능 식품의 피해 사례를 보면 구토·설사·위염 등의 소화기 장애와 가려움·두드러기 등의 피부 장애를 비롯하여 두통이나 급격한 심장 박동 등이 드러나는 경우가 많은 것으로 나타났습니다. 한약재가 사용되거나 비타민이나 폴리페놀·칼슘·철·아연 등의 성분이 들어 있는 재료로 만들어진 건강 기능 식품을 먹은 후에도 효과가 거의 없거나, 오히려 몸에 이상이 생기고 질병이 생기거나, 이전에 앓고 있던 질병이 악화되기도 하는 것은 왜 그럴까요?

우선 제품 자체에 문제가 있을 수 있습니다. 금지된 원료를 사용하거나, 제대로 된 원료를 사용하지 않았거나, 유통기한을 변조한 경우이지요. 지난 2015년 백하수오(白何首烏) 대신에 값이 훨씬 싸고 부작용이 있는 이엽우피소(異葉牛皮消)를 사용해서 문제가 되었던 적도 있었습니다. 그리고 개인이 잘못해서 과도한 용량을 섭취한 경우도 있습니다.

그러나 가장 중요한 이유는 모든 음식이나 건강 기능 식품이 누구에게나 효과가 있는 것이 아니기 때문입니다. 모든 한약재와 음식은 성질과 맛에 따라 약효가 다르기에 누구에게나 효과가 있는 것이 아니며, 심지어 체질에 맞지 않는 사람에게는 독이 될 수도 있습니다. 예를 들어 눈이 어둡고 따가운 경우에 결명자가 좋지만, 몸이 냉하고 대변이 묽은 사람이 먹으면 소화가 안 되고 설사가 나지요. 옻은 응어리와 어혈을 풀어주는 효과가 탁월하여 항암 효과가 크지만, 몸에 열이 많은 사람이 먹으면 열이 올라 뇌와 심장·피부 등에 문제를 일으키게 마련이고요.

평소 늘 먹어서 아무 문제가 없던 음식은 괜찮지만, 새로이 건강 기능 식품이나 보양식 혹은 민간요법을 선택할 때는 매우 신중해야 합니다. 광고에 나오는 효능을 무조건 믿거나 복용해서 효과를 보았다는 사람의 말만 들어서는 안 되지요. 좋다니까 무턱대고 먹거나 선물을 받았다고 먹는 것은 탈을 자초할 수 있습니다. 인삼·홍삼이 만병통치에 가까울 정도로 최고의 약이고 약효가 많아서 성인병의 치료 및 예방·항암·항산화·면역 증강·노화 억제 등의 효능이 있다고 해도, 열성이고 기를 끌어올리는 성질이 있으므로 누구나, 아무 때나 먹어서 좋은 것은 아닙니다. 열성 체질이라면 인삼·홍삼이 해가 되고 더덕이나 표고버섯을 먹어야 보충이 되는 것이지요. 만병통치약이 없듯이, 모든 사람에게 좋은 음식이나 건강 기능 식품이란 없습니다. 그나마 쌀·콩·토마토·고등어·소고기 등은 누가 먹어도 탈이 없을 음식이라고 할 수 있는

데, 따뜻하지도 차지도 않은 중간 성질이기 때문이지요.

　실제로 환자 가운데는 몸에 맞지 않는 음식을 먹은 탓으로 병원에 오는 경우가 꽤 많습니다. 피부에 두드러기가 생겨 약을 먹으면 없어졌다가 자꾸 재발된다는 환자가 있었는데, 그 원인 중에 감식초가 있었습니다. 식초는 신맛이 강하므로 땀이 나는 것을 막아주기에 땀으로 열을 발산시키지 못해 두드러기가 생겼던 것입니다. 어떤 환자는 평소와 다르게 자꾸 얼굴이 달아올라서 찾아왔는데, 기침·천식이 있어 은행 가루를 많이 먹었다는군요. 그 바람에 기침·천식은 확실히 좋아졌지만 열이 달아오르게 되었던 겁니다. 적당히 먹었으면 괜찮을 수도 있었겠지만요.

　당뇨병·중풍·심장병·암 같은 성인병의 경우에도 잘못된 음식 습관이 원인이 되는 경우가 많습니다. 성인병은 '생활습관병'이 정확한 병명으로, 잘못된 음식 습관이 주요 원인으로 작용한다는 것은 틀림없는 사실이지요. 육류를 너무 자주 많이 먹는다거나 얼큰한 음식을 즐겨 먹는다거나 육식을 전혀 하지 않는다거나 해조류와 같은 특정 음식을 기피한다거나 하는 식생활은 필연적으로 성인병을 부르게 됩니다.

　건강 기능 식품이든 음식이든 한약이든, 자신의 체질과 상태에 맞게 먹으려면 어떤 점을 고려해야 할까요? 모든 음식과 약에는 고유의 성질이 있기에 그에 따라 약효가 달리 나타납니다. 모든 음식과 약은 차갑고[寒], 서늘하고[涼], 따뜻하고[溫], 뜨거운[熱] 성질이거나, 중간에 해당되는 평(平)의 성질을 가지고 있지요. 그리고 위로 상승시키는 작용이나 아래로 내려주는 작용을 가지기도 하고, 밖으로 내보내는 발산 작용을 나타내는 것이 있는가 하면, 밖으로 나가지 못하게 막는 수렴 작용을 나타내는 것이 있습니다. 게다가 시고[酸], 쓰고[苦], 달고[甘], 맵고[辛], 짠 5가지 맛에다 떫은[澁] 맛과 아무런 맛이 없는 덤덤한[淡] 맛 중에서 하나 이상의 맛을 가지고 있고, 맛에 따라 효능이 달라집니다.

이런 점을 고려해서 체질과 몸 상태에 맞게 음식과 약을 먹어야 합니다. 또한 음식 사이에도 궁합이 있으니 함께 먹으면 상생(相生)이 되어 더욱 효과가 좋아지는 경우가 있는 반면, 함께 먹으면 상극(相克)이 되어 탈을 일으키는 음식도 있지요. 물론 체질에 맞지 않은 음식이라도 다른 음식과 함께 먹으면 괜찮은 경우도 있습니다.

조선시대 왕은 평소 보양식으로 기력을 보강하다가 가벼운 병증에는 약차를 마셨고, 심해지면 탕약을 복용했습니다. 왕이 마시는 탕약은 물론이고 음식이나 약차의 재료를 선택하는 일은 어의(御醫)의 몫이었습니다. 그러니 어의는 당연히 음식으로 질병을 치료하는 식치(食治)에 밝은 식의(食醫)가 맡을 수밖에 없었던 것이지요.

식의는 음식의 성분에 따라 먹게 하는 것이 아니고 성질과 맛에 따라 체질과 몸 상태에 맞게 음식을 섭취하도록 하여 질병이 생기지 않게 하고, 병이 생겼다면 환자의 상태와 체질에 맞게 음식을 처방해줍니다.

그러니 '음식 예방의학 전문가'이자 '건강 컨설턴트'로, 질의(疾醫: 내과 의사)와 양의(瘍醫: 외과의사)보다 우대를 받았던 최고의 의원이었습니다.

식의의 원조는 중국 당나라 때의 명의였던 손사막(孫思邈)입니다. 6,000여 종이 넘는 처방을 집대성하여《천금방(千金方)》을 저술했기에 별명이 약왕(藥王)이었지만, "질병을 치료하는 데 있어 먼저 음식으로 치료하고 그래도 낫지 않으면 약을 쓰라"고 했습니다. 원나라의 인종 황제가 발기부전이 되었을 때 탕약 대신 양신구채죽(羊腎韭菜粥)으로 완치시킨 홀사혜(忽思慧)라는 의원은 황제가 먹고 마시는 음식을 담당하는 음선어의(飮膳御醫)가 되었습니다.

조선의 식의로서 세종·문종·세조 임금의 어의를 지냈고 동양 최대의 의학 백과사전인《의방유취(醫方類聚)》의 편찬에도 참여했던 전순의 (全循義)는 음식 치료를 집대성하여《식료찬요(食療纂要)》를 편찬했습니다. 서문에 "세상을 살아가는 데 음식이 으뜸이고 약물이 그다음이다. 음식의 효능이 약의 절반을 넘는다. 오곡·오육·오과·오채로 병을 고쳐야지…… 이것이 선조들이 병을 음식으로 치료한 이유다"라며 식치의 중요성을 강조했지요.

식치는 한의사가 처방해야 하지만, 일반인이 스스로 할 수 있는 방법이 있다면 '음식 양생법'입니다. 양생(養生)은 노화를 지연시키고 질병을 예방하게 하는 생활 속의 실천 방법을 통해 생명을 보양(保養)한다는 의미이지요. 인간 생활의 모든 부분에 양생법이 내려오지만, 한의학의 최고 원전인《황제내경(黃帝內經)》에서는 인체를 구성하는 가장 기본적인 물질인 정(精)과 기(氣)가 모두 음식을 바탕으로 하므로, 정과 기를 보충하기 위한 음식의 중요성을 특히 강조했지요.

그리고 노인에게 음식 양생법이 매우 중요합니다. 음식의 부조화와 심리적 요인에 의한 비·위장 질환의 발생이 노인의 건강을 해치는 중요한 원인이 되기 때문이지요. 우리 몸에 근본이 둘이 있으니, 하나는 부모로부터 물려받은 정기를 간직한 신장으로서 '선천(先天)의 근본'이고, 다른 하나는 음식물을 소화·흡수시켜 영양을 공급하게 하는 비·위장으로서 '후천(後天)의 근본'입니다. 신장의 정기는 나이가 들면서 점차 줄어드는데, 비·위장의 기마저 쇠약해져서 입맛을 잃고 제대로 먹지 못하며 소화·흡수가 되지 않으면 목숨을 지탱하기 어렵지요.

음식 양생법을 강조한 한의서도 많습니다. 중국 송나라에서 1085년에 편찬된 《양로봉친서(養老奉親書)》는 한의학에서 노인의학을 독립적인 분야로 인식한 최초의 의서로서, 종합 노인 건강서이기도 합니다. 노인은 음식 조리(調理)를 통해 기혈(氣血)을 보충하고 질병을 예방할 수 있는 것을 가장 중시했고, 음식이 부적절하면 질병을 발생시켜 수명이 단축될 수 있다고 했습니다. 그리고 음식으로 노인의 건강을 유지하고 저항력을 기르는 방법과 함께 노인의 허약을 보강하고 질병을 치료하기 위해 각종 한약재와 곡식·채소·육류·생선·과일 등을 재료로 만든 식치방(食治方)을 소개해놓았습니다.

퇴계 이황 선생이 선비들의 건강·장수에 필요한 비법을 모아 편찬한《활인심방(活人心方)》에는 보양 음식 8가지가 나옵니다. 측백나무 잎을 말려서 달인 백탕(栢湯), 우유를 넣고 끓인 유죽(乳粥), 각질화되어 단단해진 사슴뿔을 달인 녹각죽(鹿角粥), 마(山薯)로 만든 산서죽(山薯粥)·산서면(山薯麵)·서여주(薯蕷酒), 한약재인 지황으로 담근 지황주(地黃酒), 그리고 찹쌀과 개고기로 담근 무술주(戊戌酒) 등이지요.

허준 선생이 지은《동의보감(東醫寶鑑)》은 5개 부문으로 되어 있는데, 그중 〈탕액편(湯液篇)〉은 한약재의 채취와 가공·처방법 등 한약의 활용뿐만 아니라 각종 음식의 성질과 효능에 대한 내용도 실려 있습니다. 수부(물)·토부(흙)·곡부(곡식)·금부(새 종류)·수부(동물류)·어부(물고기)·충부(벌레)·과부(과일)·채부(채소)·초부(풀)·목부(나무)·석부(돌)·금부(광물) 등이 망라되어 있지요.《동의보감》은 1596년에 편찬되기 시작하여 1610년에 완성되었기에 알로에는 들어 있지만 그 이후에 국내에 들어온 토마토·커피·양딸기·브로콜리 등은 나오지 않습니다.

대부분의 선비들은 긴 시간 동안 공부에 시달리면서도 자신의 건강을 돌볼 수 있었고 자신이나 가족의 질병을 직접 치료하고 예방할 수 있었습니다. 그 이유는《의학입문(醫學入門)》을 비롯한 한의서를 공부했기 때문이지요. 물론《동의보감》이 나온 뒤로는 당연히《동의보감》을 읽었습니다.

《동의보감》의 요점을 발췌하고 단점을 보완하려고 만든 의서로서 정조 시대의 어의였던 강명길이 편찬한《제중신편(濟衆新編)》에도 노인 음식 조리법이 나옵니다. 〈양로편(養老篇)〉에서 노인들은 한기나 습기 때문에 감기 같은 병이 생겨도 절대로 차갑고 쓴 약을 쓰거나 토하거나 땀을 내거나 설사시키는 것은 금하고, 오곡·채소·과일·육류·어류와 순한 약으로 조리하며 치료해야 한다고 했습니다. 한약재와 음식을 재료로 해서 만든 보양 음식 22가지가 나오는데, 멥쌀을 넣고 끓인 죽이 11가지, 음료처럼 마시는 것이 4가지, 환으로 된 것이 2가지, 고약으로 된 것이 4가지, 차로 달여 마시는 것이 1가지입니다.

저는 한의대 교수가 된 이래 진료와 연구에서 '식치'를 강조했습니다. 성인병·노인병 및 노화 억제에 큰 관심을 가지고 우리 주변에 있는 약물과 음식의 약효와 작용을 다룬 역대 문헌을 검토하고 실험적 연구를 진행하면서 많은 자료와 연구 결과를 정리해왔습니다. 그러면서 1997년부터 MBC 라디오 〈싱싱한 아침세상〉·〈라디오 동의보감〉·〈건강한 아침〉, KBS TV 〈무엇이든 물어보세요〉·〈아침마당〉, KBS 라디오 〈건강 365일〉·〈건강하게 삽시다〉·〈건강플러스〉 등을 비롯한 많은 건강 프로그램에 출연하여 음식 요법을 위주로 한방 건강을 설명하고 있습니다.

이 책은 인삼·칡·솔잎·결명자·커피 등 건강 기능 식품의 재료로 활용되는 한약재와 예부터 범용되고 있는 한약 처방, 그리고 일주일에 2~3회씩은 먹어야 하는 육류·수산류의 성질과 효능을 비롯하여 먹어서 좋은 경우와 나쁜 경우, 활용법 등을 다루고 있습니다. 특히 한약재와 음식에 관한 흥미로운 얘깃거리도 함께 소개해놓았습니다. 바보 온달이 양식 대용으로 먹었던 느릅나무 껍질, 불로초이면서 정력제·안정제·치매 치료제가 되는 연밥, 안젤리나 졸리의 아이들이 즐겨 먹는 귀뚜라미 튀김, 중국 신장 위구르자치구의 위구르족이 먹었던 장수 음식이자 치매 예방식인 양고기, 생선류 중에서 유일하게 슈퍼푸드로 선정된 연어에 대한 이야기도 있고, 제사상에 오르는 생선들의 공통점과 쌍화탕이 감기약인지 등에 대해서도 알아볼 수 있습니다.

이 책을 통해 건강·장수에 도움이 되는 한방 약재와 처방, 육류·수산류에 대한 이해를 넓히고, 그러한 약재와 음식이 내 몸에 적합한지, 부적합한지 판단하는 지혜도 얻게 되리라 생각합니다.

끝으로 출간에 도움을 주신 중앙생활사의 편집부 여러분, 바쁜 가운데 귀한 시간을 내어 꼼꼼하게 교정을 봐주신 동국대학교 일산한방병원 한방내과 전공의 선생님들, 포항중앙고등학교 조복현 선생님께 감사드리며, 그동안 성원해주시고 격려해주신 많은 분께 고마움을 전합니다. 아울러 이 책이 '건강 백세'를 바라는 여러분의 질병 예방과 노화 억제에 조금이라도 도움이 되기를 바라는 마음입니다.

東岳 연구실에서 食醫 정지천

차 례

PART 1 / 한방 약재

PART 2 / 한약 처방

PART 3 / 육류

PART 4 / 수산류

PART
1
한방 약재

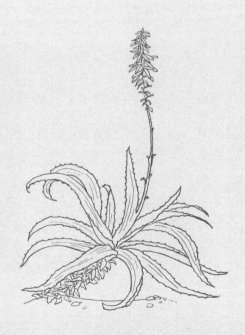

|인삼|

원기를 보강하고 노화를 억제하는 최고의 약

한국 사람들이 기운이 없을 때 힘을 내게 하는 약으로 가장 먼저 떠올리는 것이 인삼이 아닐까 합니다. 여름이면 인삼즙과 삼계탕을 먹는 사람이 많은데, 더위를 물리치게 하는 보약 처방에는 거의 인삼이 들어갑니다. 이처럼 인삼은 더위에 원기를 상했을 때 기운을 차리게 할 뿐만 아니라 추위와 과로의 회복 효과가 탁월합니다.

인삼이 두루 많이 쓰이는 이유는?

인삼의 효능에서 가장 손꼽는 것은 뭐니 뭐니 해도 대보원기(大補元氣)·익기(益氣), 즉 원기를 크게 보충하고 기를 돕는 것이지요. 인삼을 만병통치약이라고 할 수 있는 이유는 우리 몸을 구성하고 생명 활동을 유지하게 하는 근본이 되는 기를 돕기 때문이며, 그래서 오장을 두루 보충하고 면역 기능을 강하게 합니다. 기를 보강하는 것이 모든 질병의 예방과 치료의 관건이 되기에 보기제의 대명사인 인삼이 두루 쓰이는 것입니다.

인삼의 학명은 파낙스 진생(panax ginseng)인데 panax는 만병통치약이라는 의미로서 그리스어로 '모든'을 뜻하는 'pan'과 '약'을 뜻하는 'axox'가 합쳐진 것이지요. 실제로 인삼의 약효는 크고도 넓어서 수많은 질병에 대하여 효과를 나타내는데, 지금까지 꽤 많이 밝혀졌지만 그래도 완전히 규명하지는 못하고 있습니다.

응급 상황에 먹은 인삼

기를 보강하는 힘이 강하기 때문에, 예로부터 목숨이 경각에 달린 위태로운 환자에게 인삼 한 가지만을 달인 독삼탕(獨蔘湯)을 먹였습니다. 중병을 앓거나 만성질환을 오래 앓거나 대량 출혈 후에 몹시 쇠약하여 탈진 상태로 식은땀을 줄줄 흘리고 팔다리가 싸늘하며 맥이 가늘고 약할 때도 효과를 볼 수 있습니다.

심할 경우 부자(附子)를 추가하여 달이면 삼부탕(蔘附湯)이 되는데, 양기를 돌아오게 하여 기사회생의 묘약이 되기도 합니다. 심장의 양기를 북돋워주므로 저혈압의 치료에도 활용됩니다.

추위·더위·과로에도 좋은 인삼

인삼은 따뜻한 성질로서 몸을 양기를 넣어주므로 추위를 이길 수 있게 합니다. 또한 삼계탕이나 삼귀익원탕(蔘歸益元湯)을 비롯해서 여름철 음식이나 보약에는 인삼이 들어간 것이 많은데, 더위를 이길 수 있게 해주기 때문이지요. 더위로 인해 원기를 상했을 때 기운을 차리게 할 뿐만 아니라 중서(中暑: 일사병)의 치료에도 효과적입니다.

피로 회복 효과도 탁월하여 만성 피로와 병후 허약에 좋습니다. 쥐를 대상으로 한 강제 수영 테스트에서 인삼을 먹인 그룹은 수영 시간 연장 효과를 나타냈지요. 운동선수들을 대상으로 한 시험에서 9주 동안 인삼을 투여했더니, 운동 후에 생기는 혈중 젖산 축적량을 감소시키고 근육 통증과 현기증을 완화시키는 등 뚜렷한 효과를 보였습니다.

혈을 보충하는 데에도 도움이 될까?

인삼이 기를 보강하는 약으로 알려져 있지만 기와 함께 우리 몸을 구성하는 혈을 보충하는 효과도 있습니다. 《상한론(傷寒論)》을 저술한 중국 한나라 때의 명의 장중경(張仲景) 선생은 "혈은 스스로 생겨날 수 없고 모름지기 양기를 생하게 하는 약을 얻어야 생겨나는 것으로 양이 생겨야 음이 생겨날 수 있으니 그래야 혈이 왕성해진다"고 했습니다. 기는 양에 속하고 혈은 음에 속하는 것이지요. 서양 의학에서도 인삼이 조혈 기능을 자극하여 혈구 생산을 증가시킨다고 보고되었습니다.

면역 기능을 높여주는 인삼

인삼이 감기나 독감을 비롯하여 각종 질병에 대한 예방 효과를 가지고 있다는 것은 널리 알려진 사실입니다. 질병을 일으키는 나쁜 기운인 병사(病邪: 병균, 바이러스에 해당)가 침범하는 곳은 반드시 정기(正氣)

가 허약한 상태에 있기 때문에 인삼이 원기를 크게 보충해줍니다. 그래서 한의학 문헌에는 인삼을 제사기(除邪氣)라 하여, 사기를 없애준다고 했습니다.

실험을 통해 인삼은 백혈구의 탐식능을 증강시키고 면역세포 가운데 자연살해세포(natural killer cell: 암세포나 바이러스에 감염된 세포를 죽이는 기능)의 활성을 증강시키며 T세포(세포 매개성 면역 반응을 담당함)의 수를 증가시킨다는 것이 밝혀졌습니다.

성인병을 예방하고 치료하는 효과

인삼은 혈맥을 잘 소통시키는 통창혈맥(通暢血脈)의 효능을 가지고 있으므로 혈액순환을 잘되게 하여 동맥경화를 예방하고 치료하는 효과를 나타냅니다. 그리고 나이가 들어 원기가 약해지면 성인병이 발생하게 되므로 원기를 보충하는 인삼은 훌륭한 예방약이 되지요.

동물실험에서 고지방 식이로 고지혈증을 유도한 흰쥐에 인삼을 투여했더니 혈중 콜레스테롤이 떨어졌으며, HDL(high density lipoprotein, 고밀도 지단백) 콜레스테롤을 증가시키고 중성지방을 감소시키는 것으로 나타났습니다.

또한 인삼은 지소갈(止消渴)의 효능을 가지고 있어 당뇨병 치료 효과도 있는데, 인슐린 분비와 생합성을 촉진하여 혈당을 떨어뜨리는 것으로 밝혀졌습니다. 당뇨병 환자를 대상으로 한 임상 시험에서 혈당과 당화 헤모글로빈(HbAlc: 혈당 조절 상태를 반영하는 수치)을 개선시키는 것으로 나타났습니다. 또한 비만으로 인해 혈당 조절 기능이 약해진 당뇨병 환자에게 인삼 분말을 3개월간 투여한 결과 혈당이 저하되고 인슐린에 대한 감수성이 개선되었습니다.

성기능에도 도움이 될까?

인삼은 성기능 장애와 발기부전을 지칭하는 양위의 치료에 활용되어 온 만큼 훌륭한 정력제로 손색이 없으며 불임에도 효과가 있습니다. 원기를 보충하는 효능이 크고 혈맥을 통하게 하기 때문이지요.

한의학에서 심한 만성 쇠약성 질병을 오로칠상(五勞七傷)이라고 하는데, 인삼이 주요한 치료제로 쓰여왔습니다. 칠상은 가장 위중해진 난치증을 말하는데, 성기가 차가워서 심한 성기능 저하 상태인 음한(陰寒), 발기부전인 음위(陰痿=陽痿), 정액을 저절로 흘리는 정루(精漏), 정액이 적거나 성분이 이상한 정소(精少) 또는 정한(精寒), 정자가 없거나 적은 정청(精淸), 소변을 지나치게 자주 보는 소변삭(小便數) 등입니다.

서양 의학적으로는 인삼의 주성분인 진세노사이드(Ginsenosides)가 음경 해면체에서 산화질소(nitric oxide, NO)의 생성을 촉진하므로 혈관 확장의 중요 인자인 사이클릭 GMP(cyclic guanosine monophosphate)의 생합성이 촉진됨으로써 혈관 평활근이 확장되어 혈액 유입을 증가시켜 발기가 잘되게 합니다.

인삼은 동물실험에서 성선을 자극하고 성신경에 대한 흥분 작용을 나타냈으며, 정낭과 난소 중량을 증대시키고 정자 수를 증가시키며 정자의 활동을 활발하게 하는 것으로 밝혀졌지요. 이러한 효과는 인삼의 사포닌(saponin) 성분에 의해 나타나는 것으로 알려졌습니다.

발기부전 환자에게 인삼을 투여한 임상 시험에서 남성호르몬을 정상 범위로 증가시키고 성기능을 개선하는 효과가 나타났습니다.

소화 기능을 돕는 효과

한의서에 인삼이 보중(補中)·조중(調中)·완중(緩中)의 효능이 있다고 쓰여 있는데, 비·위장을 보강하고 조절하고 회복(완화)시킨다는 의미입니다. 여기서 중(中)은 비·위장을 가리키는데, 오장육부 중에 비·위장이 가운데 있기 때문이며 오행(五行)에서도 비·위장은 중앙(中央), 토(土)에 속하지요. 그래서 인삼은 비·위장의 양기를 도와 뱃속을 따뜻하게 데워주므로 소화를 잘되게 하고 입맛을 좋게 합니다.

또한 위와 장이 차가운 것은 물론이고 설사·이질·곽란(霍亂: 식중독·심한 급성 위염 및 장염·수인성 전염병) 및 구토 등을 치료하지요.

인삼은 위궤양 치료 효과도 있는 것으로 동물실험에서 밝혀졌습니다. 위궤양과 위암을 유발하는 헬리코박터균(Helicobactor pylori)의 성장을 억제하는 효과도 입증되었습니다.

간과 폐에도 좋을까?

인삼은 간기능을 도와 독성을 제거하는 효과가 있는데, 동물실험에서 각종 독성 물질에 의한 손상에서 보호하는 효과를 나타냈습니다.

26

또한 주독을 제거하므로 숙취 해소에도 효과가 있지요. 폐의 기가 허약한 것을 보강하여 기운을 끌어올려주고 천식을 치료하는 효능이 있으니 폐의 기가 촉박하고 숨이 차며 짧은 것을 치료하고 천식을 멎게 합니다.

스트레스를 풀어주는 효과

인삼은 안정신(安精神)·정혼백(定魂魄)·영심(寧心) 효능이 있으니 정신을 안정되게 하고 마음을 편안하게 합니다. 그러니 스트레스에 대한 적응력을 증강시키고 신경쇠약을 치료하는데, 중추신경계의 흥분과 억제를 조절하는 역할을 가지고 있습니다.

또한 익지(益智) 효능이 있어 지혜를 돕는다고 했으니, 뇌의 활동이 촉진되어 기억력을 증강시켜주므로 인삼을 먹으면 총명해지게 됩니다. 정신을 맑게 하며 눈과 귀를 밝게 하는 효능이 있으므로 총명(聰明)인 것이지요.

영인불망(令人不忘)하는 효능도 있어 건망증의 치료에도 쓰이는데, 인지력을 향상시키고 기억력을 증진하며 신경세포를 보호하는 작용이 있으므로 노인성 치매의 치료에도 효과가 있습니다.

인삼이 들어간 보약을 먹으면 살이 찔까?

한의서에 인삼을 비롯하여 보약이 되는 약물이나 처방은 대부분 "구복경신내로(久服輕身耐老)"라고 쓰여 있지요. 오래 먹으면 몸이 가벼워지고 노화가 억제된다는 뜻인데, 몸에 좋은 약은 절대로 살찌게 하지 않는 법입니다.

실제로 인삼에 콜레스테롤과 지방의 축적을 차단하는 비만 억제 물질이 함유되어 있는 것이 밝혀졌습니다. 콜레스테롤과 지방 대사에 관여하는 ACAT 효소와 DGAT 효소의 활성을 억제하여 체내의 지방 흡수와 축적을 차단함으로써 강력한 비만 억제 효과를 나타냅니다. 그러니 인삼이 들어간 보약을 먹는다고 살찔 염려는 하지 않아도 됩니다.

항균·항바이러스 효과

인삼은 포도상구균·연쇄상구균 등에 대한 억제 작용을 나타냅니다. 에이즈(AIDS: 후천성 면역 결핍 증후군)를 일으키는 HIV(Human Immunodeficiency Virus)에 감염된 사람들에게 인삼을 투여한 결과 면역세포가 증가되면서 에이즈 발병이 억제되는 것으로 보고되었고, 에이즈 치료약의 장기 복용에 의한 내성 유전자의 발생을 감소시키는 효과도 있다고 밝혀졌습니다.

항암 효과

인삼은 부정배본(扶正培本: 정기를 돕고 근본을 배가시킨다) 효능으로 면역 기능을 높여주어 항암 효과를 나타내는데, 아울러 단단한 덩어리를 깨뜨려주는 파견적(破堅積) 효능이 있습니다. 예로부터 위암 혹은 식도암에 해당되는 반위(反胃)의 치료에 쓰여왔는데, 인삼이 주로 비와 폐에 작용하므로 위암·폐암 등에 효과적이지요. 그 밖에도 대장암·간암·난소암·백혈병 등에도 효과가 있다는 것이 밝혀졌으며, 암 수술 후 회복기에 있거나 방사선 치료·화학약물 치료를 받고 있는 환자에게도 도움이 됩니다. 인삼의 항암 효과는 사포닌 성분과 다당체 성분이 DNA 손상을 보호하고 항염증 효과와 항산화 효과가 있기 때문인 것으로 알려졌습니다.

항산화 작용

보기제인 인삼을 비롯하여 보혈·보양·보음제 등의 보약과 어혈을 풀어주는 한약재는 성인병과 노화의 원인으로 작용하는 활성산소를 억제하는 항산화 효과를 가지고 있다는 것이 밝혀졌습니다.

실험 연구에 의하면 인삼의 페놀 성분이 지질 과산화를 억제하며 활성산소를 소거시키는 효과가 있다고 하지요. 또한 사포닌 성분이 혈관내피세포의 산화적 손상에 대한 방어 효과가 있다고 보고되었습니다. 이러한 효과는 활성산소의 하나인 초과 산화물 음이온기(superoxide anion radical)를 분해하는 효소인 SOD(superoxide dismutase)의 활성을 증가시켜 나타난다는 것이 밝혀졌습니다.

그 외의 효과

염증을 억제하는 효과가 있으니 NF-κB(Nuclear factor κB) 등의 염증 인자 단백질을 조절하여 PgE$_2$(prostaglandin E$_2$)의 생합성과 iNOS(inducible nitric oxide synthase: 유도형 NO 합성 효소)의 활성을 억제하여 산화질소의 생합성을 억제합니다. 프로스타글란딘은 염증을 전달하는 물질이며, 산화질소는 염증 반응에 관여하여 DNA에 손상을 미쳐 세포의 성장을 저해시키거나 치사시킴으로써 활성산소와 함께 노화를 촉진하고 노인성 질환을 유발하는 물질이지요. 그 밖에 진통 효과가 있으며, 알레르기·피부 미용에도 좋습니다.

인삼은 불로초일까?

앞에 설명한 효과로 입증이 되지만, 한의서에 "구복경신연년(久服輕身 延年)"이라 하여 오래 먹으면 몸이 가벼워지고 오래 살게 된다고 했으니 노화 억제 효과를 나타낸다는 것이지요.

우리 몸을 구성하고 생명 활동을 유지하게 하는 근본이 되는 기를 크게 보충하여 오장을 두루 보강하고 양기를 넣어줍니다. 또한 혈맥을 소통시키며, 추위·더위·과로에 대한 예방 및 회복 효과가 있고, 정신을 안정시키며, 지력을 증강시키고, 후천의 근본인 비·위장을 보강하고 조절합니다. 아울러 당뇨병과 천식·암을 비롯한 각종 질병을 예방하고 소화를 잘되게 하는 등의 효능도 있으니 노화를 억제하고 노인병 예방에 큰 도움이 되는 것이지요.

서양 의학에서 봐도 강한 항산화 작용을 가지고 있고 면역 기능을 증진하며 항스트레스와 피로 회복 효과가 있으므로 외부로부터의 각종 자극에 대한 방어 능력과 회복력을 강화시켜 인체의 항상성(homeostasis)

을 유지할 수 있게 도와줍니다. 그 밖에도 고지혈증·동맥경화·천식·당뇨병을 비롯한 성인병을 예방하고 암과 비만도 방지합니다. 그래서 탁월한 노화 방지 약물이 됩니다.

우리 인삼과 외국 인삼의 차이

예로부터 중국에서도 고려 인삼을 매우 귀하게 여겼지요. 소설과 드라마 〈상도〉에서도 조선의 인삼이 청나라에서 높은 값을 받는 장면이 나오는데, 실제로 우리 인삼의 성분과 약효가 중국 인삼에 비해 탁월합니다. 우리나라의 기후와 토양이 최고 품질의 인삼을 탄생시키므로 중국이나 미국·캐나다의 인삼과는 견줄 바가 못 되는 것이지요. 그렇기에 요즘도 중국의 의사들은 한약 처방에서 중국 인삼에 비해 고려 인삼은 3분의 1이나 5분의 1만큼의 양만 쓴다고 합니다.

인삼이 맞지 않는 사람은?

몸이 항상 뜨겁고 기가 왕성하여 맥박이 지나치게 힘차거나, 찬물을 즐겨 마시며 소변량이 적고 대변이 굳은 사람에게는 맞지 않습니다. 알레르기 체질·아토피 체질에 맞지 않고, 고혈압이 있는 경우에도 열이 올라 혈압이 오를 수 있으므로 주의해야 합니다.

아이들에게 인삼을 먹이는 것도 주의해야 합니다. 특히 더위를 많이 타고 편도선이 잘 붓거나 코피를 잘 흘리는 아이들에게는 금해야 합니다. 중고등 학생들, 수험생들에게 머리가 좋아지라고 홍삼을 먹이는데,

오히려 머리에 열을 올려 머리가 맑아지지 않거나 두통에 시달릴 수도 있습니다. 여드름이 많이 나서 병원에 온 고등학생이 있었는데, 얼굴이 벌겋게 달아오르며 찬물을 자주 마시고 유독 머리와 얼굴에서 땀이 많이 흐른다고 했습니다. 한 달 이상 홍삼 제품을 복용하는 바람에 여드름이 심해진 것이지요.

인삼이 몸에 맞지 않으면 어떤 부작용이 있을까?

과민 반응·흥분 반응·출혈 반응이 일어납니다. 과민 반응은 안면 홍조·피부 가려움증·복통·설사·두통·어지럼증 등입니다. 흥분 반응은 정신 흥분·성욕 항진·경도의 불안·가슴 두근거림·혈압 상승·목이 아프거나 말이 많아지는 증상 등이지요. 출혈 반응은 코피·토혈·변혈 등입니다.

열이 조금 있는 경우에는 장기 복용할 경우에 부작용이 나타나지만, 열이 정말 많은 사람은 한 번만 먹어도 부작용이 생길 수 있습니다. 열이 많은 사람은 인삼을 조금만 먹어도 열이 너무 나서 온몸이 뜨거워지고, 가슴속에 열이 맺혀 답답해지며, 심장이 많이 뛰고, 입이 마르며, 눈이 충혈되고, 얼굴이나 전신의 피부에 불긋불긋한 발진이 돋아나기도 합니다. 그리고 코피가 나거나 가슴과 배가 꽉 막힌 듯이 답답하고 차오르는 상태가 됩니다.

인삼이 적합한 체질은?

기본적으로 열이 있는 체질에는 맞지 않고, 냉한 체질에 맞습니다. 사상체질로 보면 소양인에게는 전혀 맞지 않습니다. 몸이 마르면서 항상 뜨겁고 성격이 급하며 찬 음식을 좋아하는 체질이지요. 소양인은 인삼을 조금이라도 먹으면 열이 올라서 얼굴이 붉어지고 가슴이 답답하며 피부에 발진이 생길 수 있습니다.

반면에 소음인에 가장 적합한데, 몸이 마르면서 냉하고 손발이 차가우며 추위를 많이 타고 비·위장 기능이 약하며 설사를 잘하는 편이지요.

인삼이 체질에 맞기만 하면 무조건 좋을까?

체질에 맞더라도 감기에 걸린 초기에 열이 있는 경우라든가 뺨이 붉고 미열이 오르면서 마른기침을 하는 경우에도 피해야 합니다. 몸속에 습기가 많이 쌓여 있는 상태이거나 식체하여 헛배가 부른 경우에도 쓰지 않습니다. 습기가 많이 쌓여 있으면 몸이 무겁고 잘 붓거나 온몸이 쑤시고 아픕니다. 비 오는 날이면 온몸이 찌뿌듯하며 두들겨 맞은 듯이 아픈 사람이 그렇지요. 인삼을 잘못 쓰거나 너무 많이 쓰면 가슴과 배가 꽉 막힌 듯이 답답하고 차오르는 증상이 나타납니다.

열이 있으면 인삼을 절대로 쓸 수 없을까?

열이 있지만 인삼이나 홍삼을 쓸 수 있는 경우도 있습니다. 몸에 나쁜 기운이 많아서 열이 생긴 것이 아니고 몸이 허약해서 열이 생긴 경우인데, 그중에서도 음기가 허약해서 생긴 열에는 쓰면 안 되고 양기가 허약해서 생긴 열인 경우에만 쓸 수 있습니다.

그리고 열이 있기는 하지만 음기와 양기가 모두 허약하면 인삼을 써야 할 경우도 있습니다. 물론 그런 때도 인삼이나 홍삼 한 가지만 쓰는 것이 아니고 다른 한약재와 함께 써야 문제가 없습니다.

홍삼은 체질에 상관없이 누구나 먹어도 괜찮을까?

수삼을 2~3시간 정도 찐 다음 말려서 붉은색이 된 것이 홍삼(紅蔘)인데, 수증기에 찌는 것이 열을 없애주지는 않습니다. 오히려 차가운 성질의 음식을 찌면 찬 성질이 덜해지지요. 그러니 홍삼은 열이 많은 사람이 복용해도 괜찮다는 것은 완전히 잘못된 얘기입니다. 인삼을 쓰지 않아야 할 체질이나 병증에는 홍삼도 마찬가지입니다. 만약 썼다가는 부작용이 생길 수밖에 없지요.

홍삼을 만드는 과정에서 백삼에는 없는 몇 가지 사포닌 성분이 생겨나는데, 매우 강력한 약효를 갖고 있는 것으로 알려져 있습니다. 폴리아세틸렌(polyacetylene)·페놀 성분의 함량도 백삼보다 홍삼에 많은 것으로 보고되었습니다.

|마|

신장과 비장을 동시에 보강하는 퇴계의 음식

덩굴식물 중에 대단한 약으로 마(薯, 서)가 있습니다. 우리나라 각 지방에서 자라며 재배도 해왔는데, 흉년에 먹는 구황식물로 아주 좋습니다. 성질이 온화하고 감미로워 먹기에도 좋아 뿌리를 캐서 쪄 먹거나 가루를 내어 국수를 만들어 먹었습니다.

신라시대에 마에 관련된 재미난 얘기가 있지요. 백제의 가난한 총각이었던 서동(薯童)이 선화공주가 절세의 미인이라는 소문을 듣고 신라에 가서 아이들에게 부르게 한 향가가 〈서동요(薯童謠)〉입니다. "선화공주님은 밤마다 서동을 찾아간다네"라는 노래가 서라벌에 퍼지게 되자 진평왕은 귀여운 셋째 딸을 왕궁 밖으로 내쫓을 수밖에 없었고, 서동이 공주를 모시기로 해서 친해져 혼인까지 하게 되었지요. 이때 서동이 아이들에게 나눠준 것이 마로, 맛이 좋았기에 아이들은 시키는 대로 노래를 불렀던 것입니다.

선화공주와 혼인한 서동은 누구인가?

서동은 공주가 쫓겨 나올 때 왕비가 준 많은 금은보화를 활용해서 크게 성공하여 결국 백제의 무왕이 되었습니다. 서동은 요즘의 꽃미남 같은 멋진 총각이었지 않았나 싶습니다. 마를 캐어 팔아서 먹고살았으니 늘 등산을 한 데다, 마를 비롯하여 깊은 산속에 있는 좋은 약이 되는 음식들을 먹었을 것이니 아주 건강하고 힘도 좋았겠지요.

서동은 원래 백제의 왕자인 부여 장(夫餘 璋)이었는데, 복잡한 사정으로 궁 밖에 나와 살게 되었지만 어려서부터 재주가 뛰어나고 도량이 넓었다고 합니다. 사실 이 얘기는 전설이고, 실제로는 선화공주가 백제의 왕자와 정략결혼을 했던 것이지요.

마에 산약이라는 이름이 붙은 까닭

옛날에 강한 나라의 침략을 받은 약한 나라의 군대가 전투에서 크게 패하여 몇 천의 인마만 남아 산속으로 도주했습니다. 산세가 험하여 강국의 군대는 추격하지 못하고 산 주위를 포위하고는 약소국의 패잔병들이 항복하기를 기다렸습니다.

몇 달이 지나 양식이 떨어질 때가 되었지만 미동이 없었고, 8개월이 지나자 강국의 장군은 약소국의 장졸 대부분이 굶어 죽었거나 겨우 연명하고 있을 것이라 판단하고는 긴장을 풀고 매일 음주가무를 즐기며 지냈습니다. 어느 날 밤 강국의 군대가 잠에 취해 있을 때 돌연히 산속에서 약소국의 군대가 말을 타고 힘차게 내려오니, 강국의 군대는 크게 패하여 도망치고 말았습니다.

산속에서 병사들이 강해지고 말이 씩씩해질 수 있었던 이유는?

장졸들은 먹을 것이 떨어져 굶어 죽을 지경에 이르자 산속에 자라는 풀의 뿌리줄기를 캐어 먹었는데, 맛이 괜찮고 허기도 없어져 매일 먹었고 말에게는 그 잎을 먹였습니다. 목숨을 구하고 큰 승리를 얻게 해준 그 풀을 기억하기 위해 이름을 산우(山遇)라고 지었는데, 산속에서 양식을 찾다가 우연히 만났다는 뜻입니다.

이로부터 음식으로 먹게 되었는데, 계속 먹어보니 양식과 마찬가지로 기운을 내게 할 뿐만 아니라 비·위장을 튼튼하게 하고 폐와 신을 보충하는 효능이 있다는 것을 발견했습니다. 그래서 산약(山藥)이라는 이름으로 바뀌었는데, 산에 나는 토란 같다고 산우(山芋)라는 이름도 있지요.

마는 어떤 효능이 있을까?

중간 성질로서 신장의 음기를 보충하는 보약입니다. 허약하거나 과로한 몸을 회복시키는 효과가 크고, 허약하여 열이 조금씩 오르는 것을 내려줍니다. 특히 심한 만성 허약성 질병으로 난치에 속하는 오로·육극(六極)·칠상을 치료한다고 했으니 최고의 보약이자 자양 강장제이지요.

마를 꾸준히 오래 복용하면 귀와 눈이 밝아지고 몸이 가벼워지며 허기를 몰라 장수하게 된다고 했으니 노화 방지약입니다. 또한 피로하고 수척할 때 마로 죽을 끓여 먹으면 좋습니다. 그러니 마는 산에서 나는 뱀장어라는 별명이 붙을 정도의 자양 강장제인 것입니다. 소화 기능이 허약할 때 인삼과 같이 달여 먹으면 생기를 얻고 식욕이 증진되며, 설사로 기운이 떨어질 때 볶아서 가루로 만든 뒤 미음으로 먹으면 좋습니다.

마에 들어 있는 영양 성분은?

전분·단백질·지방을 비롯하여 알칼로이드인 디오스코린(dioscorin)·사포닌·타닌(tannin)·콜린(choline)·글리신(glycine)·세린(serine) 등이 들어 있고 비타민과 철분·칼륨·마그네슘 등의 미네랄도 들어 있습니다. 동물실험에서 관상동맥 확장 및 관상동맥 혈류량 증가·장관 활동 자극·혈당 강하·항노화 작용 등이 밝혀졌습니다.

퇴계 선생이 추천한 보양 음식

마가 얼마나 좋은 약이 되는지는 이황 선생의 《활인심방(活人心方)》에서 보양 음식으로 꼽힌 것으로도 잘 알 수 있습니다. 퇴계는 수많은 음식들 중에 8가지를 보양 음식으로 선정했는데, 그중에 마로 만든 음식이 3가지나 됩니다. 그 이유는 신장과 비장을 둘 다 보양하기 때문으로 여겨집니다.

한의학에서 신장은 선천의 근본이고 비장은 후천의 근본인데, 마는

그 둘을 모두 보강해주기 때문에 중하게 여긴 것 같습니다. 마는 비·
위장을 건실하게 보강하며 신장의 정기를 보익하고 아울러 폐의 기를
보익하는 효능도 있습니다. 한의학에서 면역 기능과 관계있는 장기는
폐·비·신이므로, 마는 면역 기능을 강하게 하는 효능이 있고 아울러
노화를 억제하는 장수 식품이 되는 것이지요.

마는 구체적으로 어떤 병증에 효과가 있을까?

비·위장과 대·소장을 튼튼하게 하는 효과가 매우 큽니다. 비·위장
이 허약하여 음식을 잘 먹지 못하고 권태감·무력감이 있는 경우에 좋
고, 설사와 이질을 멎게 하기 때문에 허약해서 생긴 설사를 낫게 하는
처방에는 거의 들어갑니다. 마의 끈적끈적한 점액질에 뮤신(mucin)·아
밀라아제 등의 소화 효소가 들어 있어 단백질·녹말의 소화를 돕고 위
벽을 보호해줍니다.

또 폐의 음기를 보해주므로 폐가 허약해서 생기는 기침·가래·천식
의 치료에도 활용됩니다. 소갈병, 즉 당뇨병의 치료에도 활용되고 있는
데, 혈당을 떨어뜨리고 인슐린의 분비를 촉진하는 작용이 입증되었습
니다. 또 피부와 모발에도 윤기를 주므로 피부와 머리카락에도 좋습니
다. 신장의 정기가 부족해서 허리가 아프고 하체에 힘이 없으며 몸이
허약하고 정신력이 나약해지면서 자주 건망증을 나타낼 때 오래 복용
하면 치유가 되면서 근육과 골격에 힘을 얻게 됩니다.

그리고 신장의 정을 보충해주므로 정력제로도 매우 좋습니다. 끈적

끈적한 점액질인 뮤신이 정액을 많게 합니다. 또 정자의 주요 성분이 되는 아르기닌(arginine)도 들어 있는데, 아르기닌은 음경의 발기에 중요한 작용을 하는 산화질소의 원료가 됩니다. 몸에서 정액이나 소변이 새어나가는 유정, 소변을 자주 찔끔거리는 유뇨는 물론이고 소변빈삭·요실금에도 효과적입니다.

마를 먹어온 특별한 사람들

조선의 왕과 중국의 황제가 자주 먹었습니다. 비·위장을 건실하게 하고 면역 기능을 돕는 처방으로 조선 왕실의 구선왕도고(九仙王道糕), 청나라 황궁의 청궁팔선고(淸宮八仙糕)와 건륭팔진고(乾隆八珍糕)라는 떡이 있었는데, 떡 처방에서 중심 역할을 하는 약재가 바로 마입니다.

《조선왕조실록》에 관노(官奴)의 아들이 마를 캐어 임금께 진상하고 벼슬을 받았다는 기록도 있습니다. 〈숙종실록〉(1689년 1월 18일)에 "이동영이라는 사람이 마를 진상하고 영릉참봉에 제수되었다"는 내용이 나옵니다. 그런데 신하들은 신분이 천한 관노의 아들이 상은(上恩)을 바라고 한 처사라고 반대하니, 참봉이 아닌 다른 상당한 자리로 옮기게 했다고 합니다. 당시 숙종이 29세였으니 아직 한창 나이였고 이미 부왕과 모후도 세상을 떠난 뒤였으므로 귀한 약재가 매우 절박한 상태는 아니었던 것으로 보이는데, 공이 가상하여 최말단 벼슬인 종9품의 참봉을 제수했던 것 같습니다.

세계에서 가장 빠른 사나이가 먹었다는 마

마와 비슷한 약초로 마과에 속하는 얌(yam)이 있습니다. 2008년 베이징올림픽에서 100m 세계 신기록으로 금메달을 획득한 것을 시작으로 올림픽 3회 연속 100m·200m·400m 계주 3개 종목에서 3관왕을 차지하는 등 8개의 금메달로 역대 올림픽 최다 금메달 타이 기록을 세웠던 단거리 황제 우사인 볼트 선수가 즐겨 먹었던 것이 바로 얌이지요. 인구 260만 명에 불과한 조그마한 나라인 자메이카의 육상팀이 남녀 단거리 종목의 금메달을 석권한 요인 중에는 얌을 늘 먹는 것이 들어 있다는 말입니다.

그리고 세계 3대 장수촌인 에콰도르의 빌카밤바 사람들이 즐겨 먹는 음식 중에 유카(yuca)라는 뿌리채소가 있습니다. 유카는 칡뿌리처럼 생긴 고구마라고 하는데, 겉은 갈색이지만 속은 흰색으로 우리나라의 마와 비슷합니다. 삶아 먹거나 과자·빵으로 만들어 먹기도 하고, 막걸리처럼 발효시켜 술을 만들어 마시기도 합니다.

얌이 육상 선수들에게 좋은 이유는?

얌은 자양 강장제로서 선수들이 폭발적인 스피드를 내는 데 큰 도움을 준다고 합니다. 얌은 단백질 함량이 50%나 되어 콩보다 많고, 노란색을 띠게 하는 베타카로틴(β-carotene)이 유해산소를 없애는 항산화 작용을 합니다. 볼트와 같은 운동선수에게 이로운 영양소가 전분과 칼륨인데, 얌에는 전분이 많아 뛰는 데 필요한 에너지를 주고 칼륨은 운동

중 다리에 근육 경련이 나는 것을 막고 근육과 신경이 원활하게 작동하도록 해준다는 것이지요. 그런데 우리나라와 중국에서 나는 마는 단백질 함량이 3% 정도여서 얌과는 큰 차이가 있긴 합니다.

마를 먹을 때 주의할 점은?

노인들에게 마가 좋은 것은 틀림없지만, 몸에 습기가 많아서 잘 붓거나 소화가 잘되지 않고 속이 더부룩하거나 뱃속에 덩어리가 쌓여 내려가지 않고 체한 경우에는 생으로 먹지 말아야 합니다. 그런 경우에 먹으면 기가 소통되지 못하고 막혀 병증이 유발되거나 악화될 수 있으니 굽거나 삶아서 먹는 것이 좋습니다. 그렇지만 마는 설사를 막아주는 약이므로 대변이 단단하거나 변비가 있는 경우에는 반드시 피해야 합니다.

변비가 있어 마를 먹을 수 없는 사람은 대신 호두·잣을 먹으면 됩니다. 호두와 잣은 모두 영양이 풍부하고 몸에 좋은 보약이지요. 물론 대변이 묽고 설사를 잘하는 경우에는 호두나 잣이 좋지 않습니다.

| 황정 |

노화를 방지하고 수명을 연장하는 회춘의 묘약

황정(黃精)은 만물을 기르는 황토의 정기를 듬뿍 지니고 있는 약재라고 하여 이런 이름이 붙었다고 합니다. 백합과에 속한 진황정의 뿌리줄기를 말린 것으로, 예로부터 신선들이 즐겨 먹는 양식이라 하여 선인유량(仙人遺糧), 사슴이 즐겨 먹는 풀이라 하여 녹죽(鹿竹)이라는 이름이 있지요. 불로초류(不老草類)에 속하는 한약재로서 중년 이후에 먹는 회춘의 묘약이라고 할 수 있습니다. 황정과 비슷한 약재가 흔히 차로 마시는 둥굴레입니다.

황정을 먹고 장수한 사람들

옥렬이라는 신선은 황정을 먹고 338세에도 청년의 모습 그대로였다고 하며, 윤첩이라는 사람은 황정의 꽃을 먹고 수백 세나 장수를 누렸다고 합니다. 그리고 한나라 무제가 어느 고을을 지나다가 밭일을 하는 한 노인의 등에서 광채가 나는 것을 보고 기이하게 생각하여 물은 즉, 동안의 이 노인이 윤이 흐르는 검은 머리카락을 휘날리면서 "오직 야산의 정기를 듬뿍 간직한 황정을 캐다가 떡을 만들어 먹은 것뿐"이라고 아뢰었다는 일화가 있듯이 자음 강장 효능이 대단한 약재입니다.

또한 소갈, 즉 당뇨병의 치료에도 활용되어왔는데, 동물실험에서 당뇨병이 유발된 흰쥐의 혈당을 저하시키고 고지혈증을 유도한 흰쥐의 혈액 내 지질을 감소시키는 것으로 밝혀졌습니다.

황정의 효능은?

중간 성질로서 오랫동안 먹으면 몸이 가벼워지고 주안(駐顏), 즉 젊은 사람의 얼굴빛과 같이 얼굴을 늙지 않고 그대로 있게 하며, 수명을 연장하여 늙지 않게 하고 배고픔을 느끼지 않게 하는 효능이 있습니다.

오장을 보하고 비·위장을 튼튼하게 하는 효능이 있어 비·위장이 허약하여 기운이 없고 입맛이 없는 경우에 좋으며, 피부를 곱게 하고 뼈와 근육을 튼튼하게 하며 머리카락을 검게 하고 이빨을 다시 나게 합니다. 또한 성욕이 감퇴되기 시작한 사람에게 좋은 약재로서 정력을 왕성하게 하고 잦은 소변을 막아줍니다. 질병을 앓은 뒤에 몸이 쇠약하고 활력이 없으며 수척해진 경우에 좋은 보약이 되고, 폐가 허약하여 마른 기침을 하는 경우에도 좋습니다.

주요 성분인 캠페롤(kaempferol)은 고혈압·당뇨병·고지혈증 등의 치료제로 이용되어왔고 폐암·유방암·전립선암 등의 치료에 효과적인 것으로 알려져 있습니다.

황정이 들어간 유명한 처방

이정환(二精丸)이 있습니다. 이정환은 기를 돕고 정을 굳건히 지키며 단전(丹田)을 보강하고 혈을 통하게 하며 얼굴에 젊음이 머무르게 하는 효능을 가진 약으로서 신선이 먹는다고 합니다. 불로초에 속하는 황정과 구기자로 구성되었기에 신장과 간장을 보하고 비장을 건실하게 하며 정기를 도와주는 효능이 있어 오래 먹으면 몸이 가벼워지며 늙지 않고 오래 살게 하는 불로장수 처방이지요. 신장과 간장의 음기가 허약하고 정기가 부족해져 머리와 눈이 어지럽고 노화가 일찍 시작되는 경우에 치료제로 상용되어왔습니다.

한의학에서 노화의 주된 원인은 신장의 허약으로 이정환은 노화를 억제하는 처방인데, 동물실험을 통해 노화의 원인이 되는 활성산소와 활성질소를 직접 제거하고 생성을 억제하며 각종 노화 과정을 억제하고 체중을 감소시키는 효능을 밝혀내어 저희 교실에서 논문으로 발표했습니다.

황정을 먹을 때 주의할 점은?

습기와 담이 많아 배가 부르고 더부룩한 사람은 주의해야 하며, 기운이 맺혀서 잘 소통되지 않는 경우에도 피해야 합니다. 양기가 허약하고 음기가 왕성한 사람이 복용하면 설사하고 뱃속이 더부룩해진다고 하며, 뱃속이 차가워서 설사를 잘하는 경우에도 주의해야 합니다.

|오미자|

몸에서 빠져나가는 것을 막아주는 정력제

예로부터 음력 오뉴월에는 오미자를 먹어왔으니 여름철 청량음료로 안성맞춤입니다. 오미자차를 마시면 오장의 기를 보익해주고 갈증이 멎으며 생기가 나기 때문이지요.

오미자가 갈증을 멎게 하고 땀을 막아주는 이유는?

5가지 맛이 모두 들어 있다고 해서 오미자(五味子)라는 이름이 붙여졌는데, 실은 신맛이 위주입니다. 신맛은 갈증을 멎게 해줄 뿐만 아니라 몸에서 무엇이든 빠져나가는 것을 막아주고 거두어주는 작용을 나타냅니다. 그러므로 땀을 거두어들이는 효능이 있어 땀을 그치게 하는데, 특히 양기가 허약하여 저절로 땀을 흘리는 자한증(自汗證)의 치료에 쓰입니다.

신맛은 정액이 빠져나가지 못하게 막아주는 효능도 있으므로 정액이 갈무리되지 못하고 저절로 흘러내리는 유정·몽정의 치료에 쓰여왔습니다. 또한 신장을 보강하는 효능도 크므로 정력을 증강시키는 효과도 있어 오자환(五子丸: 5가지의 씨와 열매로 구성되어 정기를 보강하고 성기능을 강화시키는 처방)에 들어갑니다.

오미자가 피로 회복에도 좋을까?

신장을 보익하는 효능이 커서 보약 처방에 자주 들어가는 보약입니다. 훌륭한 강장·강정제이지요. 그래서 몸이 나른하고 정신이 피로한 경우에 좋습니다. 육체노동자들에게 오미자를 투여한 실험에서 노동으로 오는 피로를 막으며 피로가 빨리 풀리게 하는 작용이 있는 것이 밝혀졌습니다. 또한 심장의 기를 조절하고 중추신경 기능을 바로잡아주는 효과가 있는데, 정신노동을 하는 사람에게 먹였을 때 정신 활동이 좋아지고 기억력이 증가되었습니다.

오미자가 질병의 치료에도 쓰일까?

당뇨병에 효과가 있으므로 갈증이 심한 환자가 달여 마시면 갈증이 멎고 혈당도 내려갑니다. 폐를 보익하는 효능이 있어 폐와 신장의 기가 부족하여 생기는 기침·만성 기관지염·천식 등에 좋습니다. 또 간 질환의 예방과 치료에 좋은데, ALT와 AST 수치를 떨어뜨리며 간염이나 지방간을 비롯한 각종 간 질환에 효과적입니다. 주독을 풀어주는 효과도 있으므로 술 마신 뒤에도 좋습니다.

그리고 항균 작용도 있는데, 대장균·이질균·폐렴균·포도상구균·

녹농균·티푸스균 등에 대한 억제 작용이 있는 것이 밝혀졌습니다.

오미자가 적합한 체질은?

사상체질론에 의하면 태음인 체질에 맞는 약이라고 합니다. 태음인은 체격이 큰 편으로서 골격이 굵고 근육이 두터우며 허리와 복부가 발달되어 있어 사상체질 중 가장 비만형입니다. 식성이 좋아 살이 잘 찌는 체질이니 운동이 부족하면 비만해져서 고혈압·당뇨·동맥경화·중풍 등의 성인병에 걸리기 쉽지요. 심장과 폐, 즉 순환기와 호흡기계가 약하므로 심근경색·기관지염·폐렴·천식 등이 오기 쉽습니다.

땀구멍이 성글어 평소에도 땀을 잘 흘리며 땀이 잘 나오면 건강한 상태로 볼 수 있지만, 피부가 단단하고 땀이 나오지 않으면 병을 의심해봐야 합니다. 그러니 통통한 사람이 땀이 많이 난다고 무조건 오미자로 막는 것은 좋지 않고, 호흡기가 약한 경우에 쓰는 겁니다. 그것도 오미자는 따뜻한 성질이므로 열이 없는 경우라야 합니다.

오미자를 먹을 때 주의할 점은?

따뜻한 성질이니 열로 인한 기침·천식이나 찬바람을 맞아서 생긴 감기의 초기에는 피해야 합니다. 그리고 피부병이나 염증성 질환의 초기에도 피해야 합니다. 땀을 비롯해서 무엇이든 빠져나가는 것을 막아주는 효과를 나타내므로 열을 비롯한 나쁜 기운이 빠져나가지 못하기 때문이지요. 또한 몸이 무겁고 잘 부으면서 땀이 잘 나지 않고 소변을 적게 보는 경우에도 적합하지 않습니다. 그러니 체중이 많이 나가는 사람에게 맞지 않고, 특히 열성 체질에 맞지 않습니다.

오미자를 차로 마시려면 그냥 물에 넣고 끓이면 될까?

직접 물에 넣어 끓이지 말고 냉수에 10시간 이상 담가두어서 우러난 물을 끓이면 됩니다. 그래야 떫고 신맛이 없어지게 되지요.

술로 담가 마셔도 좋은데, 몸이 피로하면서 기침·천식이 있는 경우에 효과가 좋습니다. 양기가 허약하여 땀을 많이 흘리는 경우에는 황기와 계피를 추가하면 효과를 높일 수 있지요.

| 영지버섯 |
면역 기능을 돕는 보익 강장약

영지(靈芝)는 오래 복용하면 몸이 가벼워지고 수명을 연장시킨다고 해서 불로초로 알려져 있습니다. 차갑지도 따뜻하지도 않은 성질이며, 오장의 기를 보하는 등 인삼과 비슷한 보익 효능을 가지고 있습니다.

진나라가 망하고 유방이 항우를 물리치고 세운 것이 한나라인데, 《한서(漢書)》〈무제기(武帝紀)〉에 궁중에 영지가 들어왔기 때문에 천하태평의 길조의 징표라 하여 축제를 벌이고 대사면령을 내렸다는 기록이 있습니다. 영지가 얼마나 대단한 약초이며 그것을 구하기가 얼마나 어려웠는지 알 수 있지요. 영지의 별명으로 불로초·만년버섯·선초·지초 등이 있는데, 열대 아열대 지방에서 잘 자랍니다.

영지의 효능은?

오래 복용하면 몸이 가벼워지고 수명을 연장시킨다고 해서 불로초로 알려져 있고 오장의 기를 보하는 등 인삼과 비슷한 보익 강장 효능이 있습니다. 달고 쓴맛에 약간 서늘한 성질이며 정기를 보태주어 허약해진 몸을 보하고 귀가 잘 들리지 않는 이롱(耳聾)을 치료하며 얼굴색을 좋게 합니다. 정신을 안정시키므로 잠이 오지 않는 경우에 좋고, 기침과 천식을 치료하며 소화가 되지 않는 경우에도 좋습니다. 그리고 뼈와 근육을 단단하게 하며 관절을 이롭게 하는 효능도 있지요.

영지버섯에는 청·적·황·백·흑 및 자색의 6가지가 있는데 색에 따라 맛과 보하는 장부가 다릅니다. 특히 적색과 자색의 영지가 효능이 뛰어나다고 하지요.

영지버섯은 색에 따라 약효가 어떻게 다를까?

한의학에서는 만물을 5가지로 나누어 오행과 연관을 짓는데, 색도 마찬가지로 5색이 오장과 결부되고 5미(五味)와 연결됩니다.

청지(靑芝)는 신맛으로 간장을 보하며 눈을 밝게 하는 효능이 강하고 잊어버리지 않게 하며 의지를 강하게 해줍니다. 적지(赤芝)는 쓴맛으로 심장을 보하며 가슴에 맺힌 것을 풀어주고 지혜를 더해주는 효과가 큽니다. 황지(黃芝)는 단맛으로 비장을 보하여 뱃속의 악한 기운을 치료하는 효력이 강하고, 백지(白芝)는 매운맛으로 폐를 보하여 기침·천식을 치료하는 효과가 큽니다. 흑지(黑芝)는 짠맛으로 신장을 보하여 소변을 잘 나오게 하는 작용이 크고, 자지(紫芝)는 단맛이며 정기를 보하여 귀를 밝게 하고 관절을 이롭게 하며 뼈와 근육을 튼튼하게 하고 안색을 좋게 하는 효과가 있습니다.

실제로 입증된 영지버섯의 약효는?

동맥경화를 억제하며 혈압과 콜레스테롤을 떨어뜨리고 심장 기능을 강화시키므로 고혈압·심장병·고지혈증 등에 좋습니다. 그런데 혈압이 높은 경우에도 좋지만 혈압이 낮은 경우에도 효과적입니다. 마늘과 마찬가지지요. 또한 면역 기능을 강하게 하므로 기침·천식 등에도 효과가 있는데, 특히 노인의 만성 기관지염과 천식에 좋습니다. 그 밖에도 이뇨·진통·진정 및 간장 보호 효과가 입증되어 신경쇠약이나 간장병에 좋습니다. 그리고 항암 효과도 있습니다.

영지버섯의 항암 효과

폐암을 비롯한 각종 암에 효과가 있는데, 베타글루칸(β-glucan)이라는 다당체가 들어 있어 면역력을 촉진하여 암세포를 억제하는 효과를 나타냅니다. 베타글루칸은 암세포를 직접 공격하는 것이 아니고 면역세포를 활성화시켜 암세포의 증식을 억제하는 것이지요.

영지에는 라이신(lysine)·히스티딘(histidine)·시스테인(cysteine) 등의 아미노산을 비롯하여 비타민 B·C·철·칼슘·아연 등의 성분이 들어 있고 몸에 별다른 부작용을 주지 않습니다. 달여서 차로 마시거나, 가루를 내어 먹거나, 술에 담가 마셔도 좋습니다. 위장병을 오래 앓고 있는 경우에는 영지를 잘게 부수어 오래된 술에 담가 먹으면 됩니다.

| 오가피 |

관절통·신경통·피로 회복에 좋은 불로 강장약

약 3,000년 전의 중국 춘추시대 의서에 오가피가 불로장생의 명약이라 하여 술을 담가 마셨다는 기록이 있습니다. 건강에 관심 있는 사람이라면 오가피가 제2의 인삼이라고 할 정도로 몸에 좋다는 얘기를 들어봤을 겁니다. 과연 오가피는 누구에게나 좋을까요?

오가피는 어떤 약재일까?

잎이 별 모양처럼 다섯 가닥으로 되어 있어서 오가피(五加皮)라고 합니다. 중국 명나라 때의 약물 서적인 《본초강목(本草綱目)》에 "한 줌의 오가피는 한 마차의 금옥보다 낫다"고 했을 정도로 오가피는 효능이 다양하고 우수합니다.

오가피는 중국이 원산지이지만 우리나라 곳곳의 야산이나 깊은 산에 많이 자랍니다. 그래서 예로부터 오가피나무의 껍질을 벗겨 햇볕에 말려두었다가 약으로 사용해왔습니다.

따뜻한 성질이며 맵고 쓴맛이 나는 오가피는 관절통과 신경통을 비롯해 피로한 경우나 허약한 경우에 탕약 또는 환약으로 만들어 먹기도 했지만, 술로도 많이 마셨습니다.

오가피를 먹으면 오래 살까?

《동의보감》에 의하면 오가피를 오래 먹으면 몸이 가벼워지고 노화를 늦춘다고 합니다. 특히 술을 담가 마시면 불로장생의 명약으로서 눈과 귀를 밝게 하고 이를 다시 나게 하며 머리카락을 검게 하고 안색을 윤택하게 한다고 하지요.

이러한 효과는 노화의 주된 원인 가운데 하나인 신장의 부족한 정기를 오가피가 보충해주기 때문이지요. 물론 많은 한약재들이 항노화 작용이 있다고 알려져 있는데, 체질에 맞아야 하며 오래 복용해야 효과를 볼 수 있습니다.

장수 효과 외에 피로 회복에도 좋을까?

한약재의 성품, 즉 성질과 맛에 따라 육장육부의 12경락 중에 들어가는 경락이 정해져 있습니다. 오가피는 주로 간장과 신장 경락에 들어가 작용합니다. 간장은 피로를 감당하는 곳이며 신장은 원기를 총괄하는 곳이므로, 오가피가 피로 회복을 풀어주는 효과가 있는 것이지요.

오가피는 실험적으로도 인체의 저항력을 높여주고 각 기관의 생리 기능을 증가시켜 체력과 뇌 활동을 증가시키는 효과는 물론, 면역 기능을 강하게 하고 더위와 추위에 견디는 힘을 크게 하는 효과가 입증되었습니다.

오가피는 신경을 안정시켜주므로 정신적인 피로에도 효과적이며, 근육을 튼튼하게 하므로 근육 활동으로 쌓인 피로 회복에도 좋습니다.

관절통과 신경통에 탁월한 약효가 있는 오가피

오가피는 근육과 뼈를 튼튼하게 하며 바람과 찬 기운·습기를 몰아내므로 허리와 척추·무릎이 아프고 힘이 떨어진 경우에 씁니다. 특히 풍기와 습기를 없애주는 효능이 강하여 풍기와 습기로 인해 팔다리 관절이 저리고 아프거나 사지가 뻣뻣해지고 떨리는 것을 치료합니다. 따라서 급·만성 관절염·근육 경련·근육통 등에 효과적이지요.

특히 노인들이 야외 활동을 다녀온 후에 갑자기 걷지 못하는 경우가 있는데, 찬 기운과 습기로 인해 혈맥이 맺혀 걷지 못하는 것으로 오가피가 특효입니다. 이 경우엔 오가피를 술에 씻거나 술로 볶아서 쓰면 더욱 좋습니다.

잘 걷지 못하던 사람도 걷게 하는 오가피

잘 걷지 못하는 것은 뼈와 근육이 약해졌기 때문인데, 뼈는 신장이 주관하고 근육은 간장이 주관합니다. 오가피는 간장과 신장을 보해주며 뼈와 근육을 튼튼하게 하는 효능을 가지고 있으므로 허리와 무릎이 허약하고 다리에 힘이 없는 것을 치료할 수 있습니다.

아기의 성장 발육이 느린 것을 오지증(五遲症)이라 하는데 일어서고, 걷고, 말하고, 이가 나고, 머리카락이 나는 것이 느립니다. 이 중에서 3세가 되어도 걷지 못하는 행지증에 오가피를 먹이면 효과가 있습니다.

또한 오가피는 노인이나 아이들이 다리에 힘이 없어 오래 걷지 못하는 경우에도 좋고, 다리가 붓고 아픈 경우에도 좋습니다.

오가피가 성기능을 강화시켜줄까?

정력은 양기와 정으로 나눌 수 있는데, 양기는 불과 같은 기운으로서 힘을 의미하고 정은 우리 몸의 활동에 필요한 영양 물질과 생육 번식의 기본 물질이 되는 정액을 포괄한 것입니다.

오가피는 신장의 기와 정을 보충해주므로 남성의 성기능을 강화시켜주고, 성기 주위에 땀이 차서 늘 축축하고 심하면 가렵기도 한 낭습증(囊濕證)을 치료해줍니다. 또한 양기가 허약해져 소변을 찔끔거리는 경우에도 좋습니다.

증상에 따라 효과적으로 먹는 방법

팔다리가 저리고 아프거나 허리와 무릎이 시큰거리고 무거우면서 아플 때, 근육에 경련이 생길 때는 오가피와 모과·소나무 마디를 섞어 가루로 만들어 술에 타서 마시거나 오가피주를 담가서 마시면 됩니다. 허리가 아픈 경우에는 오가피와 두충을 같은 양으로 배합하여 환으로 만들어 따뜻한 술로 복용합니다. 아이가 4~5세가 되어도 걷지 못할 때는 오가피·우슬(쇠무릎)·모과를 가루로 만들어 하루에 2번씩 복용하면 됩니다.

인삼과 비교되는 오가피의 효능

인삼도 오갈피나무과에 속하기에 비슷한 부분이 꽤 있습니다. 성기능 강화 효과는 둘 다 좋아서 체질에 맞는 사람에겐 비아그라보다 나을 것 같은데, 인삼이 우세합니다. 정신을 맑게 하고 지력을 강화시키는 효능도 인삼이 우세하고, 눈과 귀를 밝게 하는 효능은 둘 다 비슷할 것 같습니다.

대표적인 보기 약물인 인삼은 폐와 비장 경락에 들어가 원기를 보강하는 효과가 탁월한 반면, 오가피는 간장과 신장에 들어가 뼈와 근육을 튼튼하게 하는 효능이 뛰어납니다. 또한 오가피는 어혈을 풀어주는 효능도 있어 혈맥을 잘 통하게 하지요.

오가피주가 풍병에 좋을까?

원래 풍병(風病)에 술을 마시면 담과 열을 일으켜 좋지 못합니다. 그러나 오가피주는 마셔도 괜찮습니다. 원래 약주라는 것이 술의 힘을 빌려서 약기운을 끌고 가기에 효력을 더욱 증가시킬 수 있는 것이지요. 또한 피부에 맺혀 있는 어혈을 몰아내는 효과도 크므로 어혈이 쉽게 맺히는 노년기에 오가피주가 아주 좋다고 하겠습니다.

오가피가 적합한 체질은?

사상체질에 의하면 오가피는 태양인 체질에 맞는 약이라고 합니다. 태양인은 열이 많은 체질로서 서늘하고 담백한 음식이 어울리는데 오가피가 따뜻한 성질이라 이상하게 생각하는 사람도 있을 겁니다. 태양인은 가슴 윗부분이 발달되어 있고 목덜미가 굵고 실하며 머리가 큰 반면에, 허리 아랫부분이 약한 편이라 엉덩이도 작고 다리가 위축되어 서 있는 자세가 안정감이 없습니다. 하체가 약하므로 오래 걷거나 서 있기에 힘이 드는 체질이기에 오가피가 적합한 약재입니다.

그러나 음기가 허약하여 열이 달아오르거나 입이 마르고 쓴 사람은 피해야 합니다. 열이 있으면서 소변이 시원하게 나오지 않거나, 열이 나면서 통증이 있는 경우에도 맞지 않지요.

|동충하초|

만병통치약으로 불리는 신비의 약재

동충하초(冬蟲夏草)란 겨울에는 벌레의 형태로 있다가 여름에 풀의 형태로 되기 때문에 붙여진 이름인데, 사실은 벌레가 아니라 벌레에 기생하는 버섯입니다. 역대 중국의 황제들과 등소평이 먹었다고 알려져 있지요.

원래 동충하초는 박쥐나방의 유충에 기생하는 것으로 티베트에서 히말라야에 이르는 해발 3,000~4,000m 되는 고산지대의 동굴에서 자연적으로 형성된 것을 말합니다. 중국 한의서에 귀한 보약재로 등장하는 동충하초는 바로 이것으로서 탁월한 약효가 있습니다.

동충하초는 모든 벌레에서 만들어질 수 있을까?

동충하초는 넓게는 잠자리·파리·벌·매미·하늘소 등의 곤충이나 거미·진드기 등의 절지동물에게 기생하여 영양분을 얻어 자실체를 형성하는 것을 총칭합니다. 그래서 전 세계적으로 400여 종이 발견되었

으며 일본에는 350여 종, 우리나라에는 80여 종 정도가 있다고 보고
되고 있지요. 큰번데기 동충하초·매미 동충하초·눈꽃 동충하초·균핵
동충하초 등등 실로 다양한데, 요즘은 누에를 숙주로 해서 인공 재배
한 것이 나오고 있습니다.

동충하초는 어떤 효능이 있을까?

원래 버섯은 어둡고 습기 찬 곳에서 자라므로 서늘한 성질이지만, 동
충하초는 따뜻한 성질입니다. 신장과 폐에 작용하여 허약한 신체를 보
강해주고 정기를 돋워주는 효능을 가지고 있습니다. 저절로 땀이 나거
나 밤에 잘 때 땀이 나는 병증을 치료하며, 기침과 천식을 낫게 하고 가
래를 삭여줍니다.

또한 오래 질병을 앓은 뒤에 회복되지 않는 경우에 효과적이며 노인
병에도 좋습니다. 만성 천식·빈혈, 추위를 많이 타거나 콧물과 눈물이
많은 경우에도 효과가 있지요. 한의학에서 신장은 전신에 정기를 공급
하고 폐가 기를 주관하므로, 동충하초는 인체의 여러 곳에 작용하여 활
력을 주어 인체를 개선시키는 효과를 나타냅니다.

동충하초의 피로 해소 효과

피로 회복 시간을 단축시켜주는 효과가 있습니다. 지난 1993년에 독
일 슈투트가르트에서 열린 세계 육상경기 선수권대회에서 마쥔런 감
독이 이끄는 중국 여자 육상 장거리팀이 세계 신기록을 수립하여 세계

를 놀라게 했는데, 마 군단의 비결이 바로 동충하초로 만든 음료를 마신 것이었다고 발표해서 화제가 되었지요. 근력 증강과 체력 회복을 위해 마셨으며 특히 피로 회복 시간을 단축시켜준다고 했는데, 그때부터 동충하초가 신비의 약이라는 것이 전 세계에 널리 알려지게 되었습니다. 그리고 적혈구를 증식하고 과산화지질을 제거하며 산소 소비량을 억제한다는 것이 실험으로 입증된 바 있습니다.

그 밖에도 동충하초는 어떤 효능이 있을까?

동충하초를 비롯하여 구기자·인삼 등의 보약은 대개 면역 기능을 강화시켜 질병을 예방하고 회복을 빠르게 하므로 만병통치라고 알려지기도 했습니다. 특히 천식이나 만성 신장 질환에 좋은데, 면역력을 높이는 것과 깊은 관계가 있습니다. 동충하초에 함유되어 있는 다당체가 면역 기능을 높인다는 것이 실험 연구에 의해 입증되었지요.

보약은 노화를 방지하는 효능이 있는데, 동충하초도 마찬가지여서 등소평이 즐겨 먹었다고 합니다. 실험에서도 노화에 관여하는 활성산소를 억제하는 효과가 밝혀졌습니다. 또한 각종 균에 대한 항균 효과와 항바이러스 효능이 있어 간염·폐결핵·알레르기성 피부염 등에 효과가 있습니다. 항암 효과도 상당히 큰 것으로 밝혀졌는데 특히 폐암에 효과적입니다.

동충하초가 남성들에게 좋을까?

훌륭한 정력제입니다. 주로 신장에 작용하기 때문이지요. 한의학에서 신장은 원기의 근본으로서 콩팥뿐만 아니라 성기와 성호르몬을 포함하고 있기에 음경을 외신(外腎), 고환을 신자(腎子)라고 합니다. 동충하초는 신장의 양기를 보강해주므로 정력을 강하게 하고, 양위증을 치료합니다.

양기가 허약하면 발기력이 떨어지고 허리와 무릎이 시큰거리고 차가우며 아프고 손발과 아랫배가 차고 대변이 무르거나 설사를 잘하고 소변이 맑고 힘없이 나오는데, 이런 경우에 효과적입니다. 물론 몸이 냉하고 성감이 떨어진 여성들에게도 좋습니다.

동충하초는 어떻게 먹어야 효과적일까?

질병을 앓은 뒤에 쇠약해진 것을 치료할 때는 늙은 수오리 한 마리의 내장을 빼버리고 동충하초 3~5개를 넣은 후 끈으로 동여매 간장과 술을 넣고 푹 삶아 먹습니다. 호흡기의 저항력이 약하여 감기에 잘 걸리는 경우에는 닭·오리·자라와 함께 푹 삶아 먹으면 됩니다. 오래된 천식에는 동충하초 20~40g을 늙은 수오리와 같이 쪄서 먹습니다. 성기능 장애나 유정이 있을 때는 동충하초 20~40g을 고기나 닭고기와 같이 푹 삶아 먹으면 좋습니다.

동충하초를 먹을 때 주의할 점은?

감기 초기와 같이 신체 표면에 바람이나 찬 기운·습기가 머물러 있는 경우에는 주의해야 합니다. 그리고 폐에 열이 있는 경우, 특히 열이 오르면서 각혈하는 경우에는 먹어서는 안 되지요. 양기를 보강해주기 때문에 음기가 허약한 경우에는 맞지 않고, 몸에 열기가 많은 사람은 함부로 먹지 말아야 합니다.

동충하초를 한 번 먹어봤으면 소원이 없겠다는 사람도 있을 것인데, 지난 2008년 중국의 사천성 지진 이후 자연산 동충하초의 값이 엄청나게 올랐습니다. 그렇다고 걱정할 필요는 없습니다. 세계적인 장수촌 중에 어느 곳에서도 동충하초를 먹었다는 얘기는 없었습니다. 평소 먹던 음식을 골고루 잘 먹는다면 만수무강에 지장이 없다는 말이지요.

| 칡 |

성인병 예방과 치료에 좋은 숙취 제거제

먹을 것이 귀했던 시절에 산에 가서 캐 먹었던 칡은 우리나라 전역에 걸쳐 산야에 자생하고 있는 대형 덩굴식물입니다. 칡의 뿌리를 캐어 가루 내어 먹으면 곡기를 끊어도 배고프지 않습니다. 칡뿌리는 갈근(葛根)이라는 한약재로서 술을 잘 깨게 하는 데 가장 널리 사용되어오고 있는데, 요즘은 건강식품으로 먹는 사람이 많지요.

칡은 어떤 식물일까?

칡은 여름부터 가을에 걸쳐 등꽃 같은 보라색·적갈색 꽃을 피우는데, 주위의 나무를 감아 덮어서 말라 죽게 하는 피해를 주기도 합니다. 덩굴이 힘차게 뻗어가서 강인한 생명력의 상징이 되는데, 너무 흔한 것이지만 뿌리는 물론이고 잎·꽃 모두가 식용·약용으로 쓰입니다.

옛날에는 칡이 보릿고개를 넘는 중요한 구황식물이었지요. 칡뿌리를 말려서 찧거나 칡을 절구에 찧어서 즙을 짜낸 다음 가라앉혀 물로 여러 번 우려내고 건조시켜 칡가루로 만드는데, 이 가루로 떡을 빚어 먹기도 하고 국수를 뽑아 먹기도 했습니다.

칡뿌리는 갈아서 생즙을 내어 먹거나 말린 것을 달여서 차로 마셔왔습니다. 또 죽을 끓여 먹기도 했는데, 갈근죽은 중국 송나라 때부터 유래된 것으로 오랜 세월에 걸쳐 중국의 남방 민족들 사이에서 식용되어 왔지요. 중국 원나라 때의 음식 명의였던 홀사혜가 지은 《음선정요(飮膳正要)》에는 칡가루로 국수를 만들어 먹으면 중풍·언어 장애·손발의 마비를 치료한다고 나와 있습니다. 실제로 칡에는 경련을 진정시키는 다이드제인(daidzein) 성분이 있어 팔다리·어깨·목 등이 뻐근해질 때 칡뿌리를 달여서 마시거나 칡차를 마시면 효과를 볼 수 있습니다.

칡뿌리에는 어떤 영양 성분이 들어 있을까?

칡뿌리의 주성분은 전분으로서 10~14%가 포함되어 있고, 당질이 4~5% 정도 들어 있어 단맛도 있습니다. 섬유질·단백질·지방·칼슘·철분·인·비타민 등도 들어 있지요. 칡은 봄가을에 채취하는데, 봄기운을 받고 자란 것이 더 좋으며 달면서도 싸하니 약간 매운맛이 있다고 합니다. 봄기운을 잔뜩 머금고 자란 칡은 물이 오르면서 위로 쑥쑥 자라는데, 땅속의 진액을 담아 가지 끝까지 힘차게 펴 올리므로 겨우내 얼었던 땅속 수분이 봄기운에 녹아내려 시원하게 가지 끝까지 적셔주기 때문이랍니다.

또한 칡덩굴의 껍질을 벗겨서 천으로 짠 것을 갈포(葛布)라고 하는데,

옷을 지어 입었고 귀한 사람의 상복으로도 쓰였지요. 지금은 고급 벽지의 재료로 쓰이기도 합니다. 칡가루를 뽑아낸 섬유를 모아 흙벽돌로 만들어 비바람을 막을 벽을 쌓고, 지붕을 잇기도 했답니다.

갈근이라는 이름이 붙은 연유

옛날 깊은 산속에서 약초를 캐고 아픈 사람을 고쳐주며 혼자 사는 노인이 있었습니다. 어느 날 노인이 약초를 캐는데 산 밑에서 왁자지껄한 소리와 말발굽 소리가 들려 일어나 아래쪽을 내려다보았습니다. 그때 웬 소년이 황급히 다가와 노인 앞에 털썩 주저앉더니, 자신은 아랫마을에 사는 갈(葛)씨 집안의 외동아들인데 군사들에게 쫓기고 있으니 살려달라고 애원했습니다. 왕이 보낸 군사들이 갈씨 집안의 가족을 모두 죽이고 소년을 잡으러 쫓아온 것이었지요.

소년은 반드시 살아서 대가 끊이지 않도록 하여 가문의 원수를 갚으라는 아버지의 유언을 지키고 싶다고 간절하게 말했습니다. 갈씨 가문은 그 지방 사람이라면 다 아는 충신의 집안이었는데 간신들의 모함을 받아 반역죄를 뒤집어쓴 것이었지요. 노인은 소년을 깊고 험한 골짜기로 데려가 동굴에 숨겼는데, 그곳은 노인이 약초를 캐서 숨겨두는 곳으로 노인 말고는 아는 사람이 아무도 없었습니다. 그러니 군사들은 며칠 동안 산속을 샅샅이 뒤졌으나 소년을 찾지 못했고, 결국 포기하고 돌아갔습니다.

간신히 목숨을 건진 소년의 이름이 붙은 칡

노인은 동굴로 가서 소년에게 이제 네 갈 길을 가라고 했지만, 소년은 가족도 친척도 돌아갈 곳도 없기에 노인을 모시고 살게 해달라고 간청했습니다. 노인은 소년을 아들처럼 극진히 사랑했고, 소년도 노인을 친아버지처럼 따랐습니다. 노인은 늘 한 가지 약초를 찾아 온 산을 뒤졌는데 그 약초의 뿌리는 열이 나고 갈증이 있는 것을 비롯한 수많은 질병에 효과가 있었습니다.

세월이 흘러 노인은 세상을 떠났고, 소년은 장성하여 혼자 약초를 캐러 다녔습니다. 그동안 노인한테 배운 의술로 수많은 병자를 고쳤지만 그때까지 그 약초의 이름이 없었습니다. 그래서 자신의 성을 따서 약초의 이름을 갈근이라고 붙였던 것이지요. 갈근은 일족이 몰살될 위기를 벗어나 갈씨 집안의 생명을 끈질기게 이어가게 한 식물이자, 갈씨 집안에 하나 남은 뿌리라는 뜻이기도 합니다.

칡뿌리는 어떤 질병의 치료에 많이 쓰일까?

우선 술을 잘 깨게 하는 데 가장 널리 사용되고 있는 한약입니다. 술에 잔뜩 취해서 정신을 차리지 못하는 경우에 갈근즙을 마시면 깨어나게 되지요. 《동의보감》에는 1만 잔을 마셔도 취하지 않게 해준다는 만배불취단이나, 술을 마셔도 신선처럼 취하지 않게 해준다는 신선불취단을 비롯해서 술 마시기 전후에 복용하면 좋은 처방들이 많이 나옵니다. 그 처방들의 주된 약물이 바로 칡뿌리와 칡꽃인데, 둘 다 주독을 풀어주는 효능이 강하여 술로 인한 질병의 치료에 쓰이고 있습니다.

술을 오래도록 많이 마셔서 생기는 당뇨병을 주갈이라고 하는데, 칡이 특효약입니다. 술 마신 뒤의 갈증과 숙취 해소에는 뿌리즙이나 갈분을 꿀에 타서 마시면 탁월한 효과가 있습니다. 주독뿐만 아니라 해독 효과도 커서 약물이나 채소를 비롯한 각종 독을 풀어주는 작용을 나타냅니다.

칡이 성인병의 치료에도 도움이 될까?

칡은 성인병의 치료와 예방에도 효과가 큽니다. 실제로 당뇨병·고혈압·중풍·심근경색증 등의 치료에 쓰이고 있습니다. 원래 이런 병을 가진 사람은 국수를 좋아하는데, 밀가루 국수를 먹을 것이 아니라 칡국수나 칡냉면·메밀국수를 먹어야지요. 당뇨병으로 인해 갈증이 심한 경우에 칡을 먹으면 멎게 되는데, 실제로 환자에게 쓰는 처방에 들어갑니다.

그 밖에 칡은 피부병에도 씁니다. 열로 인해 발진이 생겼거나 생기려고 할 때 효과적이지요. 또한 코피가 나서 종일토록 그치지 않고 가슴이 답답하거나 심장의 열로 인해 피를 토하는 것이 그치지 않을 경우에 칡을 갈아서 즙을 내어 마시면 됩니다.

칡은 어떤 감기에 좋을까?

칡은 발한 해열제로서 나쁜 기운이 몸에 들어와 표면에 머물러 있는 것을 땀을 내게 하여 몰아내서 낫게 하는 약입니다. 그래서 감기에 많이 활용되는데, 처음 감기가 들어 목과 등이 뻣뻣하며 땀이 나지 않고 바람을 싫어하는 경우에 적합합니다. 또한 머리가 아프면서 허리와 척추도 아프고 전신의 뼈마디가 두루 아픈 경우에 씁니다.

대개 찬 기운이 들어와 생긴 감기에 땀을 내는 약은 거의 따뜻한 성질이며 매운맛이지요. 그런데 칡은 서늘한 성질이며 단맛으로 열성병을 풀어주며 계절병·유행성 질병에 좋습니다. 특히 열이 있으면서 입이 마른 경우에 가장 효과적인데, 땀으로 발산시켜 열을 내려주고 가슴이 답답한 것을 풀어주며 갈증을 멎게 하는 효능이 있습니다.

칡뿌리는 설사에 좋을까, 변비에 좋을까?

원래 뿌리채소는 대변을 잘 나오게 합니다. 뿌리채소에는 섬유질이 많이 들어 있는데, 칡뿌리도 마찬가지지요. 당연히 칡뿌리는 대변을 잘 나오게 합니다. 장에 열이 쌓이면 대변이 딱딱해질 수밖에 없습니다. 위와 장에 열이 많은 대표적인 병이 소갈, 즉 당뇨병인데 주로 변비가 생깁니다. 칡뿌리는 풍기 혹은 습기가 열과 함께 장과 위에 쌓여 대변에 피가 섞여 나오는 경우에도 씁니다. 한편, 갈근은 설사의 치료에도 쓰였으니 열로 인한 경우입니다.

칡이 적합한 체질은?

사상체질 가운데 살이 쪄서 배가 나오고 몸집이 비대한 체질이 태음인인데, 고혈압·중풍·당뇨병과 같은 성인병이 가장 잘 발생할 수 있는 체질입니다. 태음인에게 어울리는 약재가 바로 칡입니다. 즉, 몸집이 퉁퉁하면서 열이 있는 사람에게 칡이 어울립니다.

태음인은 간 기능이 강하고 폐 기능이 약한 체질인데, 칡이 발한을 돕고 왕성한 간열(肝熱)을 식히면서 폐의 부족한 진액을 끌어올려주는 효과가 탁월하기 때문입니다. 태음인은 땀이 잘 나야 건강한 상태인데, 만약 피부가 단단하고 땀이 나오지 않으면 병을 의심해봐야 합니다. 이때 칡을 먹으면 땀이 잘 나오게 되지요.

일반적으로 어떤 경우에 칡뿌리가 도움이 될까?

몸집이 퉁퉁하면서 열이 많은 사람이 너무 긴장된 생활을 하거나 과로하거나 스트레스를 많이 받을 경우에 뒷목 쪽으로 열이 뻗쳐오르고 목과 어깨가 뻐근하고 머리가 아프고 눈이 충혈되며 얼굴이 붉어집니다. 그리고 혈압도 오르는데, 만약 고혈압을 가진 사람이라면 중풍으로 쓰러질 수도 있지요. 이때 칡을 먹으면 열과 혈압을 내리고 근육의 긴장을 풀어주게 됩니다. 관상동맥을 확장시켜주어 협심증·심근경색증·뇌혈관 질환 등을 예방해줄 수 있는 것입니다. 또한 감기가 아니어도 팔다리·어깨·목 등이 뻐근해질 때 달여 마시면 좋습니다.

칡을 먹을 때 주의할 점은?

차가운 성질이므로 비·위장이 냉한 사람은 조심해야 합니다. 몸 표면의 기가 허약하여 땀을 많이 흘리는 사람은 피해야 합니다. 또한 칡을 많이 먹으면 위장의 기를 상하게 하므로 적당히 먹어야 하는데, 특히 비·위장이 허약하여 소화 기능이 약한 사람은 피해야 합니다.

칡꽃도 약으로 쓰일까?

갈화(葛花)라고 하는데, 서늘한 성질로서 주독을 풀어주는 효과가 탁월한 약입니다. 술을 많이 마신 뒤에 열이 나며 가슴이 답답하고 입이 마르며 음식 생각이 나지 않고 속이 메슥거리면서 신물이 올라오는 경우에 좋습니다. 심할 경우에 피를 토하거나 대변에 피가 섞여 나오기도 하지만 칡꽃을 달여 마시면 낫습니다. 알코올성 지방간이나 알코올성 간경화에도 갈화를 써서 효과를 보기도 하는데,《동의보감》에 갈화해정탕(葛花解酲湯)이란 처방이 나옵니다.

|유근피|

면역력을 높이고 염증을 치료하는 느릅나무 껍질

느릅나무는 우리나라의 전 지역에 흔하게 분포되어 있는데, 중부와 북부 지방의 산골짜기나 물가에서 흔히 자랍니다. 예로부터 흉년이 들 때 양식 대신 먹었던 구황식물 중에 느릅나무 껍질이 있었지요.《삼국 사기》에 나오는 고구려의 바보 온달과 평강공주 얘기에도 느릅나무 껍 질이 등장합니다.

느릅나무 껍질로 연명하던 온달을 장군으로 만든 평강공주

고구려 제25대 평원왕의 딸인 공주는 어릴 때 워낙 자주 울었는데, 그때마다 부왕으로부터 바보 온달에게 시집보낸다는 농담을 들었습니 다. 혼기가 차게 되어 부왕이 고씨 집안에 출가시키려 하자 공주는 이 를 거역하고, 처녀 몸으로 용감하게 보물 팔찌 수십 개를 팔꿈치에 걸 고 궁궐을 나와 혼자 온달의 집으로 찾아갔습니다.

온달은 없고 눈먼 노모가 있어 결혼을 청했더니, 노모는 "내 아들은 가난하고 보잘것없어 귀인이 가까이할 만한 사람이 못 됩니다. 지금 그대의 냄새를 맡으니 향기가 보통이 아니고 그대의 손을 만지니 부드럽기가 솜과 같으니 필시 천하의 귀인인 듯합니다. 누구의 속임수로 여기까지 오게 되었소? 내 자식은 굶주림을 참다 못해 느릅나무 껍질을 벗기려고 산으로 간 지 오래인데 아직 돌아오지 않았소"라며 거절했습니다.

평강공주가 온달의 집에서 나오는 길에 온달과 마주쳤고, 자기의 생각을 이야기했습니다. 그러자 온달이 불끈 화를 내며 "이는 어린 여자가 취할 행동이 아니니 필시 사람이 아니라 여우나 귀신일 것이다. 나에게 가까이 오지 말라!"고 말하고는 뒤도 돌아보지 않고 가버렸습니다. 공주는 그래도 포기하지 않고 온달의 초가집 사립문 밖에서 노숙까지 했고, 이튿날 아침에 다시 들어가 드디어 허락을 얻게 되지요. 둘은 부부가 되었고, 공주는 온달에게 학문과 무예를 가르쳐 고구려에서 가장 훌륭한 장군이 되게 했습니다. 느릅나무 껍질을 벗겨서 먹고 살 정도로 가난했기에 학문이나 무예를 배우지 못했을 뿐 자질은 있었던 것이지요.

느릅나무 껍질은 양식 대신 먹었던 구황식물

느릅나무의 나무줄기나 뿌리의 껍질을 벗겨 물에 담가놓으면 콧물처럼 끈끈하면서 흐물거리는 액이 생기는데, 그것을 먹는 것입니다. 역시 구황식물로 많이 먹었던 솔잎 때문에 생긴 변비를 막는 데 느릅나무 껍질을 우려낸 물을 섞어 먹었다고 합니다.

조선 명종 때 간행된《구황촬요(救荒撮要)》에도 흉년에 대비해 백성들이 평소에 비축해둘 물건으로 느릅나무 껍질이 들어 있습니다.《조선왕조실록》의 〈선조실록〉에도 임진왜란 당시에 군병들이 소나무 껍질과 느릅나무 껍질을 가루로 만들어 양식으로 먹었다는 기록이 있을 정도입니다.

느릅나무 껍질을 식용으로 할 때는 어떻게 먹었을까?

껍질을 벗겨서 말려 가루로 만들어 쌀과 섞어 죽을 끓여 먹기도 하고, 율무나 옥수숫가루와 섞어 떡이나 국수를 만들어 먹기도 했습니다. 어린잎은 쪄서 나물로 무쳐 먹거나 국을 끓여 먹기도 했고, 쌀이나 밀가루를 섞어 튀김을 만들어 먹기도 했습니다.

또 어린싹을 찹쌀가루나 밀가루와 섞어 느릅떡을 만들어 먹었는데, 유엽병(榆葉餅)이라고 합니다. 열매는 술을 담그거나 소금에 절여 장을 담가 먹었다고 합니다. 씨는 날개와 외피를 제거하고 볶아서 깨소금처럼 고소한 양념으로 쓰기도 했고, 7할 정도 여물었을 때 따서 조림도 만들고 가루를 내어 묻혀 떡을 만들어 먹었습니다. 이처럼 농산물이 귀하던 시절, 산속에 흔한 느릅나무는 산간 사람들에게 주식처럼 이용됐으며 흉년에 배고픔을 이기게 한 소중한 구황식물 중의 하나였지요.

느릅나무는 서양에서도 활용되었을까?

북유럽의 신화에 나오는 천지창조의 신 오딘은 풍요의 땅 미드가르드(Midgard)를 걷다가 우연히 커다란 두 그루의 나무를 발견했습니다. 한 그루는 물푸레나무로서 남자를 만들어 아스크르(Askr)라고 하고, 나머지 한 그루는 느릅나무로서 여자를 만들어 엠블라(Embla)라고 했다고 합니다. 우리의 단군신화에 나오는 웅녀와 마찬가지인 셈이지요. 이처럼 느릅나무는 흔하게 볼 수 있는 만큼 동서양을 막론하고 널리 이용되어왔던 나무입니다.

느릅나무는 식용 외에 어떤 용도로 이용되었을까?

재질이 굳고 무거우며 탄력이 좋을 뿐만 아니라 틈이 벌어지지 않고 물속에서 잘 썩지 않는 내후력(耐朽力)이 있어 건축재·가구재·선박재·교량재 등으로 귀하게 쓰였는데, 영국의 런던 브리지의 교량재가 느릅나무였다고 합니다. 또한 관을 만드는 나무로도 쓰여 장례의 나무로도 불립니다. 또한 느릅나무 가루를 기왓장이나 돌을 붙이는 데 접착제로 사용했다고 합니다.

어린 가지의 속껍질은 질긴 섬유질로 되어 있어서 대마의 대용으로 옷을 만들거나 밧줄을 만들고 새끼를 꼬아 짚신을 만들기도 했다고 합니다. 북한의 평안북도·함경도의 산간벽지에서는 온돌에 까는 깔방석을 만들었는데, 이것을 느릅깔개라고 불렀다고 합니다.

옛날에는 상처가 났을 때 껍질을 벗겨 콧물처럼 끈적끈적한 액을 상처 부위에 발랐다고 합니다. 그래서 느릅나무 껍질은 구황식물만 이 아니라 봄과 가을에 채취하여 말려 민간요법으로 많이 활용되어 왔습니다.

느릅나무의 약효가 알려지게 된 연유

옛날 어떤 사람이 산에 올라갔다가 절벽에서 떨어져 엉덩이 살이 한 줌 정도 찢겨나가 뼈가 드러나는 등 온몸에 심한 상처를 입었습니다. 며칠 동안 집에서 치료하여 기운을 차리기는 했으나, 엉덩이 부분의 상 처가 차츰 곪기 시작하더니 살이 썩어 피고름이 나고 열이 심하게 났는 데, 이것저것 약을 써보았으나 별 효과가 없고 곪은 상처는 갈수록 더 심해져 목숨이 위급한 지경에 이르렀습니다.

그러던 어느 날 열이 올라 헛소리를 하다가 잠든 환자의 꿈에 수염 이 하얀 노인이 나타나 마당에 있는 느릅나무를 가리키면서 "이 나무 의 뿌리를 찧어서 붙이면 네 병이 나을 것이니라" 하고 일러주었습니 다. 꿈에서 깨어나 느릅나무 뿌리를 캐서 짓찧어 진을 내서 아픈 곳에 붙였더니, 얼마 지나지 않아 부은 것과 열이 내리고 고름이 빠져나오면 서 새살이 돋아나와 두 달쯤 뒤에는 깨끗하게 나았다고 합니다. 그 뒤 부터 느릅나무 뿌리는 종기와 종창·곪은 상처를 치료하는 약으로 널 리 알려지게 되었습니다.

느릅나무의 껍질에 정말 그런 약효가 있을까?

물속에서 잘 썩지 않는 성질이 있는데, 종기와 종창을 치료하고 부은 것을 내리는 효능이 있습니다. 예로부터 상처나 종기로 곪았을 때 느릅나무 뿌리와 껍질을 짓찧어 붙이면 신기할 만큼 잘 나았는데, 해열·진통·소염·항균 작용이 있어 각종 염증성 질환의 치료에 효과가 있습니다.

줄기껍질 및 뿌리껍질을 유근피(楡根皮) 또는 유백피(楡白皮)라고 하고, 잎을 유엽(楡葉), 꽃을 유화(楡花), 열매를 유협인(楡莢仁), 열매를 발효시켜 가공한 것을 무이(蕪荑), 느릅나무 열매를 밀가루로 만든 장을 유인장(楡仁醬), 열매를 면국(면과 누룩) 등과 함께 가공하여 만든 것을 무이장(蕪荑醬)이라고 하여 모두 한약으로 활용해왔습니다.

느릅나무의 약효는?

《동의보감》에는 "배설을 도와주는 작용이 있어서 대소변이 통하지 못하는 병에 주로 쓰인다. 특히 오줌을 잘 누게 하고 위장의 열을 없애며 부은 것을 가라앉히고 불면증을 낫게 한다"라고 했습니다. 느릅나무는 성질이 매끄럽고 잘 통하게 하며 대장과 방광 근육의 운동을 강화시키므로 대변과 소변을 잘 나가게 하고, 열로 인해 얼굴이 벌겋고 아침이면 눈이나 얼굴이 부어오르는 부종을 치료합니다.

또한 부작용이 없는 천연 수면제로서 봄철에 돋아나는 어린순을 끓여 먹으면 불면증이 사라진다고 하는데, 열로 인해 잠들지 못하는 경우에 효과가 있습니다.

옛날에는 느릅나무로 위장병을 치료했다는데, 효과가 있을까?

민간에서 아이들이 배가 아프다고 하면 느릅나무 껍질을 달인 물을 수시로 마시게 하여 소화불량이나 식중독 등의 위장병에 활용했습니다. 위염에는 유근피에 죽염 가루를 섞어서 생강차에 타서 마셨다고 합니다. 위염·위산과다를 비롯하여 장염에 효과적이고, 위궤양·십이지장궤양·대장궤양 등 소화기계통의 궤양에도 효과가 좋다고 알려져 있습니다.

그런데 모든 소화기 질환에 좋은 것이 아니고 위와 장에 열이 있는 경우에 열을 내려주면서 낫게 합니다. 속이 냉한 경우에는 오히려 해가 되는 것이지요.

느릅나무의 피부병 치료 효과

뿌리의 점액질을 피부에 바르거나 먹으면 피부에 탄력을 주고 매끄러워집니다. 피부의 가려움증이나 두드러기·부스럼·여드름·버짐·옴·화상·아토피 피부염 등에 효과가 있습니다. 여성들의 살결을 곱게 하는 데도 효과가 좋다고 알려져 있습니다. 느릅나무 뿌리껍질을 물에 담가 나오는 끈적끈적한 진을 얼굴이나 피부에 바르면 얼마 되지 않아 피부에 싹 스며드는데, 이것을 하루 2~3번씩 반복하면 살결이 고와진다고 합니다. 최근에는 항산화 효과가 있어 피부 노화를 방지해주는 효능이 있다는 것이 밝혀졌습니다.

그 밖에도 느릅나무 껍질의 약효는?

면역력을 높여주는 효능이 있습니다. 그래서 환절기에 감기에 걸리
는 것을 예방할 수 있고, 비염이나 축농증·기침·천식에도 효과가 있으
며, 각종 염증성 질환에 효과를 나타내는 것이지요. 회충·요충·십이지
장충·촌충 등 뱃속의 기생충을 없애는 효능도 있습니다.

성분은 플라보노이드(flavonoid)·사포닌·타닌을 포함한 많은 양의 점
액질입니다. 또한 항균 물질인 카테킨(catechin)이 들어 있어 식중독을
예방하는 작용을 나타냅니다. 항산화 물질이 함유되어 혈중 콜레스테
롤의 수치 상승을 억제하므로 심장 질환이나 동맥경화증·뇌혈관성 질
환에도 좋습니다.

느릅나무 껍질의 항암 효과

민간에서는 오래전부터 위암에 사용했는데, 근래 들어 각종 암, 특히
위암·자궁암·유방암·복수를 동반한 간암 등에 효험이 있다고 밝혀져
항암제로 이용되고 있습니다.

한의서에 종기·종창·악창과 갖가지 옹종의 치료에 쓴다고 했고, 열
을 내리고 부기를 없애주는 효능이 있으므로 항암 작용이 있는 것이지
요. 유근피에는 식물 세포막의 구성 성분으로 항산화 물질인 피토스테
롤(phytosterol)·베타시토스테롤(β-sitosterol)·스티그마스테롤(stigmasterol)

등이 들어 있습니다. 스티그마스테롤은 암을 억제하는 효과가 있고, 베타시토스테롤은 비타민 D의 전구물질로서 콜레스테롤 축적에 의한 동맥경화증·심장 질환·뇌혈관성 질환·당뇨병에 일정한 효과가 있는 것으로 나타났습니다.

또한 혈액 공급을 원활히 하고 신생 혈관을 촉진시키며 소염 작용이 있어 상처 치유 효과에도 유용합니다. 콜레스테롤 수치를 저하시키는 작용과 해열·진통 효과도 있는 것으로 밝혀졌습니다.

느릅나무의 열매는 어디에 좋은 약일까?

손톱 크기만 한 납작한 원형의 날개 모양이고 가운데에 씨가 들어 있습니다. 그런데 그 모습이 엽전을 닮았다 하여 옛날에는 엽전을 유전 (楡錢) 혹은 유엽전(楡莢錢)이라고도 했습니다. 이른 여름에 열매가 노랗게 익어 저절로 떨어지기 전에 나무를 털어 열매를 따서 모아 볕에 말린 후 문질러서 날개를 제거하고 종자를 얻습니다. 종자를 놔두면 끈끈한 진이 많이 나오고 씨에도 마찬가지로 끈적끈적한 점액질이 들어 있는데, 점액질 성분이 종기와 종창을 치료하는 약이지요.

또한 회충·촌충·요충 같은 뱃속의 기생충을 죽이는 효과가 큽니다. 그러니 옛날에 남쪽 지역 사람들은 비자나무의 열매를 먹고, 중북부 지방 사람들은 느릅나무 열매를 먹어서 기생충으로부터 보호받았던 것 같습니다. 그리고 껍질과 마찬가지로 습열을 없애주고 갈증을 멎게 하며 축농증·중이염, 뱃속에 응어리로 인해 생긴 통증, 소아의 간열(痼熱)

에 의한 이비(贏痺: 수척하고 저리는 것) 등을 치료합니다.

느릅나무의 열매에는 어떤 성분이 들어 있을까?

과실 100g당 수분 82g, 단백질 3.8g, 지방 1g, 탄수화물 8.5g, 조섬유 1.3g, 회분 3.5g, 칼슘 280mg, 인 100mg, 철 22mg, 비타민 B_1 0.05mg, 비타민 B_2 0.1mg, 니코틴산(nicotinic acid) 1.4mg이 들어 있습니다. 씨에는 지방유가 18.1% 들어 있습니다.

느릅나무 열매를 발효시켜 쓰면 약효가 더 좋아질까?

《동의보감》에 무이는 충을 죽이는 약으로 나옵니다. 무이산(蕪荑散)이란 처방은 무이에 뇌환·건칠을 넣어 만든 구충제입니다. 무이는 느릅나무의 익은 열매를 따서 말린 것을 며칠 동안 쌓아두어 발효시킨 다음 햇볕에 말린 것입니다. 느릅나무의 열매인 유협인은 서늘한 성질이지만, 무이는 발효시켰기에 따뜻한 성질입니다.

무이는 비·위·폐·심장의 경락에 들어가 작용하는데, 살충하고 풍습을 없애는 효능이 있어 기생충을 구제하고 기생충으로 인해 배가 아픈 경우에 씁니다. 거담·이뇨 효능도 있고, 지사 작용이 있으므로 소아감사(小兒疳瀉)와 냉리(冷痢)를 치료하며, 장풍(腸風: 결핵성 치질로서 혈변이 나오는 병증)·치루(痔瘻: 항문 주위에 작은 구멍이 생겨 고름이나 배설물이 나옴)·악창(惡瘡: 잘 낫지 않는 상처나 부스럼 등의 악성 종기) 등을 치료합니다. 개선(疥癬: 옴)을 치료하는 효능도 있는데, 항진균, 즉 항곰팡이 작용이 있다는 것이 밝혀졌습니다.

느릅나무의 열매를 먹기도 했을까?

열매를 따서 꽃잎과 섞어서 풀처럼 만들어두면 발효되어 훌륭한 음식이 됩니다. 이를 느릅나무장이라고 하는데 향기가 좋아 옛사람들은 회를 먹을 때 양념으로 흔히 먹었습니다. 느릅나무 열매와 밀가루로 만든 장을 유인장이라고 합니다.《본초강목》에서는 "유인(楡仁)을 물에 담갔다가 천으로 만든 주머니에 넣고 주물러 점액을 제거하고 요즙(蓼汁)으로 반죽하여 볕에 말린다. 이것을 7회 반복하여 발효시킨 면국과 함께 장을 만드는 방법과 같이 소금을 넣어 볕에 말린다. 유인 1되에 누룩 2,400g, 소금 600g, 물 3kg을 쓴다"고 기록해놓았습니다.

유인장은 맛이 약간 맵고 성질은 따뜻한데,《식료본초(食療本草)》에서는 "폐의 기를 돕고 각종 벌레를 죽이며 장 속에 사기가 엉기어 있는 병증을 치료하고 식욕을 돋우는 효능이 있다. 또 심복간(心腹間)의 악기(惡氣)를 속에서 삭이는 효능이 있는데 묵은 것이 더 좋다. 또 각종 창선(瘡癬)에 바르면 좋다. 갑자기 생긴 냉기심통(冷氣心痛)에 이것을 먹으면 치유되며 또한 소아의 간질, 소변이 잘 나오지 않는 증상을 다스린다"고 기록되어 있습니다.

느릅나무를 먹을 때 주의할 점은?

서늘한 성질이므로 비장과 위장의 기가 허약하면서 냉한 경우에는 복용에 주의해야 합니다. 몸이 냉하고 배가 차가우며 소화가 잘되지 않고 설사를 잘하는 사람에게는 맞지 않습니다. 느릅나무가 응어리를 잘 풀어주지만 비·위장이 허약한 경우에는 응어리가 있어도 쓰면 안 된다고 했습니다. 물론 임산부는 낙태될 수 있으므로 복용해선 안 됩니다. 한편 느릅나무 열매를 발효시킨 무이는 따뜻한 성질이므로 비장과 폐에 조열(燥熱)이 있는 환자는 금해야 하고, 몸이 마르면서 열이 달아오르는 경우에도 맞지 않습니다.

| 솔잎 |
고혈압·중풍·관절염 등에 효과 있는 건강 장수약

우리나라에는 산이 많고 산에는 소나무가 많다 보니, 옛날에 흉년이 들었을 때 솔잎이나 소나무 껍질을 많이 먹었지요. 심지어 일제강점기의 암울한 세월을 거치는 동안은 물론이고 6·25 때에도 어려운 식량 문제를 해결하는 데 일조했습니다. 또한 소나무는 사시사철 푸르며 십장생(十長生)의 하나이기에 건강과 장수를 의미하지요. 특히 솔잎은 신선이 먹었던 선식이라고 전해옵니다.

솔잎의 효능은?

따뜻한 성질로서 오장을 안정시키고 허기를 느끼지 않게 하며 오래 살게 하는 효능이 있습니다. 또한 신경을 안정시키는 효능이 있고 고혈압 등의 성인병 예방에 좋으므로 당연히 노화 방지 효과도 있습니다. 나쁜 기운을 물리치므로 유행성 뇌막염과 유행성 감기를 예방하고 치료하는 효능도 있고, 상처를 잘 아물게 하며 종기나 부스럼에도 좋습니다. 머리카락을 검게 하거나 새로 나게 하는 효능도 있습니다.

그리고 성질이 따뜻하면서도 열을 없애는 작용을 나타내기 때문에 식후에 마시는 솔잎차 한 잔은 기름기 있는 음식을 먹고 난 뒤의 텁텁한 입안과 뱃속을 개운하게 해줍니다.

솔잎의 효능을 내는 특별한 이유가 있을까?

소나무는 해를 거듭할수록 겉껍질을 벗어버리고 새로운 껍질로 옷을 갈아입는데, 그만큼 생육이 잘되고 복원력이 강하다는 뜻이지요. 그래서 피부에 난 종기나 부스럼에 쓰면 새살이 돋고 묵은 딱지는 잘 떨어지게 합니다. 또한 솔잎은 사람의 몸에 있는 털처럼 쉬지 않고 떨어져 새로 푸른 잎을 갖추고 있습니다. 떨어져 나간 잎만큼 새로운 잎이 다시 나기 때문에 늘 푸른 상태를 유지할 수 있는 것이지요. 아울러 솔잎에는 팔다리가 힘이 없고 아프거나 저려서 걸음걸이가 힘든 것을 치료하고, 풍기와 습기로 인해 생긴 관절통을 다스리는 효능도 있습니다.

솔잎은 어떻게 먹어야 좋을까?

정신을 맑게 하고 나쁜 기운을 물리쳐주므로 체질에 맞는 사람은 솔잎차를 하루에 몇 잔씩 마셔도 좋습니다. 타박상을 심하게 입어 어혈로 인해 가슴이 갑갑하면서 아플 때는 소나무 가지에 아이 오줌과 식초를 넣고 달여서 먹으면 좋습니다. 또한 풍치로 치통이 그치지 않을 때는 솔잎에 소나무 가지 혹은 지골피 등의 한약재를 함께 넣고 달여서 뜨거운 물을 입에 물고 있다가 뱉어내기를 여러 번 하면 통증이 줄어듭니다.

솔잎을 먹으려면 초봄에 새로 돋기 시작한 여린 솔잎을 따서 쓰는 것이 좋습니다. 솔잎을 잘 씻어 말린 후 살짝 볶은 다음 가루를 내어 먹는 게 간편한데, 검은콩이나 창출(삽주 뿌리) 같은 한약재를 함께 가루 내어 먹는 것도 좋습니다. 그러면 살이 찌지 않게 해줄 뿐더러 성인병 예방에도 도움이 됩니다. 또한 솔잎과 녹황색 야채를 함께 즙을 내어 마시면 고혈압·동맥경화 등의 성인병 예방에 좋습니다.

솔잎이 적합한 체질은?

솔잎은 몸에 살집이 많고 습기가 많은 체질에 좋습니다. 사상체질 중 태양인에 좋다고 하는데, 태양인은 가슴 윗부분이 발달되어 있고 목덜미가 굵고 실하며 머리가 큰 반면에 허리 아랫부분이 약한 편이라 엉덩이도 작고 다리가 위축되어 서 있는 자세가 안정감이 없으며 하체가 약하므로 오래 걷거나 서 있기에 힘이 드는 체질이기에 적합한 약재입니다.

반면 혈이나 음기가 허약한 사람은 피하라고 했는데 몸이 마르고 수척한 사람이나 열이 많은 사람에겐 적합하지 않으며, 특히 몸이 마른 체질인 소음인은 맞지 않습니다.

솔잎 외에 소나무에서 먹을 수 있는 부위는?

소나무 속의 하얀 껍질을 송백피(松白皮)라고 하는데, 뿌리껍질을 쓰므로 원래 이름은 송근백피(松根白皮)입니다. 쪄서 먹으면 곡식을 먹지 않아도 배고프지 않다고 했는데, 기운을 북돋워주고 오로(五勞)로 몸이 손상된 것을 보충해줍니다.

오로란 너무 무리하게 과로했거나 너무 활동하지 않고 안일하게 지냄으로 인해 기혈과 근골의 활동이 실조되어 생기는 5가지의 손상입니다. 오래 눈으로 보면 혈을 상하고, 오래 누워 지내면 기를 상하고, 오래 앉아 지내면 살집을 상하고, 오래 서 있으면 뼈를 상하고, 오래 걸어 다니면 근육을 상하게 됩니다. 송근백피는 땅속에 튼튼하게 뿌리를 박고 진액을 끌어올려 나무 전체에 골고루 전해주듯이 이러한 오로를 제거하고 오장육부를 모두 편안하게 해줍니다.

먹을 것이 아주 귀했던 시절에 송기떡을 먹기도 했는데, 송기(松肌)는 소나무 껍질 속의 속살입니다. 곡식 대신 송기만 먹고도 살 수 있다고 하는데, 배고프지 않게 하며 기를 보하고 쇠약한 것을 낫게 하는 효능이 있습니다.

송진을 식용이나 약용으로 쓸까?

소나무를 만지면 끈적끈적한 것이 묻어납니다. 소나무 진액의 결정체인 송진인데, 송지(松脂) 또는 송고(松膏)라고 합니다. 송진 1근과 백복령 4냥을 가루로 만들어 새벽마다 물에 타서 먹거나 꿀에 개서 환을 지어 먹으면 곡식을 먹지 않아도 오래 살 수 있으며 평생 곡식을 먹지 않을 수도 있다고 했습니다.

송진은 한여름에 나무에서 저절로 흘러나오는 것으로 향로를 피우듯 향긋한 냄새가 나는 것이 가장 좋은데, 술로 끓여 찬물에 담갔다가 다시 끓여 담그기를 수십 차례 하여 하얗고 매끄러워지면 자연 건조를 시켰다가 돌절구에 찧어 가루를 내서 씁니다.

송진은 따뜻한 성질이며 솔잎과 같은 효능이 있는데, 오장을 편안하게 하며 풍기를 물리치고 습기를 몰아내는 효능이 있어 팔다리가 저린 경우에 쓰입니다. 또한 살균·소염 작용이 있어 고름이 있는 종기에 바르면 잘 낫고, 류머티즘 관절염으로 붓고 아픈 경우에도 잘 가라앉습니다. 부스럼에 바르면 새살이 돋아나며 옴이나 가려움증에도 효과가 있고, 머리가 헌데나 머리카락이 빠지는 경우에도 좋습니다.

그 밖에도 소나무에서 몸에 좋은 약으로 쓰이는 부분은?

소나무의 가지가 갈라지는 마디를 송절(松節)이라 하는데, 쓴맛에 따뜻하고 건조한 성질을 가지고 있습니다. 송절은 사람의 가지에 해당되는 팔다리의 병에 좋습니다. 팔다리가 저리고 아프며 시큰거리거나 관절을 굽히고 펴기 어려운 병증에 효과가 있는데, 뼈마디에 있는 풍기와 습기를 물리치고 근육을 풀어주는 효능이 있기 때문이지요. 다리에 쥐가 잘 나서 뒤틀리고 떨리거나 힘이 없는 경우, 허리와 무릎이 시큰거리고 무거우면서 아프거나 근육에 경련이 생기는 경우에는 소나무 가지에 오가피와 모과를 섞어 가루 낸 다음 술에 타서 마시면 좋습니다.

그리고 솔 열매, 즉 솔방울도 있습니다. 송구(松球)라고 하는데 몸이 허약하고 기가 약한 경우에 보해주는 효과가 크고, 팔다리가 저리고 시린 경우에 좋으며, 특히 대변을 잘 나오게 합니다.

소나무의 꽃가루인 송화(松花)도 있습니다. "송홧가루 날리는 외딴 봉우리/ 윤사월 해 길다 꾀꼬리 울면/ 산지기 외딴집 눈먼 처녀사/ 문설주에 귀 대이고 엿듣고 있다"는 박목월 시인의 〈윤사월〉이란 시에 나오지요. 기운을 돕고 심장과 폐를 윤택하게 하며 몸을 가볍게 하는 효능이 있습니다. 풍기를 물리치므로 머리가 흔들리고 어지러운 것을 치료하고, 출혈이나 오래된 이질을 멎게 하며 주독을 풀어줍니다. 그러나 많이 먹으면 상부로 열이 오르게 하므로 주의해야 합니다.

솔잎을 술로 담그면 효과가 더 좋을까?

솔잎으로 담근 송엽주(松葉酒)는 다리가 붓고 아픈 병증에 좋습니다. 중풍이나 입이 한쪽으로 돌아가는 와사풍을 치료할 때는 송엽주를 마시고 땀을 내면 효과가 있지요. 타박상을 입고 멍이 들어 어혈이 생긴 부위에 솔잎 술 찌꺼기를 붙여도 좋습니다.

소나무 마디로 담근 송절주(松節酒)는 관절이 붓고 아픈 것을 치료하며, 와사풍이나 근육이 떨리고 뼈가 아픈 경우에 효과가 있습니다. 또한 다리가 연약하여 힘이 없는 사람에게도 좋습니다. 소나무 새순으로 술을 빚은 송순주(松筍酒)는 피를 맑게 하고 순환을 촉진해줍니다.

소나무의 정기를 받은 송이버섯

송이는 버섯 중에 제일가는데, 늙은 소나무 밑에서 솔의 기운을 받으면서 자란 것이지요. 송이버섯은 기운을 도와줄 뿐만 아니라 위장을 실하게 하므로 입맛을 나게 하며 소화를 잘되게 하고 설사를 멎게 하는 효능이 있습니다. 소변이 탁하게 나오거나 소변을 참기 힘든 경우에도 역시 좋습니다. 서늘한 성질이므로 열이 있으면서 살이 찌고 성인병을 가진 사람에게 좋은 반면, 몸이 냉한 사람은 많이 먹지 않아야 합니다.

솔잎 목욕은 어디에 좋을까?

솔잎과 소나무 마디가 모두 풍기와 습기로 인한 근육통·관절통에 효과적이기 때문에 솔잎 삶은 물로 목욕을 하거나 찜질하면 좋습니다. 특히 허리가 아프고 팔다리가 쑤시거나 류머티즘 관절염이 있는 경우에 효과가 있는데, 아무래도 달인 물을 마시는 것에 비해서는 효과가 느리므로 꾸준히, 오래 해야 효과를 볼 수 있겠지요.

또한 습진·풍진·건선·가려움증 등 각종 피부 질환에 솔잎을 달인 물로 씻으면 효과가 있습니다.

| 국화 |
머리를 맑게 하고 눈을 밝게 하는 장수 약물

가을의 향기 하면 국화를 떠올리게 되지요. 그윽한 국화꽃 향기를 맡고 나면 왠지 머리가 맑아지고 기분이 상쾌해지는 느낌이 들지 않습니까? 드라마 〈해를 품은 달〉에서 내의원 의관이 밤마다 왕에게 잠을 잘 자라고 올린 차가 바로 국화차였습니다. 왕은 국화차를 마시면 잠을 잘 잤는데, 액받이 무녀가 누구인지 보려고 잠을 자지 않기 위해 일부러 국화차를 마시지 않는 장면도 있었지요.

국화차의 효능은?

오래전부터 머리와 눈의 질환 치료에 사용되어왔습니다. 머리와 눈을 맑게 하며 머리가 무거운 것을 없애주고, 눈이 붉어지거나 어둡고 침침한 경우에 눈을 밝게 합니다. 서늘한 성질로서 심장의 열을 내려주고 간장의 기를 가라앉혀서 풍기와 열기가 위로 올라오는 것을 막아주는 효능이 있기 때문이지요. 풍기와 열이 머리로 올라오면 당연히

잠이 오기 어렵습니다. 그러니 국화차는 잠을 잘 오게 하는 데 도움이
될 수 있습니다.

국화는 언제부터 약으로 쓰여왔을까?

5,000여 년 전 중국의 전설적인 황제로서 의약의 신인 신농씨는 국
화가 몸을 가볍게 하고 오래 살게 하는 최고의 영약이라고 했습니다.
이후로 국화의 약효를 신비롭게 여겨 전설 같은 얘기가 많이 생겨났
습니다.

옛날 중국의 남양 역현의 감곡이라는 강의 상류에 신비로운 국화가
자라고 있었는데, 그 강물에 국화 향이 섞인 이슬이 떨어져 섞여서 강
하류에 사는 사람들이 그 물을 마시고 모두 건강하게 오래 살았다고
합니다. 이처럼 국화가 번성한 못이나 수원지의 물을 국화수라고 하는
데, 풍기를 없애주고 어지럽거나 저린 증상을 치료하며 쇠약한 것을 보
강해주고 얼굴색을 좋게 합니다. 팽조라는 선인은 국화를 심은 연못가
에서 늘 국화잎에 맺힌 이슬을 받아 먹고 수백 년을 살았다고 합니다.

국화를 먹는 풍습

중국에서는 중양절에 국화주를 마시는 풍습이 있습니다. 후한의 여
남 땅에 사는 하경이라는 사람에게 비장방이라는 선인이 나타나 "9월
9일에 너희 집에 액운이 닥쳐올 터이니 그것을 피하려면 높은 산에 올
라가 국화주를 마시도록 하라"고 했습니다. 하경은 선인이 시키는 대

로 가족들을 데리고 높은 산에 올라가 국화주를 마신 뒤 저녁에 집에 돌아와보니 가축들이 모두 떼죽음을 당해 있었다고 합니다. 그 후로 음력 9월 9일은 국화주를 마시며 온갖 액운을 물리치고 무병장수를 기원하는 명절이 되었습니다.

우리나라에서도 국화를 먹는 풍습이 있었을까?

음력 9월 9일에 국화주를 마시는 풍습이 고려가요 〈동동(動動)〉에 나옵니다. 국화주는 눈을 밝게 하고 뼈와 근육을 튼튼하게 하며 노화 방지 효과도 있습니다.

조선시대의 대유학자로서 노론의 거두였던 우암 송시열 선생이 중년에 정자를 지었는데, 이름이 기국정(杞菊亭)입니다. 기는 구기자라는 한약재이고, 국은 국화입니다. 집 주위에 구기자와 국화가 무성하여 사람들이 그렇게 불렀다고 하는데, 현재는 대전시 동구 가양동에 있는 우암 사적공원 내로 옮겨놓았습니다. 우암은 구기자차와 국화차를 마시고 국화 향을 맡으며 살았던 탓인지 83세까지 장수했습니다. 만약 사약을 마시지 않았다면 훨씬 더 장수했을 겁니다.

국화는 종류가 많은데 어느 것이나 차로 마실 수 있을까?

크게 나누면 산국과 감국의 두 종류입니다. 산국(山菊) 혹은 야국(野菊)은 가지를 많이 치며 잎이 깊게 갈라지고 날카로운 톱니가 있으며 키가 1~1.5m까지 크게 자라는데, 먹을 수 없을 만큼 지독하게 맛이 쓰고 매워서 고의(苦薏)라고 합니다.

봉래화(蓬萊花)라고도 하는데, 예로부터 신선이 먹는 음식으로 알려져왔습니다. 봉래화는 봉래산에 자라는데, 봉래산은 삼신산의 하나로서 신선이 산다는 전설 속의 산이지요. 신선은 오직 봉래초와 봉래화의 향기를 맡으며 그 씨앗을 먹고 산다고 합니다. 그러나 산국은 쓴맛이 강하여 위장의 기를 크게 상하게 하므로 내복약으로는 거의 쓰지 않고 외용약으로 쓰입니다.

감국은 키가 30~60cm로서 산국보다 훨씬 작은데, 맛이 달다고 하여 감국(甘菊)이라고 합니다. 한약재로 쓰이는 것은 감국이지요.

국화가 성인병의 예방과 치료에 도움이 될까?

중풍에 효과가 있습니다. 풍기가 있다는 것은 중풍의 기미가 나타났다는 것으로, 머리가 어지럽거나 아프고 손가락이 저리거나 짜증이나 화를 잘 내는 등의 증상으로 알 수 있습니다.

중풍의 본체는 머리에 열이 올라오는 것인데, 눈이 빠질 것같이 아프거나 머리에 벌레가 스멀스멀 기어 다니는 느낌이 든다면 중풍 전조증으로 볼 수 있습니다. 열이 상부로 올라오는 것은 주로 신장의 음기가 부족해졌거나 신경을 과도하게 쓴 경우입니다. 이러한 경우에 국화를 달여 마시면 풍기를 내려주므로 중풍의 예방에 도움이 되지요. 오래 복용하면 혈압이 떨어지고 심장 혈관에도 좋아 고혈압·협심증·심근경색 등에 효과가 있습니다.

또한 국화는 폐와 신장을 보익하며 음기를 도와주는 효능을 갖고 있습니다. 그러므로 신장의 음기가 부족하여 허열이 오르며 어지럽고 식은땀이 나며 눈이 침침해서 잘 보이지 않을 때 효과적인데, 구기자와 함께 달여 마시면 더욱 좋습니다.

국화를 넣은 베개도 건강에 도움이 될까?

원래 베갯속의 재료는 반드시 서늘한 성질을 가진 것이어야 합니다. 머리를 서늘하게 해야 하기 때문이지요. 국화는 서늘한 성질에다 향이 좋기에 베갯속으로 넣으면 건강에 좋습니다. 국화 베개를 베고 잠을 자면 머리가 한결 맑아지고 기억력 감퇴 예방에 좋으며, 두통이나 두풍을 치료하고 눈이 밝아지는 데 도움이 됩니다.

국화를 약으로 쓸 때 주의할 점은?

성질이 가볍고 부드러워 약효가 느리게 나타나므로 오래 먹어야만 효과가 나타나기 시작합니다. 눈병의 치료에는 효과가 빨리 나타납니다. 비·위장에 열이 있을 때는 반드시 열을 내리는 약을 써야 하는데, 다른 약은 찬 기운이 강하여 위장의 기가 손상될 위험이 있지만 국화는 그럴 염려가 별로 없으므로 괜찮습니다. 그리고 기운이 허약하며 비·위장이 냉하거나 음식을 적게 먹고 설사를 잘하는 사람은 국화차를 적게 마시는 것이 좋습니다.

| 연꽃·연잎·연근·연밥 |
탁월한 생명력을 가진 불로초

가을 들녘에 산책을 다니다 보면 못에 피어오른 우아한 연꽃을 볼 수 있을 겁니다. 지저분한 흙탕물 속에 피어 있지만 더러움에 물들지 않고 청정하고 아름다우며 깨끗하고 성스러운 자태를 나타내기에 불교에서는 극락정토를 상징하는 꽃이지요. 연꽃이 상징하는 의미는 대단하기도 하고 많기도 합니다. 군자(君子)·고결(高潔)·신성(神聖)·풍요(豊饒)·번영(繁榮)·행운(幸運) 등을 상징하고, 인도의 고대 민속에서는 여성을 상징하고 다산과 생명 창조를 뜻하기도 합니다.

연꽃의 잎·뿌리·열매 등이 모두 약효가 좋은 한약재로 쓰이고 있고, 특히 열매는 양식 대신 먹을 수 있습니다. 《의림촬요(醫林撮要)》에는 연꽃의 열매를 찌면 먹기에도 좋고 양식도 줄일 수 있다고 나오는데, 껍질과 심을 빼고 쪄서 가루 내어 황밀과 꿀로 환을 지어 하루에 30알씩 복용하면 배고프지 않다고 했습니다.

연꽃 열매의 탁월한 생명력

연꽃의 열매를 연밥·연실(蓮實)·연자육(蓮子肉) 등으로 부르는데, 생명력이 매우 강합니다. 원래 식물에서 열매나 씨가 제일 좋은 것인데, 특히 연밥은 대단한 약효가 있습니다. 《본초강목》이라는 한방 약물학 책에 의하면 "연의 씨는 아주 여물어서 생명력은 가히 영구적이다. 씨 속의 심(薏)은 생명의 기운을 지니고 있으며 뿌리에서 트는 싹은 끊임없이 자라나 그 조화가 쉬지 않는다"라고 했습니다. 연밥은 그 껍데기를 벗기지 않으면 땅속에서 무려 3,000년을 견딘다고 합니다. 즉, 1,000년 이상 땅에 묻혀 있던 씨앗도 발아가 가능하다는 것이지요.

오래된 연꽃의 열매가 실제로 꽃을 피운 적이 있을까?

오래된 연꽃의 열매를 석련(石蓮)이라 하는데, 수천 년을 두었다가 연 못에 던져 넣어도 연꽃을 피어오르게 하는 신비한 생명력을 지녔기에 불로장생과 정력제로 그만이라고 합니다.

일본에서는 1951년 연꽃 박사 다이카 이치로가 일본의 한 지방에 있 는 지하 3.9m의 이탄층에서 약 2,000년 전의 연 씨앗 3개를 발견했는 데, 그 씨앗을 심어서 발아시켜 꽃을 피우고 결실을 맺게 했다고 합니 다. 그것을 기념하여 그 연꽃을 다이카련(大賀蓮)이라고 이름을 붙였는 데, 현재 일본뿐만 아니라 중국·인도·독일·미국·호주 등지에도 분근 하여 재배되고 있다고 합니다.

우리나라에도 오래된 연꽃의 씨가 싹 터서 꽃피운 기록이 있을까?

실학의 선구자인 이수광 선생의 《지봉유설(芝峰類說)》에 "내가 안변에 있을 때에, 어느 날 보니 평지에 연꽃 한 송이가 났는데 매우 무성했다. 무엇이냐고 물었더니 그곳 사람들이 말하기를, '양사언이 부사가 되어 왔을 때 못을 파고 연꽃을 심었는데 이제 그 못이 없어진 지 수십 년이 되었으나 아마도 그때 씨가 떨어진 것이 났을 겁니다'라고 했다"는 문장이 있습니다. 연꽃 씨는 100년을 지나도 상하지 않는다고 기록되어 있다는 것이지요. 양사언은 조선 전기의 문신이자 서예가로서 "태산이 높다 하되 하늘 아래 뫼이로다"라는 시조를 남겼습니다. 두 사람은 50년 정도 나이 차이가 있습니다.

연밥으로 만든 요리의 특별한 쓰임새

연꽃의 씨주머니 속에는 많은 씨앗이 들어 있기에 연밥은 다산을 상징합니다. 또 보통 식물들은 꽃이 먼저 피고 그 후에야 열매를 맺는 데 반해, 유독 연꽃만이 꽃과 열매가 거의 동시에 생장하는 특성을 지니고 있습니다. 그래서 이것을 인간사와 관련시켜 빠른 시기에 아들을 연이어 얻는다는 의미로 해석하기도 했습니다.

게다가 중국에서는 연꽃 연(蓮) 자의 연자(蓮子)와 연달아 아들을 낳는다는 이을 연(連) 자의 연자(連子)가 발음이 같기 때문에 연생귀자(連生貴子)로 새겨 결혼식의 피로연 음식으로 내놓는다고 합니다. 일본에서도 결혼식 때 연 요리를 신랑 신부에게 주는 풍습이 있는데, 연밥의 번식력이 아주 뛰어나므로 자식을 잘 낳으라는 의미로 주는 것이지요.

연밥에 실제로 자식을 잘 낳게 하는 효능이 있을까?

예로부터 "연밥을 많이 먹으면 자손을 많이 낳는다", "아이를 낳지 못하는 불임 여성이 연밥을 많이 먹으면 임신 가능성이 크다"는 얘기가 전해옵니다. 연밥은 한의학에서 성기능의 근본인 신장에 작용하여 성기능을 강화시키는 효능이 있을 것이라는 것을 암시하는데, 실제로 신장의 기를 굳건하게 하고 정이 빠져나가는 것을 막아주는 효능이 있습니다. 그래서 정액을 흘리거나 소변을 자주 보거나 조루증이 있는 것을 치료하며, 정력을 강하게 하고 자식을 잘 낳게 하는 효과가 있습니다. 어린이의 야뇨증에도 효과가 있습니다.

연밥이 정력제로 많이 활용되기도 했을까?

원래 풀이나 나무의 씨와 열매는 대부분 성기능 강화에 좋은 정력제입니다. 구자(韭子: 부추 씨)·호마자(胡麻子: 검은 깨)·복분자(覆盆子: 산딸기)·상심자(桑椹子: 뽕나무 열매)·오미자·구기자·저실자(楮實子: 닥나무 열매) 등 이름이 모두 '자'로 끝나는데, 다음 세대를 이어갈 생명력을 간직하여 생식력을 강화시켜주기 때문이지요.

연자도 예로부터 강장 식품이자 정력제로 알려져 있습니다. 또한 넓은 연잎도 궁중 미약(媚藥), 즉 최음제의 원료로 사용되었는데, 당나라 때부터 청나라까지 역대 중국 황제들이 애용한 약이었습니다.

가을의 연꽃을 노래한 멋진 한시

秋淨長湖碧玉流　가을이라 맑은 긴 호수엔 푸른 옥이 흐르는데

蓮花深處繫蘭舟　연꽃 무성한 곳에 목란 배를 매었네

逢郎隔水投蓮子　물 건너 임 만나러 연밥 따서 던지고는

或被人知半日羞　행여 남이 알까 봐 한나절 부끄러웠네.

이 시는 허균 선생의 누님이자 시인이었던 허난설헌의 〈채련곡(采蓮曲: 연밥 따는 아가씨 노래)〉입니다. 가을의 맑은 하늘이 비치어 옥처럼 새파란 호수에서 우거진 연잎 사이에 목란 배(혼자서 타는 작은 쪽배)를 매어두고 물 건너에 있는 그리운 임에게 연밥을 던져 사랑을 고백했는데, 혹시 누가 그것을 보았을까 봐 한나절이나 부끄러워했다는 수줍은 아가씨의 마음을 잘 드러낸 작품이지요.

조선시대에 〈채련곡〉을 지을 수 있었던 이유

〈채련곡〉은 원래 중국 남방 지방에서 연밥을 따면서 부르던 민요로서, 남녀 간에 상사(相思)의 정을 읊은 노래입니다. 밸런타인데이에 여성이 남성에게 사랑의 고백으로 초콜릿을 주듯이, 옛날 중국 강남에서는 여성들이 사랑하는 이에게 사랑의 정표로 연밥을 주었다고 합니다.

연꽃이 피고 연밥을 따는 연못은 남녀가 자연스럽게 만날 수 있는 공간으로 사랑이 무르익는 장소였으며, 연꽃과 연밥은 남녀 간의 사랑을 노래하는 매개가 되었던 것이지요. 그래서 문인들은 연밥 따는 노래를

통하여 남녀 간의 사랑을 그렸는데, 당나라의 시인 이태백을 비롯하여 조선에서도 많은 시인들이 〈채련곡〉을 지었습니다.

그런데 유교 사상이 엄격했던 조선시대에 젊은 여성이 이런 시를 썼다는 것은 매우 특이한 일이었지요. 유교적 관습에 억눌려 바깥출입은 물론이고 사랑 고백이 자유롭지 못했던 조선시대에도 규방의 처녀들이 연밥을 딴다는 핑계로 그나마 바깥세상도 구경하고 그리운 임도 만날 수 있었던 모양입니다. 완고한 부모들이 과년한 딸의 바깥출입을 허락했을 정도라면 연밥이 얼마나 요긴한 한약재였는지 짐작할 수 있겠지요. 《동의보감》에서도 연밥은 〈탕액편〉에서 과부(果部)의 맨 앞에 기록되어 있습니다.

안타깝게도 난설헌은 불과 27세의 나이로 요절했습니다. 드라마 〈해를 품은 달〉에 나온 허연우와 비슷한데, 연우는 남편을 잘 만났지만 난설헌은 그러지 못한 탓이지요. 그렇지만 그녀가 쓴 많은 시는 동생인 허균에 의해서 중국에 전해져 이름을 떨쳤습니다.

연밥의 대단한 효능 1

첫 번째 효능은 신장을 보익하여 성기능을 강화시키는 것입니다. 연밥의 성질은 열하지도 차갑지도 않은 중간인데, 맛은 달면서도 떫습니다. 단맛은 비장의 기를 도와주고 떫은맛은 장에서 새어나가지 못하게 굳건히 지켜주는 작용을 나타냅니다. 그래서 연밥은 비·위장을 지키는 열매라고 할 정도로 비·위장을 보하고 장을 깔깔하게 막아주는 효능이 큽니다. 그러므로 비장이 허약하여 설사를 하거나 이질이 그치지 않는 것을 멎게 합니다.

늘 설사 기운이 있는 사람, 그리고 소화불량으로 기운이 없는 노인이나 아이가 먹으면 좋습니다. 특히 식욕이 없고 조금만 식사를 해도 위에서 먹은 것이 내려가지 않고 대변도 신통치 않아, 비·위장이 허약하여 식욕이 떨어지고 소화 장애가 있으면서 대변이 진흙처럼 질척하거나 물처럼 멀겋게 나올 경우에 좋습니다. 연밥에 마 혹은 율무 등을 넣고 달여 마시거나, 연자를 볶아 가루를 낸 뒤 약간 구운 감초 가루를 섞어 조금씩 복용하면 좋습니다.

연밥의 대단한 효능 2

심장을 맑게 하여 마음을 안정시키는 효능이 있습니다. 마음을 가라앉히는 약효가 뛰어나서 마음과 정신을 편안하게 해주는 것이지요. 그러니 가슴이 두근거리고 답답하며 밤에 잠을 잘 이루지 못하고 불안한 경우, 스트레스·신경과민·신경쇠약·우울증·신경성 심장병 등으로 잘 흥분하고 잠을 잘 못 자며 자더라도 꿈을 많이 꾸는 경우에 좋습니다. 그러므로 연밥은 신경을 과도하게 쓰는 수험생·직장인·갱년기 여성·허약한 노인 등에게 좋은 약이 되는 음식입니다.

실제로 마음을 안정시키는 한약 처방에 연밥이 많이 쓰일까?

연밥은 질병을 앓은 뒤에 열이 완전히 내리지 않고 남아 있어 심장의 음기가 부족하고 가슴이 답답하면서 입이 마르고 가슴이 두근거리며 잠이 오지 않는 경우에 좋은데, 백합과 맥문동을 함께 넣으면 좋습니다.

또한 연밥이 주재료로 들어간 청심연자음(清心蓮子飮)이란 처방이 있습니다. 마음을 맑게 하고 정신을 보양하면서 허한 증상을 보충해주는데, 흔들렸던 평상심을 안정시켜줍니다. 특히 얼굴에는 열이 올라 붉어지고 가슴이 답답하며 입이 마르는데 다리는 서늘하고 약해지는 상열하한(上熱下寒) 증상의 치료에 활용됩니다. 그러니 화병이나 당뇨병·고혈압 등에도 쓰입니다.

연밥은 노화를 방지하는 불로초

연꽃은 건강·장수·영원불사·불로를 상징하지요. 그러니 연꽃의 열매인 연밥은 노화를 방지하는 약이 됩니다. 옛사람들은 연자를 먹으면 늙은이가 어린이가 되고 불로장생한다고 했는데, 기력을 왕성하게 하고 허약한 몸을 보강하며 눈과 귀를 밝게 합니다. 그러니 연밥은 정기를 북돋워 모든 질병을 물리쳐주며, 오래 복용하면 몸이 가벼워지고 수명이 연장되는 효과를 볼 수 있지요.

연밥은 오장육부의 기가 허약해진 것을 보충해주고 12경맥의 기를 크게 보해주는데, 심·비·신의 경락에 들어가 작용을 나타내어 특히 심장·비장·위장·신장의 정기 부족을 보충해줍니다. 음기와 양기의 균형이 맞지 않는 것을 조화시켜주는 효능도 있습니다. 그래서 연밥을 쌀과 함께 죽을 쑤어 오래 먹으면 몸이 가볍고 든든해지며, 또 머리카락을 검게 하고 장수하게 합니다. 뼈와 근육을 튼튼하게 하고 귀와 눈을 밝게 하며 여성들의 피부 미용에도 좋습니다.

연밥에 들어 있는 성분

전분을 비롯하여 탄수화물·단백질·지방 등의 주요 영양소와 비타민 B_1·B_2·C·아스파라긴·철분·칼슘·칼륨·인·구리·망간·아연·넬룸빈(Nelumbine)·라피노즈(raffinose)·타닌 등의 성분이 고루 들어 있습니다. 그러니 우수한 영양 식품이기도 한데, 특히 성장 발육기의 어린이나 허약자·노인·환자 등에게 더욱 좋습니다.

연밥의 단백질을 구성하고 있는 아미노산은 니아신(niacin)·트레오닌(threonine)·메티오닌(methionine)·아르기닌·티로신(tyrosine) 등이 많고 지질로는 레시틴(lecithin)이 많습니다. 레시틴은 물과 기름이 잘 섞이게 하는 유화력이 있기 때문에 혈관 벽에 콜레스테롤이 침착하는 것을 예방하여 혈관 벽을 강화하는 효과가 있지요. 또한 신경전달물질인 아세틸콜린을 생성시켜 기억력 감퇴를 억제하는 효과가 있어 치매 예방 효과도 있습니다. 게다가 세포막을 구성하는 중요한 물질로 간 기능을 좋게 해서 영양분의 흡수·배설을 향상시키기도 합니다.

치매에 좋은 연밥

연밥이 치매 예방과 치료에 뛰어난 효과를 보인다는 연구 결과가 나왔습니다. 국립생물자원관 야생생물 유전자원센터와 강원대 연구팀은 알츠하이머에 걸린 쥐가 연밥을 먹고 눈에 띄게 증세가 호전됐다고 밝혔습니다.

국립생물자원관은 알츠하이머에 걸린 쥐에게 연밥의 추출물을 먹였더니, 용기에 담긴 물속에서 빠져나갈 길을 찾지 못하고 헤매던 쥐가 탈출구를 찾는 시간이 크게 단축된 것을 확인했습니다. 치매 상태의 쥐가 물 밖으로 빠져나가는 데 평균 2분 10초나 걸렸지만 연밥을 지속적으로 투여한 쥐는 1분 40초로 30초가 빨라진 것으로 나타났습니다. 국립생물자원관은 현재 국내외에 연밥의 효능에 대해 특허를 출원한 상태입니다.

연밥은 음식 재료로도 많이 쓰였을까?

청나라 황실의 만한전석을 비롯한 최고급 요리에 반드시 들어가는 식재료였습니다. 중국의 유명한 소설인 《홍루몽》에 연자갱(蓮子羹)이 나오는데, 연꽃 씨를 삶아 으깬 뒤에 설탕을 넣어가며 참기름을 붓고 약한 불에 익힌 음식으로서 자양 강장제이자 장수 음식이지요.

연자죽도 있습니다. 연자를 푹 쪄서 걸쭉하게 으깬 다음 쌀을 넣고 죽을 끓여 먹으면 비·위장을 튼튼하게 하여 설사를 멎게 하고 위와 장 기능이 허약한 사람에게 좋습니다. 오랫동안 병을 앓아 소화가 잘 안 되고 식욕도 없을 때 찹쌀과 연밥으로 죽을 쑤어 먹으면 신통한 효력을 볼 수 있지요. 그리고 밥에 연자를 넣어 지어도 좋습니다.

그 밖에도 연자를 이용한 음식은?

조선시대 궁중에서 먹었던 구선왕도고와 청나라의 황궁에서 먹었던 청궁팔진고라는 기능성 떡에 주된 재료 중 하나로 들어갑니다. 구선왕도고는 정신을 맑게 하고 원기를 보하며 비·위장을 든든하게 하고 음식을 잘 먹게 하며 허손된 것을 보하는 효능이 있는데, 실험 연구에 의하면 면역 기능을 증가시키는 효과를 나타냈습니다.

한편 연밥으로 차를 끓여 마셨습니다. 연자에 생강·꿀이나 흑설탕 등을 넣고 센 불에서 끓인 후 다시 중불로 1시간 정도 끓여서 마시면 됩니다. 양기가 부족하거나 수족이 냉한 사람은 대추를 함께 넣고 달여서 마시면 효과가 좋습니다. 그 밖에도 연밥장아찌·연자당 등을 만들었습니다.

연밥을 먹을 때 주의할 점은?

연자는 배가 부르고 더부룩하거나 대변이 단단하고 변비가 있는 사람은 피해야 합니다. 연밥은 대개 가을에 채취하는데, 그 심은 성질이 차고 맛이 쓰기 때문에 특별한 경우 외에는 제거하고 씁니다.

연잎의 효능은?

《심청전》에 보면 인당수에 떠 있는 탐스러운 연꽃을 따서 임금에게 바쳤더니 연꽃 안에서 심청이 살아 나오는 대목이 있습니다. 연잎 중에서 둥글고 큰 잎을 부용(芙蓉)이라고 하는데, 미녀를 상징하는 말이지요. 연잎이 귀한 미용 식품으로 쓰였다는 것을 짐작할 수 있는데, 실제로 각종 비타민과 무기질 성분이 풍부하여 피부 미용에 좋습니다. 연잎을 끓인 물로 세안하면 부드럽고 매끄러운 피부를 만드는 데 도움이 됩니다.

연잎은 하엽(荷葉)이라고 하는데, 쓰고 떫은맛에 차갑지도 따뜻하지도 않은 중간 성질로서 더위를 풀어주고 열을 내려주며 습기를 물리치고 머리와 눈에 쌓인 풍과 열을 없애주는 효능이 있습니다. 그래서 연잎차를 마시면 머리가 맑아지고 눈이 밝아지며 어지럼증이 낫게 됩니다.

또한 어혈을 풀어주는 효과가 있으므로 혈액순환에도 도움이 되고, 출혈을 멎게 하므로 코피·요혈·자궁 출혈 등의 각종 출혈증의 치료에 좋습니다. 민간에서는 외상을 입었을 때 연잎을 찧어 상처 부위에 발랐는데, 지혈 효과가 큽니다. 흰 연꽃잎을 종기가 난 데 붙이면 빨리 낫는다고 합니다.

연잎을 넣은 음식이 쉽게 상하지 않는 이유는?

한의서에 의하면 연잎에 해독 작용이 있어 바닷게를 먹고 중독된 경우에 좋고, 버섯 중독을 해소하는 데도 쓰였으며, 푸른 콩잎·생밤과 함께 찧어 지네의 독을 해소하는 데 사용했다고 합니다. 그리고 주독을 풀어주어 숙취를 해소하고 니코틴을 해독하는 등 노폐물과 독성 물질을 배출시키는 작용이 있는데, 간의 해독을 촉진시키는 성분이 들어 있다고 합니다.

　티푸스균과 적리균에 대한 항균 작용이 있다는 것이 밝혀졌고, 유해한 활성산소를 제거시키는 항산화 작용이 있어 성인병과 노화를 억제하는 효과도 있습니다. 연잎에는 항균·항산화 효과가 있으므로 천연방부제 역할을 하므로 음식이 잘 부패되지 않습니다.

연잎이 성인병 예방에도 효과가 있을까?

　연잎은 성인병 예방과 다이어트에 좋습니다. 장운동을 활발하게 하여 변비를 해소시키고 체지방을 분해하고 포화지방을 흡착시켜 몸 밖으로 배출시키며 콜레스테롤을 제거해주는 작용이 있기 때문이지요. 플라보노이드 성분이 들어 있어 혈압을 내리는 작용도 있고, 갈증을 풀어주므로 소갈, 즉 당뇨병에도 좋습니다. 최근에는 AIDS 바이러스인 HIV의 활동을 돕는 효소인 프로테아제(protease) 생성을 40%가량 억제하는 효과가 있다는 것이 밝혀졌습니다.

연잎에 들어 있는 성분

　건조한 연잎에는 탄수화물 63.8%, 단백질 16.9%, 지질 1.0%, 조회분 9.3%를 비롯하여 주석산·사과산 등의 유기산, 아스파라긴산·아르기닌·티로신(tyrosine) 등의 아미노산, 비타민 B_{12}·C·플라보노이드·레시틴, 그리고 레메린(roemerine)·루시페린(luciferin) 등의 진통·진정 성분 등이 들어 있습니다.

녹차와 비교했을 경우 단백질 함량은 비교적 낮고 탄수화물·지방·회분의 함량은 높습니다. 비타민·무기질 등 미량 성분을 녹차와 비교한 결과 비타민과 무기질은 큰 차이를 보여주지 않았으나, 칼슘의 함량이 2.2%로 녹차에 비해 20배 이상 높습니다. 또한 녹차에는 떫은맛을 내는 타닌이 차지하는 비율이 14.2%나 되지만 연잎에는 4.3%밖에 들어 있지 않으며, 홍차나 녹차 등에는 상대적으로 많은 카페인 성분도 연잎에는 매우 적게 들어 있습니다.

연잎에는 깻잎의 2.1배나 되는 철분이 들어 있어 예로부터 어지럼증이 있는 사람이나 철분이 많이 필요한 임신부는 연잎을 차로 달여서 수시로 복용했다고 합니다.

연잎을 넣어 만든 요리는?

연잎으로 만든 하비죽(荷鼻粥)이 있습니다. 하비는 엽병(葉柄)과 엽신(葉身)의 착생점(着生點)인데, 그것을 잘게 썰어 죽을 쑨 것은 정력 증진에 효험이 있다고 합니다. 청나라 말기에 태평천국이라는 나라를 세우고 스스로 천왕이 되었던 홍쉬취안(洪秀全)은 80명의 여성을 상대하며 이것을 상용했다고 전해지고 있지요. 연잎을 삶은 물로 죽을 쑤거나 연잎 가루를 쌀과 섞어 죽을 쒀도 좋습니다.

그리고 어린 연잎은 살짝 데쳐서 쌈을 싸 먹었는데 연화포(蓮花包)라고 합니다. 또 찹쌀과 누룩을 버무려 연잎을 켜켜이 넣든가 연잎에 싸서 익혀 연엽주(蓮葉酒)를 만들어 마셨습니다. 연잎밥·연잎차도 있고,

연잎을 분말로 가루를 내어 연냉면·연떡국·연국수·연수제비·연부침 개도 만들어 먹는다고 합니다. 한편, 연잎은 나쁜 기운을 흩어버리고 소모시키므로 기운이 허약한 사람은 주의해야 합니다.

연꽃의 약효는?

마음을 진정시키며 몸을 가볍게 하는 효능이 있어 차로 달여 마시기도 합니다. 찻잔에 끓인 물을 붓고 꽃잎을 몇 개 띄우면 향이 은은한 연꽃차가 되는데, 화가 나서 안정이 안 될 때 마시면 진정 효과를 얻을 수 있습니다. 《부생육기(浮生六記)》에는 운(芸)이란 여인이 저녁에 연꽃이 오므라들기 전에 얇은 비단에 차를 싸서 화심(花心)에 놓았다가 다음 날 아침 꽃잎이 벌어질 무렵에 꺼내서 차를 달여 마셨다고 합니다.

또 연꽃이나 연잎에 맺힌 이슬을 털어다가 끓인 차를 하로차(荷露茶)라 하고 엿을 곤 것을 하로당(荷露糖)이라 했는데, 여자들이 이것을 먹으면 속살이 예뻐진다고 했습니다.

연근의 효능은?

연근(蓮根)은 우절(藕節)이라는 이름으로 오래전부터 한약재로 쓰여 왔습니다. 연근을 생으로 쓰면 찬 성질이 강하므로 열을 내리고 피를 서늘하게 하며 출혈을 막아주는 효능이 있습니다. 그래서 열병으로 가슴이 답답하고 입이 마른 경우, 피를 토하거나 코피가 나는 것을 치료합니다. 코피가 나는 것은 거의 대부분 열이 오르기 때문이지요. 그러니 코피가 자주 나는 어린이에게 연근을 갈아서 생즙을 먹이면 잘 낫습니다. 눈에 열이 나고 핏발이 서는 경우에도 가라앉혀줍니다. 또한 지혈 효과도 뛰어나 부인들의 갑작스러운 자궁 출혈이나 대변 출혈·이질·소변 출혈 등에 좋습니다.

그리고 방광에 열이 많이 쌓여 요도가 화끈거리고 소변이 시원스레 나오지 않으며 통증이 있고 아랫배도 당기면서 아픈 증상을 열림(熱淋)이라고 하는데, 요즘 병명으로 보면 방광염과 요도염의 초기에 해당되지요. 요로감염증의 초기에 연근이 효과가 있습니다.

연근의 또 다른 효능은?

어혈을 풀어주는 효능입니다. 혈액의 운행이 지체되어 시원하게 흐르지 못하고 응결되어 있거나 혈맥을 벗어나 있는 비정상적인 상태인 피를 모두 어혈이라고 합니다. 나쁜 피, 즉 죽은 피인데, 어혈을 풀어주므로 피를 맑게 합니다.

송나라 때 어느 한 대관의 집 부엌에서 있었던 일입니다. 마침 선짓국을 끓이고 있었는데 요리사가 실수로 껍질을 벗긴 연근을 국에 떨어뜨렸더니 선짓국 속의 피가 흩어지기만 하고 엉기지 않았다고 합니다. 그래서 연뿌리가 뭉친 피를 흩뜨리는 성질, 즉 어혈을 풀어주는 약효가 있다는 것을 알게 되었다는 것이지요. 그 후에 사람들이 혈액 질환에 연뿌리를 써서 많은 효과를 보았다고 합니다. 《향약집성방(鄕藥集成方)》에는 "연근은 어혈을 풀어 헤쳐주고 신선한 피를 생기게 해주기 때문에 산후에 많이 쓰고 입안이나 코에서 피가 나는 것을 멈추게 한다"고 나옵니다.

연근이 성인병에도 효과가 있을까?

혈압을 낮추는 약효도 있습니다. 한의학적으로 고혈압의 원인은 풍·화·담·습·어혈, 그리고 기쁘거나 화내는 감정 변화가 큰 것 등입니다. 연근은 찬 성질로서 열을 내리고 피를 서늘하게 하며 어혈을 풀어주므로 열이 잘 달아오르고 어혈이 있는 사람의 혈압을 내리는 효과를 나타냅니다. 당뇨병에도 좋습니다.

그리고 해독 효능도 있어 바닷게의 독을 풀어주고 주독을 풀어주며 니코틴을 해독하는 작용도 있습니다. 연근이 열독을 없애주기 때문이지요.

연근의 또 다른 약효는?

한의서에 보면 오장을 보충하고 혈을 보충해주며 새살을 잘 돋게 한다고 나와 있습니다. 《향약집성방》에 "기력을 돕고 정신 활동을 도와주어 오래 먹으면 몸이 거뜬해지고 배고픔을 모르고 오래 살게 한다"라고 나옵니다. 그리고 연근을 먹으면 마음이 즐거워지고 화내는 것을 가라앉게 한다고 했습니다. 그러니 화를 잘 내는 고혈압 환자에게 도움이 되겠지요.

또한 대변과 소변을 잘 나오게 하는 효능도 있습니다. 그런데 연근을 익혀서 먹으면 비·위장을 튼튼하게 하여 소화를 잘되게 하고 설사를 막는 작용을 나타냅니다. 찬 성질이 완화되기 때문이지요.

연근으로 죽을 쑤어 먹으면 기운을 차리게 됩니다. 어머니가 돌아가신 후 몸져누워 있던 율곡 선생의 기력을 회복시켜준 것이 바로 연근죽이었지요. 연근에 율무를 섞은 연근율무죽은 대변이 무르고 과민성 대장증후군이 있으며 살이 많이 찐 사람에게 좋은데, 연근이 마음을 안정시키고 율무가 몸속의 습기를 없애고 설사를 멈추게 하며 식욕을 억제시키기 때문입니다. 인삼과 잣을 넣은 연근인삼잣죽도 좋습니다.

연근에는 어떤 성분이 많이 들어 있을까?

옛날 먹거리가 부족하던 시절에 우리 몸에 중요한 에너지원 역할을 했습니다. 연근을 먹으면 배가 고프지 않고 피로가 풀렸던 것이지요. 녹말의 주성분이 당질인데, 연근은 다른 채소에 비해 수분 함량이 낮으면서 당질 함량이 높고 단백질 함량도 다소 많으며 아미노산도 들어 있기 때문입니다. 연근의 녹말은 몸에 천천히 흡수되어 인슐린 소비가 적고 소화 시간이 길어 포만감을 주므로 다이어트에도 좋습니다.

게다가 뿌리채소로는 드물게 비타민 C가 풍부하여 레몬보다 조금 적은 정도인데, 특히 녹말로 보호되어 있어 가열해도 쉽게 파괴되지 않습니다. 그래서 피로 해소는 물론이고 혈액순환을 원활하게 하며 체내 독소를 배출하기 때문에 환절기 면역력을 높여주고 감기를 예방하는 데 좋습니다. 비타민 B_{12}가 함유되어 있어 핵산을 합성하고 혈액을 생성하는 역할을 하고, 식이섬유가 많아 대변을 잘 나오게 합니다.

연근에 들어 있는 끈끈한 물질은 무엇일까?

연근을 잘라서 잡아당기면 명주실같이 가는 실이 엉겨서 나오는데, 중국에서는 "연근은 끊어져도 실은 이어진다"고 하면서 억지로 헤어진 남녀의 정이 더욱 세게 끌어당기는 모습에 비유했습니다. 끈끈한 물질을 이별을 서러워하는 남녀의 정으로 비유하기도 했는데, 그런 모습을 표현한 시가 있습니다.

당나라의 시인 두보(杜甫)가 쓴 〈배제귀공자장팔구휴기납량 1(陪諸貴公子丈八溝攜妓納涼: 여러 귀공자들을 모시고 장팔구에서 기생들과 더위를 식히며)〉이라는 시에는 "공자조빙수 가인설우사(公子調冰水 佳人雪藕絲: 공자는 빙수를 만들고 미인은 연뿌리 실을 씻는다)"라는 구절이 나옵니다.

연뿌리를 자를 때 나오는 가늘고 길게 꼬리를 무는 찐득거리는 실, 그 점액질에 무틴(mutin)이란 성분이 있습니다. 단백질과 당분이 결합된 복합단백질인데, 단백질의 소화를 촉진하고 위벽을 보호해주는 작용이 있지요. 그래서 쇠고기나 삼겹살 등 지방이 많이 들어 있는 고기에 연근 가루를 넣어 먹으면 소화가 잘되고 지방을 녹이는 효과가 있습니다. 또한 무틴은 콜레스테롤을 저하시키고 해독 작용이 있으며 몸에 힘을 돋워주는 강장 효과를 나타낸다고 알려져 있습니다.

그 밖에도 연뿌리에 들어 있는 성분은?

연뿌리에는 폴리페놀 성분으로 플라보노이드가 많이 들어 있습니다. 플라보노이드는 활성산소를 없애는 항산화 작용이 강하므로 항균·항암 효과는 물론이고 면역력을 증강시켜주며 노화 방지 효과도 있습니다. 또한 식이섬유 함유량도 사과와 맞먹을 정도로 풍부해 변비에도 도움이 됩니다.

그리고 아스파라긴·아르기닌·티록신(thyroxine)·알기닌(alginine) 등의 아미노산이 많이 들어 있으며 타닌이 풍부한데, 타닌은 수렴 작용이 강하여 출혈과 설사를 멎게 하며 상처를 빨리 낫게 하고 해독 작용이 있습니다.

또한 무기질로는 철·칼슘이 들어 있고 특히 칼륨의 함량이 높은데, 칼륨은 나트륨의 과잉 섭취로 인한 혈압 증가를 억제하는 역할을 합니다. 그리고 망간, 아연 등도 들어 있습니다. 아연은 굴·견과류, 메뚜기나 전갈을 비롯한 벌레에 많이 들어 있는 섹스 미네랄이지요.

연근이 아이들에게도 도움이 될까?

연근 반찬은 아이들에게 좋은데, 특히 더위를 많이 타고 코피를 자주 흘리거나 변비가 있는 아이들에게 좋습니다. 그리고 연근에는 레시틴도 들어 있는데, 레시틴은 발육기 어린이들의 뇌 조직과 신경 구성에 필수적인 성분입니다. 만약 어린이에게 레시틴이 부족하게 되면 집중력이 떨어지고 기억력이 감퇴되어 학업에 나쁜 영향을 줄 수 있다고 하니, 연근 반찬을 먹으면 좋겠지요.

연근에 어떤 음식을 배합해서 먹으면 좋을까?

생강을 함께 쓸 수 있습니다. 감기에 잘 걸리고 기침·가래 등 호흡기가 약한 경우에 연근 생즙과 생강즙을 넣고 뜨거운 물을 부어 마시면 됩니다. 곽란으로 구토가 그치지 않을 때도 좋은데, 그때는 연근 생즙을 많이 넣고 생강은 조금 넣으면 됩니다. 또한 연근즙과 배즙을 섞어서 마시면 기관지염이나 천식 등으로 열이 달아오르며 가래가 끓을 때 좋습니다.

연근콩나물국은 술을 많이 먹는 애주가들에게 좋은 해장국입니다. 연근은 피를 맑게 하고 콩나물이 열을 없애고 습을 제거하며, 특히 술독을 풀어주는 아스파라긴산이 풍부해 해독하는 데 효과적이지요. 열이 많은 사람이 양주나 고량주 같은 열주를 마신 다음 날 연근을 생으로 갈아 마시면 열독이 빨리 풀릴 것입니다. 평소 갈증이 심하거나 당뇨병이 있는 경우에도 연근생즙을 마시는 것이 좋습니다.

연근과 꿀의 궁합은?

뿌리채소는 꿀에 절여 정과로 만들어 먹는 경우가 많은데, 연근정과도 있습니다. 연근에 꿀을 넣으면 가슴과 얼굴에 열이 달아오르고 갈증이 심하여 그치지 않는 경우에 좋습니다. 물론 생꿀이 좋겠지요.

평소 불면증이 심한 사람은 신선한 연근을 약한 불에서 푹 삶아 익힌 뒤 얇게 썰어서 꿀과 함께 자주 먹으면 정신을 안정시키고 잠이 잘 오게 하는 효과가 있습니다.

연근을 먹을 때 주의할 점은?

차가운 성질이므로 몸이 냉하고 배가 차가우며 소화가 잘되지 않고 대변이 묽은 사람은 주의해야 합니다. 연근을 익혀 먹으면 비장을 건실하게 하고 새살을 돋게 하며 설사를 막아주는 효능이 있습니다. 익히면 찬 성질이 덜해지지만 그래도 속이 냉한 사람은 적게 먹는 것이 좋겠습니다. 또한 연근은 어혈을 풀어주므로 임신부는 피해야 하고, 찬 바람을 맞아 감기가 생긴 경우에도 주의해야 합니다. 연근은 숙취 해소에 좋지만, 열이 많은 체질인 사람이 소주나 양주 같은 열성의 술을 마신 경우입니다.

연근을 오래 먹으면 마음이 즐거워지고 분노를 그치게 한다고 하니 우울하거나 짜증·화가 잘 나는 사람은 자주 먹는 것이 좋겠습니다. 물론 속이 냉하지 않은 경우에 해당되겠지요.

| 뽕나무 |
잎·가지·껍질·열매 모두 한약재

옛날에는 뽕나무가 흔했습니다. 1990년대 중반에 화학섬유에 밀려나면서 누에치기가 거의 사라지는 바람에 자취를 감췄다가 수년 전부터 누에가 건강식품으로 각광을 받으면서 뽕나무도 조금씩 늘고 있지요. 뽕나무에서 가장 중요한 부분은 당연히 열매인 오디이지만, 잎·가지·껍질 모두 버릴 것이 없이 약효가 있기에 모두 한약재로 많이 쓰여왔습니다.

뽕잎의 약효는?

상엽(桑葉)은 첫서리 내린 뒤에 채취해서 말려서 쓰기에 상상엽(霜桑葉)이라고도 합니다. 상엽은 차가운 성질로서 열을 내리고 피를 서늘하게 하며 풍기와 습기를 없애고 눈을 밝게 하며 대소변을 잘 나오게 하는 효능이 있습니다.

감기로 인해 열이 나거나 두통이 있을 때, 간의 열이 올라 눈이 벌겋게 충혈이 되고 피로한 경우에 씁니다. 갈증이 나거나 잠잘 때 식은땀이 나는 경우에도 좋고, 머리카락을 검게 합니다. 혈압·혈당·콜레스테롤을 떨어뜨리므로 고혈압·당뇨병·동맥경화에 효과가 크고, 중금속을 제거하며 항암 효과도 있습니다.

누에가 먹는 뽕잎에는 좋은 성분이 들어 있을까?

단백질이 많이 들어 있습니다. 누에가 뽕잎만을 먹고 단백질 덩어리인 비단을 토해낼 수 있는 것은 뽕잎에 단백질 함량이 높기 때문입니다. 식물 중에는 콩 다음으로 단백질이 많은데, 20여 종의 아미노산으로 구성되어 있습니다. 그리고 혈액의 응고를 도와주는 글루타민(glutamine), 숙취 해소에 좋은 아스파라긴산, 혈액순환을 잘되게 하고 콜레스테롤을 떨어뜨려주는 티로신, 세포 노화를 막아주는 글루타티온(glutathione) 등이 상당량 들어 있습니다.

미네랄도 칼슘·철분·칼륨 등이 풍부하게 들어 있습니다. 무와 비교하면 칼슘이 60배, 철분이 150배나 많고, 녹차와 비교하면 칼슘이 60배, 철분은 2배나 많습니다. 식이섬유도 52%나 되므로 녹차의 11%에 비해 훨씬 많고, 비타민도 A·B·C·D가 고루 들어 있지요. 폴리페놀 성분이 들어 있어 노화 방지 효과도 있습니다. 뽕잎을 차로 마셔도 좋은데, 감잎차와 마찬가지로 뜨거운 물에 서서히 우려내면 됩니다.

뽕나무 가지의 약효는?

상지(桑枝)는 풍기·습기·담을 없애주고 몸속의 물을 잘 통행시키며 경락을 잘 통하게 하고 관절을 이롭게 하는 효능이 있습니다. 나뭇가지는 사람의 팔다리에 해당되지요. 그래서 상지는 팔다리·관절이 쑤시고 저리거나 떨리는 경우를 비롯하여 근육과 뼈에 통증이 있거나 다리가 붓고 아프거나 몸이 붓는 경우에 활용되어왔습니다.

임상에서는 주로 중풍으로 인한 반신불수 등의 후유증·운동신경마비·관절통·부종·고혈압·동맥경화 등에 활용되고 있는데, 습기와 담 물기를 없애주고 오래 먹으면 몸을 가볍게 하므로 비만증의 개선에도 효과가 있습니다. 실험 연구에 의하면 콜레스테롤과 혈압을 떨어뜨리고 이뇨·진통·항균·해열·소염 작용 등이 있는 것으로 밝혀졌습니다.

뽕나무 껍질의 효능은?

뿌리껍질, 즉 근피(根皮)를 약으로 쓰는데,《동의보감》에서는 상근백피(桑根白皮)로 나오고 상백피(桑白皮)라고도 합니다. 상백피는 차가운 성질로서 폐의 열을 내려주고 기를 아래로 내려주어 대소변을 잘 나오게 하는 효능이 있습니다. 상백피는 흰색인데 흰색은 폐의 색이므로 폐에 작용하여 열로 인한 감기·기침·기관지염·천식 등의 치료에 효과가 크고, 몸속의 물기를 소변으로 배출시키는 작용이 강하여 소변이 잘 나오지 않거나 몸이 붓는 경우에 좋은 약이 됩니다.

뽕나무에 있는 다른 약재는?

꽃(桑花, 상화)·뿌리(桑根, 상근)도 옛날에는 약으로 쓰였습니다. 그리고 뽕나무에 붙어사는 식물과 동물도 있지요. 우선 뽕나무 겨우살이, 즉 상기생(桑寄生)이 있습니다. 상기생은 겨우살이과에 속하는 기생식물로서 늙은 뽕나무에 기생하여 그 영양을 빨아 먹고 자라는 것이지요.《동의보감》에는 상상기생(桑上寄生)으로 나옵니다.

풍기와 습기를 없애주고 간과 신장을 보충하며 근육과 뼈를 튼튼하게 하고 경락을 통하게 하는 효능이 있습니다. 그래서 허리와 무릎 등의 관절이 시큰거리고 저리거나 통증이 있는 경우에 좋습니다. 고혈압에도 좋고, 젖을 잘 나오게 하고 임신부의 태를 편안하게 하는 안태 효능도 있습니다. 상기생에는 플라보노이드·사포닌 성분이 들어 있지요.

그리고 사마귀 알집, 즉 상표초(桑螵蛸)도 있습니다. 사마귀 알집 중에 뽕나무 가지에 붙어 있는 알집의 약효가 가장 양호하기 때문에 그런 이름이 생긴 것이지요. 또 하나 있습니다. 항암 효과가 크다고 알려져 있는 상황(桑黃)버섯은 주로 뽕나무를 비롯한 활엽수의 밑동 부분에서 자랍니다.

옛날에는 많았던 뽕나무

누에나방과 병든 누에도 좋은 한약재로 쓰이고 있으니 뽕나무가 많으면 좋겠지요. 조선시대에 영의정을 무려 6차례나 지낸 이원익 대감이 젊었을 때 평안도 안주목사로 부임했는데, 고을 백성들의 삶이 넉

넉지 못했습니다. 그래서 안주에 없었던 뽕나무를 적극적으로 보급하여 뽕을 기르고 누에를 치게 했습니다. 양잠업을 크게 장려한 대감의 노력 덕분에 그동안 피폐했던 안주 백성들의 생활은 점차로 윤택해지게 되었다고 합니다. 그래서 안주 사람들은 그 뽕나무를 이공상(李公桑)이라고 이름 짓고, 이원익을 이상공(李桑公)이라고 불렀다고 합니다. 이원익 대감은 청렴하고 검소했기에 청백리에 선정되었고, 무려 88세까지 장수했습니다.

|알로에|
열과 기가 왕성한 사람에게 적합한 해열 통변제

건강식품으로 알로에를 먹는 사람들도 있지요. 그런데 알로에는 실제로 어떤 효능이 있을까요? 그리고 누구나 먹어도 좋은 것일까요?

알로에는 열대 아프리카가 원산입니다. 고대 이집트 왕조 시대부터 이용되었는데, 클레오파트라가 아름다움을 유지할 수 있었던 것도 알로에를 미용제로 썼기 때문이라고 합니다. 또한 그리스의 히포크라테스도 알로에를 치료제로 사용했습니다. 그리고 마케도니아의 알렉산더 대왕은 원정 시에 병사들의 질병을 막기 위해 사용했다고 전해집니다.

동양에 전파된 것은 알렉산더 대왕의 페르시아 원정 때라고 하는데, 실크로드를 통해 중국으로 전해졌습니다. 우리나라에도 전해져서《동의보감》에도 나오는데, 이름을 노회(蘆薈)라고 합니다. 그러니 한의학에서도 오래전부터 약재로 썼던 것이지요.

알로에의 주요한 약효는?

차가운 성질이라 위와 장에 열이 쌓여 생긴 변비에 좋습니다. 알로에 는 아라비아어로 맛이 쓰다는 말에서 비롯되었는데, 매우 쓴맛이 나지 요. 쓴맛은 기를 흩어버려 배설 작용을 합니다.

또한 뱃속에 응어리가 쌓여 상부로 치밀어 오르는 경우나 대변이 오 래도록 나오지 않고 차 있어서 열이 쌓여 생기는 두통과 어지럼증에도 좋습니다. 동물실험에서 위액의 분비를 촉진하고 장의 연동운동을 촉 진하며 점액 분비를 증가시키므로 배변을 원활하게 하는 것으로 나타 났습니다. 그러나 몸이 차고 속이 냉한 사람이 변비에 알로에를 쓰면 설사가 줄줄 나고 기운이 빠지게 되므로 맞지 않습니다.

알로에의 또 다른 약효

성질이 대한(大寒), 즉 매우 차갑습니다. 약재 가운데 가장 차가운 것 에 속하지요. 그래서 열을 내려주는 작용이 아주 강력하므로 열로 인 해 생기는 각종 질환의 치료에 활용됩니다. 또한 푸른색이므로 간장에 작용하는데, 간장의 열기를 내려주므로 눈을 밝게 하는 효과도 있습니 다. 심장의 열을 서늘하게 하며 진정시키고 가슴에 열기가 쌓여 가슴 이 답답한 증상을 풀어주는 작용도 있습니다.

소아들의 경풍과 간질의 치료에도 알로에가 좋은데, 경풍이나 간질 이 주로 열에 의해 생기기 때문이지요. 그 밖에 여성의 월경불통에도 효과가 있고 풍열로 인한 치질에도 좋으며 살충 작용도 뛰어납니다.

알로에의 항암 효과

항균 및 항암 효능도 인정되었는데, 역시 열을 내리고 열기가 쌓인 것을 풀어주는 작용이 아주 강력하기 때문입니다. 성인병을 예방하는 효과도 어느 정도 있습니다. 중풍·당뇨병·심장 질환 등의 주된 원인의 하나인 열을 내려주고 아울러 대변을 잘 나오게 하기 때문입니다.

알로에의 약리 작용으로는 혈액순환을 촉진시키며, 신체 세포액을 개선하고, 체내 유독 물질을 분해하는 것입니다. 또한 신체의 정상 세포로 하여금 같은 성질의 세포를 형성케 하는 능력을 부여하는 등의 기능을 합니다.

알로에에 함유된 성분은?

알로인(aloin)과 알로에 에모딘(emodin)은 소화기계를 비롯한 내장에 작용하며, 알로에신(aloecin) 성분은 항균·항진균 작용을 하고, 알로에 울신(ulcin)은 궤양에 효과가 있어 위·십이지장궤양에 좋으며, 알로미 신(alomicin)과 프로시딘(procydin) 성분은 항암 효과가 있고, 고분자 다당 체는 강한 알칼리성으로 체액 개선 및 항암 작용을 하는 것으로 알려져 있습니다. 알로인 성분은 세포 생성을 촉진하고 항균 작용을 하여 위와 장의 염증을 없애주므로 위와 장의 활동에 도움을 줍니다.

외용약으로도 활용되었는데, 피부에 화상이나 창상을 입었을 때 알 로에 점액을 발라주면 상처 부위가 화끈거리고 표피가 자꾸 갈라지는 것을 없애주고 빨리 아물게 합니다. 소염 작용이 있지요. 그리고 피부가 갈라진 데 발라도 효과가 좋습니다. 클레오파트라도 알로에즙을 피부에 발랐는데, 보습 효과가 있어 피부 손상 부위를 복구시켜 피부 재생이 잘되게 합니다.

알로에는 누구나 먹어도 좋을까?

누구나 먹어도 좋은 것은 아니고, 만병통치약이 될 수도 없습니다. 매우 열성이 강한 한약재인 파두(巴豆)의 독을 해독하는 데 활용되듯이 몸속에 열이 많으면서 기가 강한 사람에게 적합합니다.

반면에 몸이 허약하고 기운이 처지며 음식 생각이 나지 않아 적게 먹는 사람에게는 오히려 해가 될 수 있습니다. 또한 알로에를 많이 먹으면 극렬한 복통과 설사를 일으키는데, 비·위장이 허약하거나 냉하며 몸이 수척하거나 대변이 묽고 설사를 잘하는 사람에게 적합하지 않습니다. 만약 임신부가 먹으면 유산할 수 있으므로 피해야 합니다.

알로에가 맞지 않는 사람은 무엇을 먹으면 좋을까?

몸이 냉하고 추위를 타는 사람은 마늘을 먹어야 합니다. 마늘은 매운맛에 따뜻한 성질이라 알로에와 정반대이면서 장운동을 조절해주고 응어리를 풀어주며 항암 효능이 있지요.

만약 몸에 열이 많은 사람이 알로에 대신 먹으면 좋은 것으로는 고사리·다시마·시금치 등이 있습니다.

| 결명자 |
눈의 충혈과 피로를 풀어주는 특효약

결명자가 건강에 좋다는 사실이 알려지면서 차로 끓여 물 대신 마시는 사람이 많고, 성인병에 좋다는 얘기가 들리면서 더욱 인기가 좋아졌습니다. 그런데 누구나 많이 마셔도 괜찮을까요?

결명자는 어떤 약재일까?

'자' 자가 붙어 있으니 씨나 열매라는 것을 짐작할 수 있을 것인데, 콩과의 한해살이 풀입니다. 원산지가 북아메리카인데, 오래전부터 중국과 우리나라에서 한약재로 사용되어왔습니다. 차가운 성질이기에 풍과 열을 제거하는 효력이 커서 머리로 열이 달아오르는 경우를 비롯하여 중풍의 치료에 쓰입니다. 특히 간장 경락에 들어가 작용을 나타내므로 간장의 열을 내려주는데, 간이 피를 갈무리하는 곳이므로 코피를 멎게 하는 효능도 있습니다. 또한 소변을 잘 나오게 할 뿐만 아니라 대변을 잘 나오게 하는 효능도 있어서 열로 인한 변비와 습관성 변비에 좋습니다. 그러므로 열성 체질의 비만증에도 당연히 좋습니다.

결명자의 약효는 입증된 것일까?

한의학에서는 결명자가 주로 간에 작용하는 것으로 보는데, 실제로 간염과 간경화로 인해 복수가 있는 경우에 좋습니다. 그리고 혈압을 내려주고 콜레스테롤을 떨어뜨리는 효과가 있다는 것이 밝혀졌습니다. 또한 항균 작용도 있는데 포도상구균·연쇄상구균·폐렴균·이질균· 대장균 등을 억제합니다. 피부사상균의 발육을 억제하는 항진균 작용도 있습니다.

주성분은 비타민 C·에모딘·비타민 A의 전구물질인 카로틴·캠페롤·각종 필수 지방산 등입니다. 안트라퀴논(anthraquinone) 유도체인 크리소파놀(chrysophanol)·에모딘 등이 완하 작용을 나타내므로 변비에 효과적이지요.

결명자는 정말 눈을 좋게 하는 효과가 있을까?

밝을 명(明) 자가 들어 있으니 눈을 밝게 해줍니다. 《동의보감》에서는 결명자를 매일 아침 공복에 한 숟가락씩 복용하면 100일 만에 밤에 촛불 없이도 사물을 볼 수 있다고 쓰여 있습니다. 좀 과장된 표현이지만 그만큼 효과가 크다는 의미지요.

결명자의 별명도 눈과 관련됩니다. 천리를 볼 수 있다고 하여 천리광(千里光), 눈동자를 회춘시킨다고 하여 환동자(還瞳子)라고 하지요. 그리고 각종 눈병의 치료에 쓰였습니다. 눈동자가 쑤시고 아프거나 눈자위가 당기는 경우에도 효과가 있습니다. 특히 눈의 충혈과 피로를 풀어주는 데 특효입니다.

결명자가 눈병의 치료에 좋은 이유는?

눈병은 거의 대부분 열로 인해 생기기 때문이지요. 또한 간과 눈이 밀접한 관계가 있는데, 결명자는 간에 작용합니다. 간의 화가 위로 치솟아 오르면 눈이 충혈되고 붓는 증상이 나타나고 밝은 빛을 싫어하며 빛을 쐬면 눈물이 나오는 등의 증상이 생기는데, 이때 결명자가 효과적입니다. 그래서 결막염·야맹증·백내장·녹내장 등의 각종 안과 질환의 치료에 활용되어왔습니다. 눈의 피로가 심하거나 밤에 잘 보이지 않거나 충혈이 잘 되거나 붓고 아플 때 쓰면 됩니다.

전복의 껍데기인 석결명이나 맨드라미 씨인 초결명(草決明)도 명 자가 들어 있으면서 차가운 성질이기에 눈병의 치료에 효과가 있습니다.

결명자를 어떻게 한약재로 쓸까?

한약으로 쓸 때는 살짝 볶아두었다가 달여야 하고, 오래 먹을 경우에는 누렇게 되도록 볶아서 차로 마시면 됩니다.

급성 결막염이 생겼을 때는 결명자에다 국화·만형자를 함께 넣고 달여 먹으면 효과가 있습니다. 과음한 후에 진하게 끓인 결명자차를 마시고 자면 숙취가 풀립니다. 입안에 염증이 생겼을 때 결명자를 진하게 끓인 것을 2~3분간, 3~4회 머금고 있으면 효과가 좋습니다.

결명자를 먹을 때 주의할 점은?

몸속에 열이 많고 얼굴에 열이 달아오르는 사람에게 적합합니다. 반면에 속이 냉한 체질인 사람이 결명자를 먹으면 소화 장애와 설사가 유발되기 쉽고, 오래 먹으면 기를 가라앉히므로 피해야 합니다. 특히 평소 추위를 많이 타고 대변이 묽거나 저혈압인 경우는 반드시 피해야 하는데, 이럴 때 복용하면 몸의 기운이 떨어지고 어지럼증이 생기게 됩니다.

결명자를 베갯속으로 넣으면 좋을까?

한약재를 베갯속으로 넣은 약 베개도 치료법 중의 하나지요. 머리가 무겁고 어지럽기도 하고 두피와 입·혀의 감각이 이상하며 귀가 멍멍하고 눈이 아프고 눈썹 주위가 당기면서 아프며 코에 이상한 느낌이 드는 두풍증이나 두통의 경우는 머리에 열이 많은 상태인데, 결명자를 넣거나 결명자와 전복 껍데기를 함께 넣으면 좋습니다. 그 밖에 불면증과 수험생들이 머리가 맑지 못한 경우에도 머리를 맑혀주고 정신을 맑게 하는 효능이 있으므로 베갯속으로 좋고, 중풍으로 오래 누워 지내는 사람도 결명자를 넣은 약 베개가 도움이 됩니다.

|익모초|
산전·산후에 좋은 부인의 성약

효성이 지극한 아들이 어머니를 위해 지은 약

옛날 어느 마을에 어머니와 아들이 단둘이서 사는 집이 있었습니다. 어머니는 아이를 낳고 몸조리를 잘못하여 팔다리가 저리고 배가 아파 늘 힘들었는데, 아들이 10살이 넘도록 낫지 않았습니다. 아들은 효성이 지극했기에 허약한 몸으로 힘들게 일하며 베를 짜는 어머니를 볼 때마다 마음이 너무 아팠습니다.

아들은 약초 캐는 노인을 찾아가 어머니의 병세를 자세히 말하고 약두 첩을 지어 와서 어머니께 달여서 드렸더니 신기하게도 몸이 가볍고 날아갈 것 같았습니다. 그러나 그것도 며칠뿐이었지요. 먹을 것도 없는 처지였기에 약을 더 지어 올 수 없었던 겁니다. 노인에게 어머니 병을 완전히 낫게 할 수 있겠냐고 물었더니, 쌀 다섯 가마와 은돈 10냥이 든다고 했지요.

노인의 뒤를 따라가 알아낸 약초

돈이 없어 어머니의 병을 완전히 낫게 할 수 없었던 아들은 한 가지 방법을 생각해냈습니다. 이튿날, 약초 캐는 노인을 집으로 모시고 와서 "어머니의 병만 고쳐주신다면 그까짓 쌀과 은돈쯤이야 문제없습니다"라고 말했습니다. 노인은 "그렇다면 나만 믿게. 내일 당장 약을 지어주마!"라고 대답했지요. 아들은 몰래 노인의 뒤를 따라가서 노인의 집 앞에 있는 큰 나무 위로 올라가 밤을 새우며 노인의 행동을 살폈습니다.

날이 채 밝지도 않았는데 호미와 망태기를 챙겨 든 노인이 나왔습니다. 아들은 나무에서 내려와 뒤를 따라갔습니다. 노인은 의심이 많은 사람이라 혹시 누가 뒤따라와서 훔쳐볼까 봐 몇 번이나 뒤를 돌아보며 걸어갔습니다. 그러다 제방 쪽으로 가더니 쪼그리고 앉아 뭔가를 열심히 캐기 시작했습니다. 노인은 약초 몇 포기를 캐서 잎은 모두 강에 버렸습니다.

아들은 제방으로 가서 잘 살펴보았지만 노인이 캐던 풀이 어느 것인지 알 수 없었습니다. 노인이 약초 잎을 강에 버린 것을 떠올리고 강물로 뛰어들어 바위에 걸려 맴돌고 있던 몇 개의 잎을 찾아내어 건져 올렸습니다. 그리고 그것과 비슷하게 생긴 잎이 달린 풀을 보이는 대로 캐서 집으로 가지고 왔습니다.

아들이 캔 약초로 어머니 병을 낫게 하다

노인이 약 두 첩을 가져왔기에 약봉지를 풀어보았는데, 모두 잘게 썰고 찧어놓아서 원래 약초의 모양을 알 수 없었습니다. 자기가 직접 캐온 약초와 냄새를 비교해보았지만, 비슷한 것 같기도 하고 아닌 것 같기도 했습니다. '에라 모르겠다. 독초는 아닐 테니 내가 캐 온 것을 먼저 드려보자!' 아들은 자기가 캐 온 약초를 먼저 달여 어머니께 드렸는데, 그 약을 먹고 이틀쯤 지나니 어머니의 병세는 눈에 보일 정도로 좋아졌습니다.

아들은 매일 제방으로 가서 약초를 캐다 정성껏 달였습니다. 어머니의 병도 아들의 정성에 감동했는지 보름도 안 되어 완전히 나았습니다. 그런데 아들은 그 약초의 이름을 알지 못했습니다. "그래, 어머니를 도운 약초이니 도울 익(益) 자에 어미 모(母) 자를 써서 익모초(益母草)라 부르자!"

익모초는 어떤 약효가 있기에 어머니의 병에 효과가 있었을까?

약간 맵고 쓴맛에 서늘한 성질로서 부인과 질환에 탁월한 효과가 있기 때문입니다. 생리가 제때 나오지 않거나 생리통이 심하거나 냉이 많아서 고생하는 여성에게 좋은 약이지요. 혈을 통행시키고 물을 잘 배출시키며 어혈을 없애주어 새로운 혈이 생겨나도록 촉진해주는 효능이 있기 때문입니다. 그래서 혈의 문제로 생기는 질병의 성약(聖藥)으로 알려졌습니다.

한의학에서 우리 몸을 유지시켜주는 2가지 주체는 기와 혈인데, 남성은 기를 위주로 하고 여성은 혈을 위주로 합니다. 익모초는 혈을 다스리기에 여성에게 반드시 필요한 약이 되는 것이지요.

또한 미끄럽고 소통시키는 성질을 가지고 있어 여성들의 산전·산후에 생기는 모든 질병에 쓰입니다. 자궁의 혈액순환을 촉진하여 임신이 잘되게 하고 산후에 자궁의 회복을 도와주므로 부인의 선약(仙藥)이 되는 것이지요. 실험에서도 자궁을 수축시키고 지혈·이뇨 작용이 있는 것이 입증되었습니다.

민간에서 손발이 차가운 경우에 먹은 익모초

TV 드라마 〈이산〉에서는 정조대왕의 후궁인 원빈(홍국영의 동생)이 임신했는데도 익모초 달인 물을 마셨다는 것이 드러나는 바람에 모함을 받는 장면이 있었지요. 익모초는 혈을 잘 통하게 하고 어혈을 풀어주는 효능이 있기 때문에 일단 임신이 되면 오히려 태를 떨어지게 하므로 절대로 마셔서는 안 되는 약입니다.

손발이 냉한 경우에 익모초를 복용하면 효과를 본다는 얘기가 있는데, 무조건 좋은 것이 아닙니다. 뱃속에 무엇이 뭉쳐 있는 듯한 느낌이 있으면서 아랫배와 손발이 찬 경우에 좋습니다. 즉, 어혈이 맺혀 있어 그로 인해 혈액순환이 잘되지 않아 손발이 차가운 경우에 효과가 있는 것이지요. 몸에 열이 있는 편인 사람에게 적합한 반면, 몸이 냉하고 추위를 타는 여성에게는 맞지 않습니다.

익모초는 어떻게 약으로 쓸까?

여름철에 성장이 왕성할 때 채취해서 햇볕에 말려 탕약이나 가루약, 환약으로 만들어 복용합니다. 주로 단오에서 유두 무렵에 뜯었는데, 생즙을 내서 먹으면 더위를 먹고 입맛이 없는 경우에 좋습니다. 그리고 종기가 있거나 뱀에 물린 경우에 즙을 내어 마시거나 상처에 붙여도 좋습니다.

그런데 익모초는 쓴맛이 강하여 오래 먹기가 힘듭니다. 그래서 오래 달여서 고약으로 만들면 먹기 편한데, 익모고(益母膏) 혹은 환혼단(還魂丹)이라고 합니다. 익모초를 뿌리째 채취하여 깨끗이 씻어 절구에 곱게 찧은 후 베수건으로 짠 농즙을 옹기 속에 넣어 강하지 않은 불로 졸여서 조청같이 된 것을 항아리에 넣어두고 한 숟가락씩 먹으면 됩니다.

씨도 약으로 쓰이는데, 충울자(茺蔚子)라고 합니다. 약간 따뜻한 성질이며 월경을 순조롭게 하고 눈을 밝게 하며 이뇨 작용이 있습니다. 고혈압·두통·부종 등에 효과가 있는데, 몸이 허약하거나 설사가 있는 경우에는 피해야 합니다.

익모초가 몸에 좋은 보약이 되기도 할까?

치료제로 활용되는 것이지, 혈이나 원기를 보충해주는 효과는 없으니 보약이라고 할 수는 없습니다. 오히려 기와 혈이 허약하고 냉한 사람이 복용하면 해가 되고, 특히 비·위장이 허약하고 설사하는 경우에는 피해야 합니다.

| 옻 |

수족냉증을 치료하는 열성 항암제

혹시 옻이 올라 고생한 적이 있습니까? 산에 갔다가 우연히 옻나무에 닿거나 옻닭을 먹어서 옻독이 올라 피부가 부풀어 오르고 심하게 가려워져 애를 먹는 경우가 있지만, 옻은 훌륭한 약효를 가지고 있습니다. 실제로 옻을 이용한 민간요법이 많이 전해오고 있지요.

중앙아시아 고원지대인 티베트 및 히말라야 지방이 원산지로서 한국·중국·일본·베트남 등의 아시아 지역에서 재배되어왔는데, 역사가 4,000년이 넘습니다. 우리나라에는 함경북도를 제외한 전 지역에 분포되었으나, 현재는 대부분 원주 지역에서 생산되고 있습니다.

약으로 쓸 때는 말린 건칠(乾漆)을 씁니다. 약 2,000년 전에 나온 한방 약물 서적인 《신농본초경(神農本草經)》에 의하면 근육과 관절이 부러지고 상한 것을 이어주고 뇌수를 강하게 하며 저린 병증을 치료한다고 했습니다. 또한 오래 먹으면 몸을 가볍게 하고 늙는 것을 견디게 한다고 했으니 노화 억제약이 되겠지요. 《향약집성방》과 《동의보감》에도 효능이 나옵니다.

옻은 어떤 성질이고 어떤 약효가 있나?

매운맛에 따뜻한 성질이며, 아래로 내려가는 성질입니다. 어혈을 깨뜨리고 덩어리를 풀어주며 여성의 월경이 막혀서 나오지 않는 것을 치료합니다. 어혈은 피가 흐르는 것이 지체되어 시원하게 흐르지 못하거나 피의 상태에 변질이 생긴 것이지요. 부딪혀서 피멍이 들어 생기거나 몸속에서 출혈된 것이 덩어리로 굳어지기도 하는데, 옻은 특히 오래도록 응결되어 단단해진 어혈을 풀어주기에 깨뜨린다는 표현을 쓴 것입니다. 즉, 어혈을 풀어주는 효과가 아주 강력하다는 말이지요. 또한 적취(積聚)를 풀어주는 효능도 있는데, 적취는 몸속에 생기는 덩어리로서 악성 혹은 양성 종양에 해당됩니다.

옻나무에 항암 효과가 있을까?

한의학에서 암은 주로 인체의 정기가 허약해진 상태에서 정신적 자극을 과도하게 받거나 외부로부터 나쁜 기운을 받아서 내부의 기의 소통이 원활치 않아 담·어혈·수기가 서로 맺히고 얽혀서 생겨나는 것으로 봅니다. 어혈과 적취를 풀어주는 효능이 있는 한약재는 항암 효과를 가지고 있는데, 옻의 항암 효과도 이미 밝혀졌습니다. 옻나무에는 우루시올(urushiol)과 29가지의 플라보노이드 성분이 함유되어 있는데, 그것이 바로 항암 효과를 나타냅니다.

우루시올과 플라보노이드의 항암 작용

우루시올은 암세포에 대한 강력한 세포 독성 물질로 작용합니다. 이미 지난 1997년에 한국과학기술연구원의 생명공학연구소에서 국내산 참옻의 수액에서 우루시올 성분을 찾아내어 실험한 결과, 암세포를 죽이는 탁월한 항암 활성 능력이 있는 것으로 나타났습니다.

산림청의 임목육종연구소에서도 옻 수액의 우루시올을 분석해 항암 효과가 뛰어난 MU2 성분을 추출했는데, 옻나무를 열처리해 얻은 화칠(火漆)에서 추출한 MU2는 항암 효과가 탁월할 뿐 아니라 옻의 알레르기 현상과는 무관한 안전한 복합 물질이라고 합니다. MU2는 기존의 항암제인 테트라플라틴(Tetraplatin)보다 동물의 혈액암세포와 인체 폐암 및 위암세포의 생장을 억제하는 효과가 훨씬 우수하다고 발표됐습니다. 암세포를 정상 세포로 바꿔주고 종양 절개 수술 후 나타날 수 있는 암세포의 급속한 증식도 막아준다고 하며, 항산화 기능과 숙취 해소 기능도 있다고 합니다.

옻나무에 들어 있는 우루시올 성분의 항암 효과는?

강원도 원주산 옻의 수액에는 우루시올 성분이 거의 50%나 되는 것으로 분석되었기에 그 자체로 항암제나 다름없다는 것으로 밝혀졌습니다. 우루시올은 곰의 쓸개 등에서 추출되는데, 인체의 노화를 억제하고 각종 질병을 유발하는 활성산소를 제거하는 능력이 토코페롤(tocopherol)보다 2배나 높은 것으로 알려져 있습니다.

플라보노이드는 혈관의 신생을 억제시켜 암세포를 굶겨 죽이고 전이를 막으며 아울러 암세포의 기관 분화 특이 유전자를 전환시켜 정상 기관 세포로 분화되도록 유도하는 작용이 있습니다. 암세포의 유전적 변형을 차단하여 정상적인 세포 분열을 유도함으로써 악성 암세포를 회복시키는 것이지요.

옻의 기생충 박멸 효과

《동의보감》에 나오는 기생충을 없애주는 약 중에 건칠이 있습니다. 지독한 암을 없애는 효과가 있으니 기생충 정도야 쉽게 없애는데, 기생충을 없애는 한약재는 대부분 항암 효과가 있습니다. 건칠을 부스러뜨려서 연기가 나지 않을 때까지 볶은 다음 가루를 내어 봉밀에 반죽해서 벽오동 씨만 하게 알약을 만들어 한번에 15알씩 따뜻한 물로 먹으라고 했습니다. 혹은 가루를 내어 한번에 4g씩 따뜻한 물에 타서 먹어도 회궐(蛔厥)로 생긴 심통, 즉 가슴앓이가 낫는다고 합니다.

옻의 냉증 치료 효과

추위를 많이 타거나 수족냉증이 있는 경우에 효과적입니다. 따뜻한 성질이므로 몸을 따뜻하게 해주고, 또한 혈액순환이 잘되게 하여 손과 발까지 따뜻하게 해줍니다. 어혈은 몸이 냉한 경우에도 잘 생겨나는데, 옻은 몸이 냉한 체질인 사람의 혈액순환을 촉진하고 기운을 잘 통하게 하여 어혈을 풀어줍니다. 물론 몸이 냉한 여성의 월경불순·생리통에도 효과가 크고, 몸이 냉한 남성들의 정력에도 도움이 됩니다. 위장병에도 효과를 볼 수 있는데, 위염·위궤양 등의 원인이 되는 헬리코박터 균을 제거하는 작용을 나타냅니다.

여름에 따뜻한 성질인 옻닭을 먹는 이유는?

여름에는 몸속의 양기가 피부 표면으로 발산되므로 오히려 뱃속이 더욱 차갑게 됩니다. 그래서 찬바람을 쐬거나 찬 음식을 자주 먹게 되면 배탈이 나서 복통·설사를 하기 쉽고 여름 감기에도 걸리기 쉽지요. 그러니 속이 냉한 것을 치료하기 위해 옻닭이라든가 삼계탕·보신탕 등의 열성 음식을 먹어왔습니다. 그래야 양기가 보충이 되고 소화도 잘 되는 겁니다. 물론 몸에 열이 많은 체질은 피해야 합니다.

옻에 기운을 보충해주는 효과도 있을까?

노화 억제 효과와 함께 기력을 보충하는 효능도 있습니다. 옛날 어느 할아버지가 몸이 극도로 쇠약해져 걸음걸이가 가재 같을 정도였는데, 어찌하다가 옻을 달여서 20여 일간 먹었더니 굽었던 허리가 펴지고 흰머리는 옻칠을 한 듯 검게 변했으며 얼굴에는 윤기가 돌아 마치 30대의 젊은이처럼 변했습니다. 그래서 할아버지는 다시 젊은 여인과 결혼해서 아이를 둘이나 낳았다고 하는 얘기가 전해옵니다.

그렇지만 한의서에는 기력이 약하면서 어혈이 없는 사람은 옻을 피하라고 했고, 혈이 막힌 것이 없는 사람이 옻을 먹으면 혈이 크게 상하고 위장의 기를 손상시키므로 주의하라고 했습니다.

기운을 도와주는데도 기력이 약한 사람은 먹지 말라는 이유는?

양기가 약한 사람에게 보약이 될 수 있고, 습관성 유산이 있는 사람에게도 좋습니다. 그렇지만 약성이 강력한 데다 아래로 내려가는 성질이고 독성도 있으므로 기가 몹시 처지고 위장이 허약한 사람에게는 해가 될 수 있지요. 그래서 예로부터 옻을 닭고기에 넣어 칠계(漆鷄)로 먹은 것으로 생각됩니다.

닭고기는 비·위장이 허약하여 입맛이 없고 설사나 이질이 나는 경우에 좋은데, 특히 누런 암탉이 좋습니다. 누런색이 비장의 색이고 암컷이 땅을 상징하여 비장에 속하므로 비·위장을 보하는 작용이 크기 때문이지요.

옻닭이 적합한 체질은?

옻과 닭고기 모두 따뜻한 성질이므로 몸이 찬 체질에 적합하기에 손발과 배가 차고 추위를 타는 사람이 먹으면 효과를 보지만, 몸에 열이 많은 체질은 피해야 합니다. 특히 몸에 열이 많아서 더운 것을 싫어하고 밥을 먹으면서 땀을 많이 흘리는 소양인에게 맞지 않고, 소음인에게 적합합니다.

옻을 이용한 민간요법은?

어혈로 허리가 아프거나 외상이나 타박상으로 근육이나 골격에 상처를 입어 멍이 든 채 풀리지 않을 때 옻을 먹으면 어혈이 제거되고 근육과 골격이 힘을 얻게 됩니다. 추운 곳에서 오래 생활하거나 갑작스러운 환경 변화로 찬 곳에 오래 머물러 팔과 다리에 통증이 오는 경우에도 옻을 달여 먹으면 통증이 가라앉고 마비가 풀어집니다.

그 밖에도 만성 위염에는 닭의 내장을 제거하고 옻나무 껍질을 가득 채워 넣고 삶아서 물과 고기를 이틀에 걸쳐 먹었고, 담석증이나 신장결석에 칠계나 칠란을 먹으면 극심한 통증이 낫는다고 합니다. 복막염이나 복수에 칠계나 칠란을 먹으면 복수가 빠지고 통증이 멎으며 3~4회 반복하면 완치된다고 전해집니다.

옻독이 오른 경우에 해독하는 방법은?

옻나무의 수지 속에 우루시올이라는 페놀성 물질이 함유되어 있는데, 이것이 피부에 닿으면 옻이 올라서 피부가 부풀어 오르고 가려운 피부염 증상이 나타납니다. 심한 경우에는 목이 부어서 호흡곤란이 오기도 합니다.

옻이 오른 데는 밤나무 잎이 탁월한 효과를 나타냅니다. 평소에 옻이 잘 오르는 사람은 밤나무 잎을 달인 물을 꾸준히 복용하면 옻이 올라 고생하지 않게 되지요. 옻을 타는 사람은 밤나무 잎을 끓인 물을 마시면서 환부를 씻어주거나 목욕을 하면 낫습니다. 밤나무 잎을 자루에

담아 열탕에 오래 담가두어 우러난 물에 목욕해도 좋고, 밤나무의 생
잎을 그대로 짓찧어 즙을 발라도 낫습니다.

| 커피 |
적당히만 마시면 득이 되는 매혹의 맛

'커피 공화국'이란 말이 어울릴 정도로 요즘은 누구든지 쉽게 마실 수 있지만, 예전에 커피는 아무나 마실 수 없던 귀한 차였습니다. 또한 전적으로 수입에 의존하는 차이기도 합니다. 우리나라는 세계 7위의 커피 수입국으로서 수입량 상위 10개국 중 성장률이 7.1%로 가장 높기에 앞으로도 크게 성장할 것으로 예측되고 있습니다. 2017년 국내 커피 시장 규모는 약 11조 7,400억 원으로 나타나 처음으로 10조 원을 넘어섰으며, 10년 전에 비해 3배 이상 커졌습니다. 소비된 커피를 잔 수로 계산하면 265억 잔에 달하는 것으로 추산됐으며, 1인당 연간 512잔의 커피를 마셨다고 볼 수 있지요. 과연 커피는 누구나, 얼마나 마셔도 문제없을까요?

우리나라에 커피가 들어온 것은 언제쯤인가?

우리나라의 커피 역사는 그리 오래되지 않습니다. 공식적으로 처음 커피를 마신 사람은 고종황제였는데, 1896년 아관파천으로 러시아 공사관에서 지내고 있던 중에 당시 웨베르(Waeber) 공사의 처제인 손탁이 커피나무의 열매를 가져와서 잘 으깬 다음 끓인 물을 부어 차로 만들어준 것을 시음했습니다. 물론 비공식적으로는 이미 들어와 있었다고 합니다.

고종은 공사관에 머물렀던 1년 여간 커피를 마셨고 덕수궁으로 돌아온 다음에도 그 맛을 잊지 못하여 하루에도 몇 잔씩 마셨는데, 특히 추운 겨울이면 내관들이 어김없이 커피를 준비해야 했다고 합니다. 이후 커피는 가배차(咖啡茶) · 양탕(洋湯)국 등으로 불리며 궁중의 기호식품으로서 벼슬아치들도 즐겨 마셨다고 합니다.

고종황제가 커피 때문에 위험해진 사건

대한제국으로 국호를 바꾸고 광무황제가 된 후 1898년의 생신날인 만수절(萬壽節)에 커피에 독약을 타서 황제와 황태자를 시해하려다 미수에 그친 사건이 발생했습니다. 김홍륙이라는 친러파 인물이 저지른 일이었지요. 김홍륙은 함경도 출신의 천민으로 블라디보스토크를 왕래하며 러시아어를 배워 통역관으로 등용되었고, 아관파천에 협조하여 고종의 총애를 받아 벼슬이 학부협판(요즘의 교육부 차관)에까지 올라 권세를 누렸는데, 뇌물 착복에 독립협회를 모함하는 일 등으로 흑산도로 유배를 가게 되자 앙심을 품고 일을 벌였던 것입니다.

궁중의 숙수간에 있는 자에게 거금을 준다고 꾀어 커피에 독약을 넣었는데, 다행히 고종은 커피를 늘 마셔왔기에 맛과 향을 잘 아는지라 조금 마셨다가 이상하여 토해버렸으므로 별다른 탈이 없었습니다. 그러나 황태자(뒷날의 순종황제)는 그냥 마셨다가 피를 토하며 쓰러졌고, 그로 인해 가뜩이나 허약하던 몸이 더욱 쇠약해졌다고 합니다.

몸에 좋고 귀한 약차도 많았는데 고종은 왜 커피를 즐겼을까?

러시아 공사관에서 지내느라 양식을 먹다 보니 커피에 맛을 들이게 된 듯하고, 평소 궁중의 어의가 처방해주던 약차에 비해 새로운 맛이 었기 때문인 것으로 보입니다. 커피를 마시기 전에는 새벽이나 밤에 식혜를 즐겼는데, 특히 송림(松林) 속의 석간수(石間水)에 삭힌 식혜가 머리를 맑게 해준다고 하여 가장 좋아했다고 하지요. 일상적으로 집무를 볼 때나 저녁에는 주로 수정과·제호탕(醍醐湯)·구기자차·오미자차 등을 마셨습니다.

원래 차는 왕실이나 귀족들이 애용했는데, 고종은 백성들의 보건 위생과 보양을 위해 약차를 보편화하는 작업을 지시했다고 합니다. 그러나 고종이 일제에 의해 독살당하면서 약차의 전통이 제대로 계승되지 못하고 말았습니다.

처음에는 약으로 활용되었던 커피

원산지인 아프리카의 에티오피아에서는 커피 열매를 끓여서 죽이나 약으로 이용했다고 합니다. 커피를 처음 마시기 시작한 이슬람 세계에서도 종교 의식 또는 의학과 깊은 상관관계를 맺으며 확산되었는데, 담석·통풍·천연두·홍역·기침 등 다양한 질병에 대한 치료제로 처방되었습니다. 오스만제국(터키)에서도 커피가 잘못된 식습관과 눅눅한 잠자리 등으로 인해 발생하는 각종 질병들로부터 해방시켜준다고 믿었다고 합니다.

17세기 유럽의 의학자·화학자·약초학자들도 커피를 몸에 이로운 약으로 여겼으며, 또 그렇게 일반인들에게 소개했습니다. 그래서 이슬람 이교도들의 음료인 커피가 유럽의 기독교 신자들에게 거부감 없이 받아들여지는 데 크게 기여했다고 하지요. 17세기 베네치아에서 활동했던 의학자 프로스페로 알피니(Prospero Alpini)는 의학 서적에서 생리주기가 불규칙하거나 생리통으로 고생하는 여성들에게 커피가 특효라고 했습니다. 18세기 독일 의학자인 크리스티안 하네만(Christian Friedrich Samuel Hahnemann)도 커피를 의약품으로 인정했습니다.

한의학에서 보는 커피의 효능

커피는 따뜻한 성질로서 뇌를 깨어나게 하고 정신을 끌어주는 효능이 있는 것으로 봅니다. 정신이 위축되어 자꾸 졸음이 오는 경우, 술에 취해 깨어나지 못하는 경우에 효과적이지요. 그러니 하루에 커피 한두 잔은 정신건강에 도움이 될 수 있습니다. 그리고 소변을 잘 나오게 하고 부종을 없애는 효능이 있어서 소변이 잘 나오지 않고 몸이 붓는 경우에 어느 정도 효과가 있는 것으로 봅니다.

커피의 주성분인 카페인

커피와 차를 비롯하여 60여 종이 넘는 식물의 잎이나 열매, 씨앗 등에 존재하는 알칼로이드 화합물을 일컬어 카페인(caffeine)이라 하는데, 생두에서 차지하는 비중은 1% 안팎에 불과하지만 커피의 특성을 결정하는 가장 중요한 성분입니다. 무색무취의 백색 결정으로서, 식물은 해로운 곤충을 죽이거나 마비시키기 위해 카페인을 사용합니다. 카페인을 살충제라고 보는 이유이기도 합니다. 인체에 흡수된 카페인은 중추신경을 자극해 일시적으로 피로나 스트레스를 줄이는 효과를 나타냅니다. 그래서 각성제로 활용되는 것이지요. 카페인은 탄산음료·초콜릿·과자·아이스크림·의약품에도 들어갑니다.

카페인을 섭취하면 흥분·각성·진통 등의 효과가 있어서 적당량을 음용하면 상쾌한 자극과 함께 기분이 좋아집니다. 정신을 집중시켜주고 피로를 줄여주며 신진대사를 활성화시키고 체내 중성지방과 글리코겐 성분을 자극해 에너지를 보충해줍니다. 이뇨 작용을 통해 체내 노폐물을 제거하는 효과가 있고, 인슐린 분비를 촉진하고 인슐린 저항성을 개선하는 효과가 있어서 당뇨병이 있는 사람이 적정량을 섭취하면 혈당 조절에 도움이 된다는 연구 결과도 있습니다.

카페인 과다 섭취의 부작용

카페인을 너무 많이 섭취하면 맥박수 증가·두근거림·불면증 등의 부작용이 있으며, 심장 질환이 있는 사람에게는 특히 해로운 것으로

       PART 1 한방 약재

알려졌습니다. 미국 정신의학회는 하루 카페인 섭취량이 250mg 이상이면서 수면 장애·잦은 소변·가슴 두근거림·위장 장애·안절부절못함·흥분·동요·근육 경련·지칠 줄 모름·신경과민·산만·안면 홍조 등 12가지 증상 중 5가지 이상에 해당되면 '카페인 중독'이라고 진단하고 있습니다.

커피의 부작용은?

부작용이 적지 않습니다. 특히 칼슘의 체내 흡수를 방해하고 다량의 칼슘과 철분을 몸 밖으로 배설시키는 부작용이 있습니다. 그래서 하루에 커피를 3잔 이상 마시면 골밀도가 떨어지고 골다공증 위험이 증가합니다. 젊은 사람의 경우에는 칼슘이 배출된 만큼 다른 장기에서 흡수시켜 보충이 되지만, 중년 이후, 특히 노년의 경우에는 보충이 되지 않으므로 골다공증을 발생시키는 요인이 되기도 합니다. 연세가 많은 어르신들은 커피를 하루에 2잔 이내로 마셔야 합니다.

밤에 커피를 마시면 잠이 잘 오지 않던데, 실제로 그런 작용이 있나?

아랍의 이슬람교도들은 기도하기 전에 졸음을 쫓기 위해 마셨다고 합니다. 카페인에 신경 흥분 작용이 있어 뇌를 깨어나게 하기 때문이지요. 특히 불면증이 있다면 늦은 오후부터는 커피를 마시지 말아야 합니다.

그리고 커피는 이뇨 작용이 있어 소변이 잘 나오게 합니다. 밤에 자다가 자주 깨서 소변을 보는 사람이라면 저녁부터는 커피를 피해야겠지요. 또 몸이 마른 사람도 커피를 많이 마시면 소변이 자꾸 나와 좋지 않습니다. 특히 몸이 마르면서 열이 많은 사람이 커피를 많이 마시면 몸의 물기가 빠지면서 열이 오르므로 주의해야 합니다.

| 누에 |
중풍·당뇨병·갑상선기능항진증 치료약

예전에 서민들의 요긴한 단백질 공급원이자 영양 간식이었던 누에 번데기가 요즘은 잘 보이지 않는 이유가 뭘까요? 양잠산업이 전성기였던 1970년대 중반에는 누에고치 생산량이 전 세계의 10%를 차지했지만, 1990년대 중반에 화학섬유에 밀려나면서 양잠 농가가 거의 없어졌고 따라서 "뻔" 하고 외치는 소리를 들을 수 없게 되었습니다.

그러다가 중노년기에 누에를 먹으면 성인병의 예방과 치료에 좋다는 것이 알려지면서 다시 늘어나고 있고, 덩달아 뽕나무도 늘고 있습니다. 아쉽게도 누에고치를 만들기 전 애벌레 상태에서 분말 등이 되기 때문에 국산 번데기는 드물다고 합니다.

누에번데기의 약효는?

잠용(蠶蛹)이라고 하는데, 달고 짜고 매운맛에 중간 성질로서 비·위장을 조화롭게 하고 만성 간염·지방간·만성 기관지염의 치료에 쓰입니다. 특히 번데기 기름은 당뇨병의 치료에 상당한 효과가 있습니다.

영양이 풍부하여 식용으로 아주 좋습니다. 100g당 217kcal나 되고, 단백질도 22g이며 지방·당질을 비롯하여 칼슘·회분·인·철·비타민 A·B₁·B₂·B₃(니아신)·B₁₂ 등이 들어 있습니다. 단백질에는 필수 아미노산이 골고루 들어 있고, 티로신이라는 중요한 아미노산이 많이 들어 있습니다. 지방산은 70%가 몸에 좋은 불포화지방산인데, 특히 혈액 내 중성지방을 떨어뜨리고 혈액이 엉기는 것을 감소시키는 오메가3 계열인 리놀렌산(linolenic acid)의 함량이 25%나 되며, 소화·흡수되기 쉬운 올레산과 리놀산(linoleic acid) 등으로 구성되어 있습니다.

어린이들에게 번데기를 먹이면 좋은 이유는?

단백질과 필수 아미노산을 비롯한 영양이 풍부한 데다 특히 뇌의 혈액순환을 잘되게 해주는 레시틴이 풍부해서 뇌혈관 및 조직에 콜레스테롤과 미네랄이 축적되는 것을 막아주기 때문입니다. 레시틴은 발육기 어린이들의 뇌 조직과 신경 구성에 필수적인 성분으로서, 만약 어린이에게 레시틴이 부족하게 되면 집중력이 떨어지고 기억력이 감퇴되어 학업에 나쁜 영향을 줄 수 있습니다. 그러니 번데기는 아이들에게 훌륭한 간식이 되는 것이지요.

한약재로도 가치가 큰 벌레 약물

벌레 약물은 기의 통로인 경락이나 혈을 잘 통하게 하며 뚫어주고 파

고들어가는 성질이 강하므로 담이나 혈이 맺히고 응어리진 것을 풀어
주는 효능이 매우 큽니다. 즉, 어혈을 풀어주는 힘이 식물성 약재에 비
해 강력하므로 오래된 어혈은 물론이고 노년기의 혈액순환 장애나 혈
관 폐쇄·중풍·종양 등 오래된 고질병의 치료에 효과적이지요.

우리나라도 1993년부터 '멸종 위기에 처한 야생 동식물의 국제 거래
에 관한 협약(CITES)'에 가입하여 사향노루나 물소·영양 등을 잡지 못
하고 수입도 할 수 없는 형편입니다. 물론 수입 사향이 좀 들어오고 있
지만 값이 매우 비싸지요. 그러나 벌레 약물은 쉽게 구할 수 있습니다.

누에는 어떤 병증의 치료에 효과가 있을까?

아무 누에나 모두 한약재로 쓰이는 것이 아니고, 균에 감염되어 스스
로 뻣뻣하게 굳은 채로 죽어 있는 것을 씁니다. 희고 곧은 모양이기에
백강잠(白殭蠶)이라고 합니다. 백강잠은 짜고 매운맛에 중간 성질로서
풍기를 물리치고 열을 내려주며 담을 삭여주고 습기를 말려주는 효능
이 있습니다. 또한 경련을 멎게 하고 응어리를 풀어주며 혈맥과 경락을
잘 통하게 하는 약효가 있기에 각종 성인병의 치료와 예방에 좋습니다.

누에가 중풍과 당뇨병에도 좋을까?

중풍으로 반신불수가 된 경우에 효과가 있습니다. 중풍으로 인해 언
어 장애가 생겼을 때도 중요하게 쓰이며, 입이 한쪽으로 돌아가고 한
쪽 눈이 완전히 감기지 않는 와사풍(안면신경마비)의 치료에도 필수적이

지요. 누에는 손발이 저리고 뻣뻣하거나 떨리는 경우는 물론이고, 머리가 무겁고 어지럽기도 하고 두피와 입·혀의 감각이 이상하거나 귀가 멍멍하고 눈이 아프고 눈썹 주위가 당기면서 아픈 두풍의 치료에도 씁니다.

또한 혈당을 떨어뜨리는 효과가 크므로 당뇨병에도 좋고, 갑상선기능항진증과 신부전증의 치료에도 씁니다. 이 밖에 아이들 병에도 쓰이는데, 열이 나면서 팔다리가 뒤틀리는 열성경련, 즉 경기에 쓰이고, 밤에 잠자지 않고 보채거나 우는 야제증(夜啼證)에도 효과가 있습니다.

누에를 먹지 말아야 하는 경우

혈이 허약하거나 풍과 열의 기운이 없는 경우에는 쓸 수 없으며, 심장의 기가 허약하여 정신이 편안하지 않은 경우에도 주의해야 합니다. 벌레 약물은 약효가 강하므로 부작용도 상당한 편입니다.

그러니 함부로 먹어서는 안 되고, 반드시 한의사의 진찰을 받아서 복용해야지요. 물론 벌레 약물이 포함된 건강식품을 복용하는 경우에도 주의가 필요합니다.

병들어 죽은 누에와 번데기 외에 약으로 쓰이는 누에

누에나방도 한약으로 쓰여왔습니다. 교배하지 않은 수컷을 한약으로 쓰는데 원잠아(原蠶蛾)라고 하며, 신장의 양기를 보하는 효능이 강하여 성기능을 강하게 하고 정액이 새어나가는 것을 막아줍니다. 정력제로서의 효과가 탁월하여 한의서에서는 누에나방을 볶아서 환을 만들어 술로 먹으면 능히 여러 여자를 거느릴 수 있다고 했습니다.

실험 연구에서도 누에나방은 남성의 발기에 관여하는 산화질소와 남성호르몬을 증가시키는 것으로 나타났습니다. 물론 명·청대의 황제들이 즐겨 복용했던 귀령집(龜齡集)이라는 보약 처방에 들어갑니다. 그러나 열성이 강하므로 음기가 허약하면서 열이 있는 경우에는 피해야 합니다.

수컷 누에나방은 구하기도 쉽지 않고 워낙 값이 비싸기에, 대신 누에 번데기를 먹는 것도 좋습니다. 번데기도 성기능을 강하게 하는 효능이 큰데, 남성의 발기 촉진 성분의 하나로 알려진 사이클릭 GMP의 합성을 촉진하는 단백질이 발견되었고 남성호르몬 증가·발기 촉진·정자수 증가 등의 효과가 크다는 것이 밝혀졌습니다.

그리고 누에의 똥도 약으로 씁니다. 잠사(蠶沙)라고 하는데, 달고 매운맛에 따뜻한 성질로서 팔다리가 저리거나 중풍으로 손발을 잘 쓰지 못하는 경우와 월경불통·협심증 등에 활용됩니다.

|굼벵이|

신장병·간장병·당뇨병을 치료하는 고단백 식품

시골이나 민속촌의 초가집 지붕에 덮여 있던 짚단을 걷어낼 때 꾸물 꾸물 기어 다니는 애벌레를 본 적이 있을 겁니다. 그것을 서로 가져가 려고 하는 장면도 보았을 것인데, 그게 바로 "굼벵이도 구르는 재주가 있다"고 할 때 그 굼벵이지요.

굼벵이는 흙이나 풀·짚·가축 배설물 등을 썩혀서 만든 두엄 속에 사 는 유충들을 통칭해서 부르는 말로서, 흰점박이꽃무지·풍뎅이·장수 풍뎅이·사슴벌레·하늘소·매미 등의 애벌레입니다. 야전에서 극한 상 황에 처한 전투원에게는 훌륭한 대용 식량으로 알려져 있는데, 오래전 부터 한약재로 활용되어왔습니다.

굼벵이를 어떻게 식용으로 먹을까?

굼벵이는 단백질이 58%나 함유된 고단백 식품입니다. 지방도 18% 들어 있지만 심혈관 질환 예방 효과가 있는 불포화지방산이 77%나 됩니다. 게다가 글루탐산(glutamic acid) · 플로린(phlorin) 등의 아미노산과 칼륨 · 칼슘 · 마그네슘 등의 미네랄도 많이 들어 있습니다. 아울러 실험 연구에 의하면 항산화 활성을 가지고 있으며 항염증 효과를 나타내는 것으로 보고되었습니다.

식용으로 개발하면 훌륭한 건강 요리가 될 수 있습니다. 이미 외국은 물론이고 국내에서도 스프 · 파스타 · 쿠키 등 각종 요리로 만들어지고 있습니다. 메뚜기처럼 기름에 튀겨서 먹거나 찹쌀과 같이 볶아서 누렇게 되면 가루를 내어 먹으면 됩니다. 약용으로는 푹 고아서 고약처럼 만들어 먹기도 합니다.

굼벵이는 어떤 약효가 있을까?

제조(蠐螬)라고 하는데, 약효가 꽤 많습니다. 등 쪽으로 다니는 것이 다리로 다니는 것보다 더 빠르다고 하는데, 한의서에는 "등으로 다니지 않는 굼벵이는 좋은 굼벵이가 아니다"라고 나와 있지요. 민간에서는 주로 간경화 등의 간장병 치료에 많이 썼습니다. 동물실험 결과에서도 급성 간독성에 대해 강한 항산화 작용을 나타내어 간 기능을 개선시키는 효과가 매우 뛰어났습니다.

한의서에는 간장 경락에 들어가 작용을 나타내며, 혈이 맺혀 있는 것을 깨뜨려주는 효능이 있다고 했습니다. 그래서 간에 어혈이 맺혀 있는 간염에도 효과가 있는데, 혈을 잘 통하게 하고 어혈을 풀어주며 단단하게 뭉쳐 있는 것을 부드럽게 하는 작용을 나타내기 때문이지요. 간장과 비장이 부어서 커져 있고 옆구리가 아픈 경우, 간경화로 인한 복수에 효과가 있습니다.

어떤 병증의 치료에 활용되고 있을까?

중풍·심장병의 예방과 치료에 활용되어왔습니다. 어혈을 풀어주는 효능을 가지고 있어 맺히고 응어리진 것을 풀어주는 효과가 뛰어나기 때문이지요. 동물실험에서 중풍 같은 뇌혈관 질환이나 협심증 같은 심장 질환의 원인이 되는 혈전(血栓: 피떡)을 녹여주는 혈전 용해 작용이 거머리나 지렁이와 비슷하게 아주 강하게 나타났습니다.

필자의 연구팀이 생화학 교실과 공동 연구를 통해 밝혀내어 특허를 받았습니다. 그리고 뇌 독성에 대한 동물실험에서 뇌 조직에 손상을 일으키는 활성산소를 억제하여 뇌 조직을 보호하는 작용을 나타냈습니다.

굼벵이의 항암 효과

어혈을 풀어주는 효능을 가진 한약은 대부분 암세포를 파괴시키는 항암 효과가 있습니다. 굼벵이도 예외는 아니어서 간암·폐암·후두암·난소암 등의 치료에 활용되고 있습니다. 실험에서도 면역에 관계하며 암세포를 파괴하는 작용을 나타내는 자연살해세포의 활성을 증가시키며 암세포의 손상을 증가시키는 효과를 보였습니다.

또한 쇠에 다쳐 속이 막힌 증세가 있거나 뼈가 부러지거나 부스러지거나 삔 경우, 종기·파상풍·역절풍(류머티즘), 어혈이 맺혀 팔다리가 저린 병증 등에도 쓰여왔습니다. 여성들의 생리불통에도 쓰이는데, 물론 혈이 부족해서 생리가 나오지 않는 경우가 아니고 혈이 맺혀서 통하지 않는 경우입니다.

그 밖에 다른 효능은?

당뇨병 치료 효과도 탁월합니다. 당뇨병을 유발시킨 흰쥐에 굼벵이를 위주로 만든 환약을 투여했더니 혈당 수치가 떨어지고 췌장에서 인슐린 분비가 증가했으며 당 대사와 당 운반 등에 관여하는 효소의 활성이 증가되는 뚜렷한 효과가 입증되었습니다.

또한 신장 질환의 치료에도 활용되고 있습니다. 동물실험에서도 독성 물질에 의한 급성 신부전에 대해 신장 기능을 보호하는 효과를 나타냈습니다.

그리고 이뇨 작용도 있는데, 산모의 젖이 잘 나오지 않는 유즙불통(乳汁不通)에도 쓰여왔습니다. 그렇다고 어느 산모나 먹으면 젖이 잘 나오는 것이 아니고, 젖이 만들어지기는 하지만 막혀서 나오지 않는 경우에 효과가 있습니다. 그러니 몸이 허약하고 음식을 적게 먹어서 젖이 적게 만들어지는 경우에는 전혀 도움이 되지 않고, 오히려 몸을 상하게 만들므로 함부로 먹어서는 안 되지요.

굼벵이를 주의해야 하는 경우

성질이 강렬하며 독성도 있으므로 주의해서 사용해야 합니다. 체력이 약한 사람은 함부로 복용해선 안 되고, 특히 임신 중에는 절대로 먹어서는 안 됩니다. 어혈을 풀어주는 약은 태를 떨어뜨려 유산시키기 때문이지요.

| 노봉방 |

봉독·프로폴리스를 함유한 강력한 항산화제

　지구상에서 꿀벌이 자꾸 줄어들고 있어서 문제가 되고 있지요. "꿀벌이 없어지면 인류는 4년 안에 멸망할 것"이라는 아인슈타인의 예언도 있었듯이, 꿀벌이 인간에게 주는 혜택이 너무나 많기 때문입니다. 벌의 몸에 묻어 꽃가루가 옮겨져야 식물의 교배를 돕고 과실을 맺게 하기에, 만약 벌이 사라지면 식물의 번식은 물론 식물의 과실을 먹는 인간의 식탁에 문제가 생길 수밖에 없습니다. 유엔 식량농업기구에 따르면 100대 농산물 생산량에 대한 꿀벌의 기여도는 71%에 육박하므로 당장 꿀벌이 없다면 100대 농산물의 생산량이 현재의 29% 수준으로 줄어든다고 합니다.

　게다가 꿀은 약효도 대단해서 한약재로 쓰여왔는데, 벌집도 한약으로 쓰였습니다. 특히 대단한 약효가 있는 벌집이 바로 말벌의 집이지요. 말벌집을 채취하여 햇볕에 말리거나 약간 삶은 후 죽은 벌이나 번데기를 제거하고 말린 것을 노봉방(露蜂房) 혹은 봉장(蜂腸)이라고 합니다. 벌집에서 채취해서 가공하여 건강식품으로 나오는 것이 프로폴리스(propolis)입니다.

말벌집은 어느 곳에 있을까?

나무나 바위에 붙어 있는 크고 누런 벌집입니다. 땅속에 든 것도 있고 무덤 속에 있기도 하지요. 마을에 있는 것은 약효가 약하기 때문에 쓰지 못하고, 산속에서 바람과 이슬을 맞은 것이 좋습니다.

자연과 함께 자생하는 벌집에서 프로폴리스 성분을 추출하지 않은 자연 상태, 즉 벌·벌집·애벌레 그대로를 약으로 씁니다. 늦가을부터 초겨울 사이에 채취하여 증기에 찌거나 햇볕에 말린 다음 볶아서 말리고 가루를 내어 공복에 술로 먹거나 달여서 복용합니다.

말벌집은 어떤 효능이 있을까?

풍을 물리치고 독을 없애주며 종기를 풀어주고 통증을 그치게 하며 벌레를 죽이는 거풍(袪風)·공독(攻毒)·산종(散腫)·지통(止痛)·살충 등의 효능을 가지고 있습니다. 그래서 악창·악핵·부골저·석저·탈저·흑정·징가·적취·나력 등을 비롯한 종기와 악성 종양·치질 등의 각종 염증성 질환과 외과 질환의 치료에 활용되어왔습니다. 요즘의 약효로 보면 항암·항염증·진통·해열·심장 운동 증강·혈액 응고 촉진·지혈·구충 등의 작용으로 볼 수 있지요. 실험에서도 노봉방은 활성산소와 활성질소를 소거시키고 염증 인자 단백질의 발현을 억제하는 것으로 나타났습니다.

기침·기관지염·기관지천식 등의 호흡기 질환, 위염·위궤양·변비·
장염 등의 소화기 질환, 중풍·심장병·동맥경화 등의 뇌순환기 질환에
쓰여왔습니다. 또한 각종 신장염·복수·부종 등의 신장 질환 그리고
당뇨병·신경통·두통·불면증·피로·권태감 등에 효과가 있고, 관절염
으로 관절이 붓고 아프거나 신경통이 있거나 근육 경련·저림증 등에
도 쓰입니다.

말벌집이 외용약으로 활용되기도 했을까?

유옹(乳癰: 유방에 생긴 응어리)·옹저·악창 등의 외과 질환에는 노봉방을
가루로 만들어 개어서 바르거나 노봉방을 달인 물로 환부에 약기운을
쐬거나 씻어주면 치료 효과가 있습니다. 살균 효능도 있지요. 치아·피
부 질환에도 쓰였는데, 노봉방을 위주로 당귀·향유 등의 약재로 만든
자운고(紫雲膏)라는 바르는 연고가 널리 활용되어왔습니다.

또한 신장의 양기를 흥분시키는 효능이 있어 남성의 발기부전과 소
변을 자주 보거나 찔끔거리는 병증의 치료에 효과가 큰데, 노봉방으로
약을 만드는 비법이《신라법사방(新羅法師方)》에 전해옵니다. 그리고 놀
라서 생기는 간질이나 정신 질환의 치료에도 활용되어왔습니다.

말벌집은 어떤 성분들로 이루어져 있을까?

주로 밀랍(蜜蠟)과 수지(樹脂)인데 휘발성 정유·칼슘·철분·아미노

산·유기산·회분·구리·망간·아연·비타민 B·C·E·프로비타민 A·플라보노이드 등이 함유되어 있습니다. 그래서 예부터 땅속의 숨은 보물로서 여러 가지 불치병과 만성질환 등을 치료하는 귀한 약으로 알려졌지요.

또한 봉독이 들어 있는데, 봉독의 52%를 차지하는 멜리틴(mellitin)은 항균·항바이러스 작용이 뛰어나고, 봉독의 10~12%를 차지하는 포스폴리파아제(phospholipase)는 혈압 강하·혈전 형성 억제 등의 효과가 있습니다. 아돌라핀(Adolapin) 성분은 항염·진통·해열 작용이 있고, 프로테아제 억제제는 항염증·출혈 억제 작용이 있습니다. 그 밖에도 봉독은 혈관 벽의 상처를 아물게 하고 혈관 확장에 도움을 주므로 발기력 증가·장관 수축·위산 분비 촉진·신진대사 촉진·면역력 증강·항암·심장 운동 증강·혈액 응고 촉진·지혈·구충 등의 작용이 있습니다.

프로폴리스는 어떻게 만들어지고, 어떤 약효가 있을까?

말벌이 꽃이나 나무로부터 채집한 수지에는 잎·꽃·열매 및 새싹을 보호하기 위해 분비된 항균성·방수성·절연성을 가진 성분이 들어 있는데, 거기에 말벌 자신의 침을 섞어 혼합하여 만든 것이 바로 프로폴리스입니다. 즉, 식물의 수지 화합물과 말벌의 타액 효소가 혼합되어 만들어진 황갈색 또는 암갈색의 물질이지요.

그러므로 프로폴리스는 바이러스·세균·곰팡이 등의 유해한 미생물이 침입하여 질병이 발생하는 것을 방어하는 작용을 나타냅니다. 강한 항산화 활성을 가지고 있어 항균·항염증·항궤양·항암·면역 조절 등의 작용을 가지고 있는 것으로 밝혀졌습니다. 기원전 300년경 이집트에서 화농 방지제로 사용되었고, 군인들이 전쟁터에 나갈 때 상처가 생기면 치료하기 위해 휴대했다고 합니다.

말벌집을 먹을 때 주의할 점은?

기와 혈이 허약한 사람은 주의해야 합니다. 특히 악창이 곪은 후 원기가 쇠약해진 사람은 복용하지 말아야 합니다. 그리고 노봉방에는 독성이 있으므로 복용할 때 적당량을 먹는 것이 안전하지요. 노봉방에 들어 있는 정유 성분이 독성을 나타내는데, 과도하게 복용하면 급성 신장염을 일으킬 수 있으므로 오래 달여서 먹거나 볶아서 정유를 날려 보내고 먹어야 합니다. 특별한 질병이 없이 건강을 위해 복용하려는 경우에도 자신의 몸 상태에 맞는지, 용량과 기간을 어느 정도 해야 하는지 한의사에게 상담 받는 것이 좋습니다.

한편 노봉방으로 술로 담근 노봉방주를 찾는 사람도 적지 않습니다. 효과가 좋지만 역시 독성이 있으므로 적당량을 마시는 것이 안전합니다. 보통 하루에 소주잔으로 반 잔 정도면 되는데, 사람에 따라 더 적게 마셔야 괜찮을 수도 있습니다.

| 매미 |

밤낮이 바뀐 아기에게 효과적인 해열제·항경련제

곤충 가운데 10여 년의 긴 세월을 땅속에서 애벌레로 지내다가 성충이 되어 겨우 2~4주 동안 세상을 날아다니고는 생을 마감하는 것이 있으니, 바로 매미입니다. 매미 울음소리는 무더운 여름에 그래도 조금이나마 시원함을 느끼게 하지만, 요즘의 매미는 천덕꾸러기가 되어버렸습니다. 수액을 빨아 먹어 과수를 말려 죽이는 꽃매미가 급속히 늘어 과일 농사에 엄청난 피해를 입히는가 하면, 도시에서는 가로등 때문에 매미가 밤낮을 가리지 않고 울어대어 소음 공해가 되기 때문이지요. 그러나 매미의 약효는 상당합니다.

매미는 어떤 약효가 있을까?

허물을 벗은 껍질을 한약으로 쓰는데, 달고 짠맛에 서늘한 성질로서 선태(蟬蛻) 또는 선의(蟬衣)라고 합니다. 매미 껍질은 매미가 울음소리를 맑고 길게 내는 것을 이용하여 중풍에 걸려 말소리를 내지 못하는 실음증(失音證)의 치료에 활용되어왔습니다.

아기들이 낮과 밤이 바뀌어 낮에는 별로 울지 않고 잘 놀다가 밤이 되면 계속 울어 고생한 적이 있을 것인데, 야제증이라 합니다. 밤만 되면 불안해하면서 계속 보채며 잘 놀라거나 1~2시간 잠들었다가도 갑자기 깨어나 울면서 보채기에 엄마, 아빠가 밤잠을 제대로 못 자고 낮에 꾸벅꾸벅 졸게 되지요. 이 경우에 매미의 허물을 달여 먹이면 효과가 있는데, 매미가 낮에만 울고 밤에는 울지 않기 때문입니다.

밤에 잠자지 않고 우는 아기는 누구든지 매미 허물을 먹이면 될까?

야제증은 젖에 체해서 생기거나 크게 놀란 것이 원인인 경우가 많습니다. 아기의 얼굴이 붉고 손과 발이 모두 따뜻하며 열이 있고 답답해하며 불빛을 쳐다보기 싫어하고 고개를 치켜들고 우는 경우에는 심장의 열로 인한 것으로서 매미를 쓰면 나을 수 있습니다. 그러나 아기의 얼굴색이 창백하고 손과 발이 모두 차가우며 젖을 먹으려 하지 않고 허리를 굽히고 운다면 비·위장이 냉해서 오는 것으로서 이때는 매미를 써서는 안 됩니다.

그 밖에도 매미를 약으로 써서 좋은 경우

아기들이 경기를 하는 경우에도 좋습니다. 경기는 대부분 열이 상승하는 것이 원인인데, 매미는 오래도록 땅속에서 지냈기에 서늘한 성질로서 풍기와 열기를 흩어내는 효능이 있기 때문이지요. 실험에서도 매미 허물은 해열 작용과 항경련 작용이 입증되었습니다. 또한 피부의 풍열을 날려버리므로 피부에 생기는 부스럼이나 두드러기 등의 치료에도 탁월한 효과가 있습니다. 항알레르기 작용도 입증되었지요.

매미 껍질은 키틴(chitin)·단백질·아미노산과 유기산 등으로 구성되어 있습니다. 키틴은 키토산의 전구물질로 갑각류나 곤충류 등의 껍질에서 추출하는데, 동물성 식이섬유로 지방·중금속 등을 흡착하는 특성이 있습니다. 동물실험에서 해열과 항염증 작용이 있는 것으로 밝혀졌는데, 감기 등으로 열이 나거나 인후가 부었을 때 효과가 있으며, 파상풍 유발 동물의 근육을 이완시키는 효능이 있는 것으로 나타났습니다. 또한 기관지 평활근의 경련 완화 효과가 있어 해수와 천식에도 일정한 효과가 있는 것으로 보고됐습니다.

매미 껍질이 맞지 않는 경우

풍기와 열기가 몸의 표면에 머물러 있을 때 쓸 수 있는 것이므로 만약 열기가 몸속으로 깊이 들어간 경우에는 마땅치 않으며, 특히 열로 인해 출혈 반점이 생긴 경우에는 오히려 병을 더욱 악화시키므로 주의해야 합니다. 몸이 허약하며 땀이 많이 흐르는 경우에도 피해야 합니다. 임신부의 경우에도 유산 위험이 있어 복용을 금합니다.

매미도 식용으로 먹을까?

중국에서 이미 기원전 십 수 세기에 나온 책에 왕후가 매미를 먹은 것으로 나와 있고, 지금도 매미는 중국인들이 아주 좋아하는 음식 중의 하나입니다. 태국에서는 매미를 날개가 붙어 있는 상태에서 기름에 튀겨 먹는다고 합니다.

매미는 성충이 되기까지 혹독한 시련을 겪고 세상에 나와 여러 천적에 의해 희생되기도 하지만, 남에게 피해를 주지 않고 나무 수액만을 먹고 살다가 짧은 생을 마감합니다. 그래서 선인들은 오랜 기다림을 거쳐 세상에 나와 속세의 오욕에 물들지 않고 생을 마감하는 매미를 보고 곤충 가운데 가장 고고하고 깨끗하여 선비들이 배워야 할 덕을 가졌다고 여겼습니다.

옛날에 매미의 덕을 칭송한 흔적

중국 진(晉)나라의 육운은 〈한선부(寒蟬賦)〉에서 매미를 보고 문(文)·청(淸)·검(儉)·염(廉)·신(信)의 5가지 덕이 있다고 예찬했습니다. 그래서 매미의 날개처럼 정사를 맑고 투명하게 하라는 뜻으로 조선시대 왕이나 신하는 매미 날개 모양의 관모를 쓰고 국사에 임했습니다. 그것이 매미의 날개를 옆으로 펼친 모양의 오사모(烏紗帽)로 문무관이 평상복에 착용하던 모자인데, 전통 혼례식 때 신랑이 쓰는 것이지요.

매미 날개 모양이 위로 서 있는 것이 임금이 쓰는 익선관(翼蟬冠)입니다. 모두 매미의 5덕을 기억하라는 가르침이라고 합니다. 필자가 보기에는 오랜 세월 애벌레로 참고 사는 매미의 인내심을 본받으면 건강을 지키는 것도 쉬울 것으로 생각됩니다.

| 메뚜기 |
연산군의 정력제였던 고단백 영양식

"메뚜기도 한철"이라는 말이 있지요. 제때를 만난 듯 한창 날뛰는 사람을 풍자하는 말로서 세상살이의 덧없음과 함께 모든 것에는 때가 있음을 표현하는 것입니다. 옛날에는 추수를 앞둔 황금빛 들판에 나가보면 한가로이 뛰노는 메뚜기를 볼 수 있었지만, 요즘은 농약으로 인해 자연산 메뚜기를 찾기가 쉽지 않습니다. 그러나 어린 시절 메뚜기를 잡아서 구워 먹어본 경험이 있는 사람이라면 그 고소한 맛을 잊을 수 없을 것인데, 메뚜기도 약효가 있습니다.

메뚜기는 어떤 약효가 있을까?

맵고 단맛에 따뜻한 성질로서 책맹(蚱蜢)이라고 하는데, 어린이들의 경기·백일해·기관지천식 등의 치료에 활용되어왔습니다. 경기는 급성 및 만성 경풍(驚風)으로서 아이들이 깜짝 놀라며 경련이 일어나 까무러치고 팔다리를 뒤트는 것이지요. 백일해는 유아들의 호흡기 전염

병으로 발작적인 경련성 기침을 되풀이하는 것입니다.

또한 위장을 데워주고 비장을 건실하게 하므로 소화를 돕고 입맛을 좋게 하는 효능이 있습니다. 민간에서는 날개를 뜯은 메뚜기를 잘 볶아 가루를 만든 후 동백기름으로 반죽해 치핵에 발랐다고 합니다. 말린 메뚜기에 검은콩을 넣고 물과 섞어 설탕을 약간 넣고 끓여 마시면 기침도 멎고 상태가 훨씬 괜찮아진다고 합니다.

연산군이 정력제로 먹었던 메뚜기

메뚜기는 특히 뒷다리가 발달하여 잘 뛰기에 정력에도 도움이 됩니다. 《조선왕조실록》의 〈연산군일기〉에는 연산군이 정력을 강화시키는 특별한 약을 구하기 위해 전교하기를 "각사(各司)의 노복(奴僕) 가운데 어리고 총명한 자를 골라 궐문 밖에서 번을 나누어 교대로 근무시키되, 이름은 회동습역소(會童習役所)라 하고, 이전(吏典)으로 통솔하게 하되 이름은 훈동관(訓童官)이라 하여, 잠자리·베짱이·귀뚜라미 등 곤충을 잡아 바치게 하라"고 했다고 나와 있습니다. 메뚜기의 성분 중에는 전갈보다는 적은 양이지만 아연이 제법 들어 있습니다.

그런데 약용으로는 아무 메뚜기나 쓰지 않았습니다. 회색이면서 작은 것은 약으로 쓰지 않고 크고 청색이나 황색인 것을 약으로 쓴다고 했습니다. 그리고 독성이 있기 때문에 먹을 때는 반드시 기름에 튀겨 먹어야 해가 없지요.

메뚜기의 영양은 풍부할까?

말린 메뚜기에는 단백질 64.2%·지방 2.4%·탄수화물 0%가 들어 있어 단백질이 매우 풍부합니다. 또한 회분·칼슘·인·철·아연 등이 풍부하게 들어 있으며 비타민 A·B₂가 풍부하고, 열량도 278kcal나 되니 상당한 영양식이자 스태미나식이 되는 것이지요. 말린 메뚜기에 간장을 비롯한 조미료를 넣고 조리거나 하여 술안주나 반찬 등으로 먹으면 맛있습니다.

사실 메뚜기는 번데기·미꾸라지와 함께 과거에 우리나라 사람들의 훌륭한 영양 보충식이었습니다. 옛날에는 1년 중에 고기를 먹는 경우가 매우 드물었기에 우리 식단 중 가장 부족한 것이 단백질이었는데, 메뚜기를 어린이나 노약자 그리고 임산부의 영양제로 써왔던 것이지요. 실제로 메뚜기는 어떤 육류보다 단백질이 풍부합니다. 베트남에서는 메뚜기 요리를 '날아다니는 새우'라고 부른다는데, 그만큼 맛있고 값비싼 요리이기 때문입니다.

메뚜기와 비슷한 베짱이는 어떤 효능이 있을까?

베짱이는 《동의보감》에 저계(樗鷄)라고 나오는데, 성기능 장애를 치료하고 정을 보충하며 성욕을 강해지게 하고 아기를 낳게 한다고 나옵니다. 즉, 양기를 도와주고 뒷다리가 강하여 팔딱팔딱 잘 뛰기에 정력제로 효과가 있지요.

| 귀뚜라미 |

안젤리나 졸리의 아이들이 즐겨 먹는 고단백식

브래드 피트와 안젤리나 졸리 커플의 아이들이 즐겨 먹는 음식이 바로 귀뚜라미 튀김이라고 하지요. 세계적으로 유명한 배우로서 엄청난 수입을 올리고 있는 할리우드 스타 부부의 아이들이 먹는 음식치곤 뜻밖이긴 한데, 안젤리나 졸리 스스로 "우리 아이들은 귀뚜라미 튀김을 좋아한다. 마치 도리토스처럼 즐겨 먹는다"라고 밝혔습니다. 도리토스는 중남미의 전통 스낵이지요.

한때 졸리는 아이들이 너무 많이 먹을까 봐 귀뚜라미 먹는 것을 금지하기도 했다고 합니다. 이런 독특한 음식을 먹기 시작한 것은 캄보디아에서 입양한 매덕스라는 아이 때문인데, 캄보디아 여행 중 귀뚜라미 요리를 먹어본 매덕스가 다른 아이들에게까지 전파했다고 합니다.

우리나라에도 귀뚜라미 요리가 있을까?

지역의 와일드푸드 축제에서 귀뚜라미 요리가 만들어지고 있고, 대학의 조리학과 등에서 개최되는 식용 곤충 요리 대회에서도 만들고 있으므로 우리나라 사람 중에도 귀뚜라미를 먹은 경우가 꽤 있을 것입니다.

그리고 간접적으로 귀뚜라미를 먹은 경우는 많을 것 같습니다. 귀뚜라미를 먹여 키운 닭고기가 시중에서 비싼 값에 판매되고 있기 때문이지요. 물론 굼벵이나 지네를 먹여 키운 닭고기는 고혈압·동맥경화 등의 치료와 예방 효과가 있어 더욱 비싼 값에 팔리고 있기도 합니다.

귀뚜라미는 어떤 약효가 있을까?

실솔(蟋蟀)·야명충(夜鳴蟲) 등으로 불리는데, 몸속에서 물의 유통을 잘되게 하는 성질이 있습니다. 그래서 소변을 잘 나오게 하고 붓기를 가라앉히는 효능이 강하여 소변이 나오지 않거나 몸이 붓거나 배에 물이 차 있는 병증을 치료합니다. 만성 신염·간경화 복수에 활용되어왔는데, 괄약근을 흥분시키고 수뇨관의 경련을 완화시키는 효과가 입증되었습니다. 또한 넘어지거나 부딪혀서 아랫배를 다쳐 오줌이 막혀 전혀 나오지 않을 때도 달여 먹으면 됩니다.

땅강아지도 이러한 효과가 있지만 약성이 차갑고 강렬하여 체력이 건장한 경우에 쓸 수 있는 반면, 귀뚜라미는 성질이 따뜻하고 부드러워 기력이 허약한 사람도 쓸 수 있습니다. 노인이 오줌이 막혀 나오지 않는 경우에는 귀뚜라미와 땅강아지·생감초를 달여 먹으면 효과가 있으며, 아이들이 오줌을 싸는 유뇨증에는 귀뚜라미를 가루로 만들어 먹이면 됩니다.

귀뚜라미도 다른 벌레처럼 성기능을 강화시키는 효능이 있을까?

연산군이 아이들을 시켜 잡아 오게 한 정력 강화 특별식 중에 귀뚜라미도 있었습니다. 따뜻한 성질로서 양기를 북돋아주는 효능이 있으므로 신장의 양기가 허약하여 발기가 잘되지 않는 경우에 좋습니다. 음양곽·육종용 등 신장의 양기를 돕는 보약과 함께 달여 먹으면 더욱 좋은 효과를 볼 수 있지요.

그 밖에 혈관을 확장시키고 혈압을 떨어뜨리는 작용이 있고, 열을 내리는 물질이 들어 있어 해열 작용도 있습니다. 그리고 난산의 경우에도 활용되었는데, 유통을 잘되게 하니 출산도 잘되게 하기 때문이지요.

귀뚜라미를 어떻게 먹을까?

벌레 약물의 약효가 좋기는 하지만 약간의 독성이 있고 성질이 강렬하므로 반드시 수치(修治)를 해서 써야 하고 함부로 복용해서는 안 됩니다. 귀뚜라미를 약으로 쓸 때는 끓는 물에 담가 죽여서 햇볕에 쬐어 말리거나 불에 건조시켜 씁니다.

귀뚜라미를 식용할 때도 역시 기름에 튀겨서 먹습니다. 실제로 필리핀에서는 비싼 요리로 팔리고 있다고 합니다. 정력 식품이기 때문인 것 같은데, 섹스 미네랄인 아연이 많이 들어 있고 단백질도 소고기에 비해 훨씬 많은 62%가 함유되어 있는 고단백 식품입니다. 그 밖에도 칼슘·

인·철·구리·마그네슘 그리고 비타민 B$_{12}$ 등이 들어 있습니다.

귀뚜라미의 효과는 입증되었을까?

간 보호 효과에 대한 연구 결과가 나와 있습니다. 사염화탄소로 생쥐에 급성 간염을 유발시킨 후 귀뚜라미 추출물을 투여했더니 간장의 ALT·AST·LDH 효소 활성이 각각 74%, 50%, 101% 감소된 것으로 나타났습니다. 그리고 생쥐에 귀뚜라미 추출물을 1시간 전에 투여하고 알코올을 섭취시켰더니 혈청 중의 에탄올 함량이 114% 감소되고 혈청 내 알코올 탈수소 효소와 미토콘드리아 내 아세트알데히드(acetaldehyde) 탈수소 효소가 상당히 증가된 것으로 나타났습니다. 그러므로 귀뚜라미 추출물은 간장 보호 효과가 있다는 것을 알 수 있고, 장차 건강 보조 식품으로 개발될 가능성이 많습니다.

귀뚜라미를 비롯한 곤충 사육의 장점

귀뚜라미는 닭이나 애완동물의 사료로 많이 쓰이며 수출까지 되고 있기에 집단으로 사육되고 있습니다. 곤충은 생명력과 번식력이 강한데, 특히 귀뚜라미는 번식력이 매우 왕성하여 암컷 한 마리가 1년에 8~10회씩, 한번에 100~300개의 알을 낳으며 45일 만에 성충이 된다고 합니다.

곤충 사육은 가축 사육에 비해 여러 면에서 유리합니다. 우선 사육 공간이 훨씬 적게 드는데, 같은 양의 단백질을 얻을 때 소고기는 10배,

돼지고기는 2~3.5배 정도의 땅이 더 필요합니다. 또 곤충은 사료를 먹고 체내에서 단백질로 전환하는 비율이 높기 때문에 훨씬 적은 사료면 됩니다.

귀뚜라미의 경우 소가 먹는 사료의 12분의 1, 돼지가 먹는 사료의 2분의 1만으로도 체내에서 같은 양의 단백질을 만들어낼 수 있습니다. 게다가 곤충 사육에는 가축 사육에 비해 온실가스가 훨씬 적게 배출됩니다. 가축을 기를 때 비료나 분뇨 등에서 메탄·이산화질소 등의 온실가스가 생기는데, 이들은 이산화탄소보다 지구 온난화 지수가 높아서 큰 온실효과를 불러옵니다. 반면 곤충은 소나 돼지보다 약 100분의 1 정도로 적은 온실가스를 배출합니다.

머지않은 장래에 우리나라에도 귀뚜라미를 비롯한 벌레들이 요리가 되어 일반 가정의 식탁에 오르거나 건강식품으로 나올 것 같습니다.

| 벌레를 먹어야 하는 이유 |

농촌에서 살았던 50대 이상이라면 어린 시절 직접 잡아서 튀겨 먹었던 메뚜기 맛이나 학교 앞 노점상에서 사 먹던 번데기 맛을 잊을 수 없을 것입니다. 예전에 서민들의 간식거리로 사랑받았던 메뚜기나 번데기를 먹는 경우가 요즘은 거의 없지만 앞으로는 달라질 것 같습니다.

인구 증가와 환경문제·식량 가격 폭등 등이 전 세계적인 문제가 되고 있는 가운데 식품 미래학자들이 불과 20년 뒤 인류의 식탁에 곤충·배양육(培養肉)·해조류 등이 주메뉴로 오를 것이라고 예측했기 때문이지요. 특히 수년 전에 귀뚜라미튀김은 세계적으로 유명한 배우 브래드 피트와 안젤리나 졸리 커플의 아이들이 즐겨 먹는 음식이라고 알려지면서 새삼 벌레가 관심을 끌게 되었습니다.

식용하는 곤충과 벌레가 얼마나 될까?

곤충이나 벌레는 정글에 사는 사람들이 먹는 음식인 줄 아는 사람들이 많겠지만, 장차 인류 대부분이 먹어야 할 것 같습니다. 2013년 농촌진흥청이 발간한 미래 농업을 위한 정보 학술지 〈월드 포커스(World Focus)〉에는 영국의 〈BBC 뉴스 매거진(BBC News Magazine)〉이 다룬 미래 식품이 소개되어 있습니다. 미래의 인류가 육류 대신 곤충을 먹을 것으로 전망했다는 내용이었지요.

UN 식량농업기구에 의하면 인류가 먹는 곤충은 1,700여 종에 이를 것으로 추정된다고 합니다. 가장 널리 먹는 곤충은 메뚜기와 귀뚜라미 종류 나비와 나방의 유충·딱정벌레의 애벌레·날개 달린 흰개미와 꿀벌·말벌·개미의 애벌레·매미·물속 벌레 등입니다. 남미 일부 지역에서는 팝콘 대신 잎꾼개미의 배 부위를 구워 먹고, 중국 남부에선 전갈을 길러 먹으며, 캄보디아 등 동남아 국가에서는 거미도 식용하고 있습니다.

벌레 식용의 역사

인류가 벌레를 먹은 역사도 오래되었습니다. 기록에 남아 있는 것을 보면 1세기 로마의 정치가이자 박물학자 플리니우스(Plinius)는 "로마 귀족은 밀가루와 포도주로 기른 딱정벌레 애벌레를 즐겨 먹었다"고 했습니다. 중국에서 곤충 식용의 역사는 3,000년이 넘는데, 서남부 운남성에서는 귀한 손님이 오면 대나무벌레·동충하초·개미 알·말벌 유충·여치 등을 대접했다고 합니다. 중국에서 먹고 있는 곤충은 178종이나 된다고 하지요.

곤충 식용의 역사를 지닌 나라는 아시아 29개국, 아프리카 36개국, 남아메리카 23개국, 오세아니아 원주민 등이고, 곤충을 먹는 인구는 25억 명에 이른다고 합니다. 곤충을 가장 많이 먹는 나라로는 중국·타이·일본·남아프리카공화국·멕시코 등이 손꼽히지요.

곤충이 오랫동안 인류의 먹거리 목록에 올라 있는 이유는?

첫째, 맛과 영양이 좋기 때문입니다. 네덜란드 바헤닝언(Wageningen) 대학교 연구진에 따르면 곤충은 일반 육류에 비해 영양가가 떨어지지 않는다고 합니다. 다진 쇠고기 100g 속에 들어 있는 단백질이 27.4g인데 일반적인 곤충 애벌레 100g에는 28.2g, 성충 메뚜기에는 20.6g, 쇠똥구리에는 17.2g의 단백질이 들어 있습니다. 이것은 곤충이 가축보다 식물을 단백질로 변환하는 효율이 높기 때문이지요. 또 조리한 메뚜기는 단백질 함량이 60%에 이르며 불포화지방산을 포함하므로 건강식으로 좋습니다. 나비나 개미 딱정벌레의 애벌레에는 지방과 비타민 미네랄이 풍부합니다.

둘째, 식품업계에 의하면 5~7년 안에 육류 가격이 2배 이상 올라 육류가 사치 품목이 될 것으로 전망하기 때문입니다. 곤충은 사육 비용이나 물 사용량·탄소 발자국이 적어 소·돼지 등 일반 가축보다 장점이 많고, 식용으로 활용 가능한 곤충의 종류도 1,700종에 달하므로 맛이나 영양분의 다양성도 얻을 수 있습니다. 그러니 앞으로는 비싼 육류의 대안으로 곤충을 먹는 것이 보편화된다는 말입니다. 게다가 농작

물을 엄청나게 먹어치우는 곤충을 잡아먹는 것이 농업 생산에도 좋은 일이 됩니다.

징그러운 곤충이나 벌레를 먹는 것이 힘들지 않을까?

애벌레나 곤충을 원형 그대로 먹지 않아도 됩니다. 곤충으로 만든 햄버거나 소시지라면 얼마든지 우리의 식탁을 차지할 수 있겠지요. 사실 지금도 미국에서는 벌레를 각종 식품에 첨가하여 먹고 있는데, FDA에서도 권장하고 있습니다.

네덜란드 바헤닝언 대학은 2010년 6월 정부로부터 1,000만 유로를 지원받아 수프로2(SUPRO2)란 프로젝트를 출범시켰는데, "인간 소비를 위한 지속 가능한 곤충 단백질 생산"이 목표라고 합니다. 곤충을 그대로 먹기가 거북하다면 단백질 성분을 가공해 식품이나 가축 사료로 개발하자는 것이지요.

식용 곤충 시장 규모와 전망

국내 곤충 시장 규모는 2011년 1,680억 원에서 2015년에 3,039억 원으로 커졌는데, 농촌경제연구원에서는 2020년에는 5,373억 원 규모로 성장할 것으로 전망했습니다. 성장 속도가 가장 빠른 분야는 식용 곤충입니다.

식용 곤충 시장은 2017년에 식품의약품안전처가 누에번데기·흰점박이꽃무지 애벌레(굼벵이)·갈색거저리 애벌레(고소애)·메뚜기·귀뚜라미·장수풍뎅이 애벌레·백강잠 등 7가지를 식품 원료로 인정하면서 쑥쑥 성장하고 있습니다. 농촌경제연구원은 2015년에는 140억 원 수준이었던 식용 곤충 시장이 2020년에는 1,236억 원으로 9배가 넘을 것으로 예상했습니다. 2012년 383곳이던 곤충 농장은 2016년에 1,261곳으로 3배가 됐고 2018년에는 2,000곳을 넘어설 것으로 예상됩니다.

지구상에서 식용 곤충을 멀리하는 곳은 종교적 이유가 있는 이슬람권을 빼면 서구가 유일하다고 합니다. 그런데 최근 서구 사회에서도 이런 편견을 극복하려는 움직임이 있습니다. "곤충의 친척인 새우는 잘 먹지 않느냐. 피가 뚝뚝 떨어지는 스테이크와 날생선, 생굴은 잘 먹으면서 곤충을 기피할 게 뭐냐"는 목소리가 높아지고 있다는 것이지요. 기후변화와 세계적 식량 위기로 인해 곤충을 더 이상 진기하거나 독특한 음식으로 여기지 않을 것으로 보입니다. 환경오염과 지구온난화를 부채질하는 가축의 자리를 '작은 가축'인 곤충이 대신할 날이 오지 않을까 생각됩니다.

PART
2
한약 처방

공진단 | 경옥고 | 우황청심원 | 오과차 | 생맥산 | 쌍화탕 | 구선왕도고

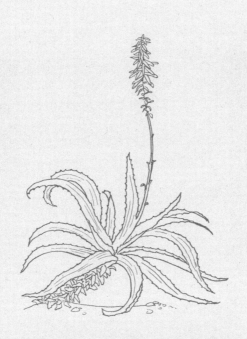

| 공진단 |

온갖 질병을 예방하고 노화를 억제하는 황제의 보약

공진단(拱辰丹)은 녹용·사향·당귀·산수유를 가루로 내어 토종꿀로 반죽하여 만든 단제입니다. 한약은 달여서 복용하는 탕제 외에 가루로 된 산제 그리고 환제·단제·고제 등의 다양한 제형이 있는데, 크기에 따라 명칭이 다릅니다. 녹두 혹은 오동나무 씨 크기로 만들어 한번에 20~30개씩 복용하는 것은 환이고, 구슬 크기로 만들어 한번에 하나씩 복용하는 것은 단이나 원이지요.

공진단은 온갖 질병을 예방하는 으뜸의 약으로 쓰여왔는데, 원기가 빠져나가는 것을 막아주고 보충해주는 효능을 가지고 있기 때문입니다. 중국 원나라 때의 명의 위역림(危亦林)이 만들어 황제에게 바친 보약으로 알려져 있습니다. 공진(拱辰)이란 《논어》에서 공자가 덕스러운 정치를 설명하면서 "북극성을 뭇별이 에워싸고 도는 것과 같다"고 표현한 것인데, 우리 몸의 모든 기운의 중심이 되는 원기를 떠받들어주고 북돋워주는 좋은 약이라는 뜻이지요.

공진단에 들어가는 녹용의 효능은?

녹용은 혈액과 골수의 생성을 도와주고 뼈와 근육을 튼튼하게 해주며, 뇌세포의 활동을 왕성하게 하는 효능이 있습니다. 또 모든 허약증을 회복시켜주므로 허약 체질의 사람이나 질병을 오래 앓아 쇠약해진 사람, 그리고 질병의 회복기에 좋은 보약이 됩니다.

그리고 과로로 인한 원기 부족과 만성 피로·저혈압·빈혈 등에 탁월한 효과를 나타냅니다. 물론 면역 기능을 강화시켜주므로 질병에 대한 저항력이 커져 예방 효과도 뛰어납니다. 보양제로서 신장의 양기가 부족한 것을 보충해주므로 추위를 많이 타고 손발이 냉하며 허리와 무릎이 시리고 대변이 묽거나 설사를 잘하며 맑은 소변을 자주 보는 경우에 효과적이지요. 남성의 발기부전이나 여성의 불감증에도 좋은데, 성호르몬이 많이 생성되게 합니다.

사향은 어떤 약재일까?

사향은 사향노루의 배꼽에 있는 향주머니에서 나오는 향기가 진한 분비물인데, 기를 잘 통하게 하여 신체의 모든 곳을 잘 소통시켜줍니다. 그래서 막힌 곳을 잘 뚫어주는데, 뇌혈관이나 심장 혈관이 막힌 것을 뚫어주는 데 효과가 크기에 인사불성이 된 경우에 깨어나게 하는 구급약으로 쓰이는 것이지요. 그러니 우황청심원에도 사향이 들어갑니다. 사향은 공진단에 들어 있는 녹용을 비롯한 약재들을 온몸으로 보내는 작용을 나타냅니다.

당귀와 산수유는 어떤 효과가 있을까?

당귀는 대표적인 보혈제로서 혈을 보강해주므로 혈이 부족해서 생기는 모든 질환에 반드시 쓰입니다. 적혈구 생성을 촉진하여 피를 만드는 조혈 작용, 혈소판 응집을 막아 혈액 응고를 방지하고 혈전을 녹여주는 작용 등이 있습니다. 산수유는 보신제로서 간장과 신장을 보강하여 근육과 뼈를 튼튼하게 하고 정액과 골수를 보충해줍니다. 그래서 허리와 무릎이 시리고 저리고 시큰거리는 경우, 귀에서 소리가 나거나 잘 들리지 않는 경우에 쓰이며, 정이 새어나가거나 소변이 잦은 것을 막아주며 남성의 정력을 강하게 하는 작용도 있습니다.

공진단의 효능은?

《동의보감》에 이르기를 사람들이 장년기에 진기(眞氣)가 몹시 허약한 경우에 공진단을 쓰면 원기를 보충하여 신수(腎水)가 상승하고 심화(心火)가 하강하게 되어 오장이 스스로 조화되고 온갖 병이 생기지 않는다고 했습니다. 또한 체질이 선천적으로 허약한 사람들이 공진단을 먹으면 원기를 굳게 하여 자연히 백병(百病)이 발생하지 않는다고 했습니다. 결국 인체에서 아주 주요한 수승화강(水升火降), 즉 물기운을 올려주고 불기운을 내려주며 음양을 조화시켜준다는 것이지요.

그래서 각종 성인병 예방 및 노화 억제 등의 효능을 나타내므로 기력 저하·만성피로증후군·귀울림·시력 저하·골다공증·간 기능 저하·숙취 등의 개선에 활용됩니다. 보통 공복에 한 알씩 따뜻한 물과 함께 먹

공진단

187

거나 씹어 먹으면 됩니다.

실험 연구를 통해 입증된 공진단의 효능

식품의약품안전처는 공진단이 선천성 허약 체질·무력감·만성병에
의한 체력 저하·간 기능 저하로 인한 어지러움·두통·월경 이상·만성
피로 등에 효과가 있다고 인정했습니다. 실제로 동물실험과 임상 시험
을 통해 여러 가지 효능이 입증되고 있습니다.

항산화 작용에 대한 연구에서는 폴리페놀·아르기닌·프롤린·타우
린·철·망간 등의 항산화 물질이 함유되어 있으며, 산화질소 생성 효
소(nitric oxide synthase, NOS)를 억제하고 산화질소를 제거하며 슈퍼옥시
드 디스무타아제(superoxide dismutase, SOD)와 유사한 항산화 기전을 나
타냈습니다.

중추신경계 연구에서는 아세틸콜린 에스테라아제(acetylcholine esterase)
억제 및 항산화 작용으로 신경 독성 물질로부터 중추신경계 손상을
방지하고 기억력을 개선시키는 효능이 밝혀졌습니다. 또한, 뇌신경
의 전달을 방해받아 학습과 기억이 억제된 동물 모델에 공진단을 투
여하여 학습·기억이 회복됨을 입증했습니다. 기억을 담당하는 해마
조직의 퇴행성 변화를 현저히 개선시켰는데, 이는 BDNF(brain-derived
neurotrophic factor)와 NGF(nerve growth factor)라는 뇌신경 영양 물질의 생
성을 촉진시켜주기 때문임이 밝혀졌습니다.

그 밖에도 염증 반응에 관여하는 프로스타글란딘 E2(Prostaglandin

E2) · 시클로옥시게나아제-2(cyclooxygenase-2) · 인터류킨-1β(Interleukin-1β) · 종양 괴사 인자-α(tumor necrosis factor-α, TNF-α) 등 염증 촉진 인자의 생성을 억제하는 항염증 효과가 있고, 심근세포의 사멸을 방지하고 혈압을 떨어뜨리며 혈중 지질 농도를 감소시키며, 면역 질환에도 도움이 되고, 간 손상 회복 작용·생식 능력 회복 작용 등이 있음이 입증되었습니다.

공진단은 달인 보약에 비해 어떤 장단점이 있을까?

공진단은 단약이라 휴대가 간편하고 먹기 쉬운 장점이 있지만 탕약에 비해 효과가 느립니다. 당연히 물약이 흡수가 빠르지요. 그리고 탕약에 비해 소화·흡수에 힘이 더 드는 편이므로 큰 병을 앓은 뒤 아직 비·위장 기능이 완전히 회복되지 않은 경우에는 부담이 될 수 있습니다.

그러니 어디가 안 좋을 때 먹는 약이나 허약한 몸을 빨리 보강해주는 보약이라기보다는 서서히 원기를 충족시켜주고 피로를 회복시켜 모든 병을 예방하는 약이라고 할 수 있지요. 물론 사향이 들어 있어 일반적인 단약·환약·고약에 비해서는 훨씬 효과가 빠릅니다.

공진단은 누구나 복용해도 좋을까?

일반적으로 누구나 복용해도 좋습니다. 그러나 중병으로 치료 중인 환자라면 반드시 의사의 진찰을 받고 복용 여부를 결정해야 합니다. 구성 약재가 모두 따뜻한 성질이므로 열이 아주 많은 체질이거나 질병으로 열이 생긴 상태라면 주의해야 합니다.

특히 녹용은 몸에 열에너지를 넣어주기 때문에 열이 아주 많은 사람이나 감기나 염증 질환 등으로 인해 몸에 열이 있는 상태에서 복용하게 되면 열이 더욱 높아지고 경우에 따라 뇌에 장애를 줄 수도 있습니다. 예를 들어 열성 경련, 즉 흔히 말하는 경기를 일으킬 수 있고 뇌압이 올라갈 수 있으며 또한 뇌세포가 손상될 수도 있지요. 코피가 잘 나는 아이들도 주의해야 합니다. 그래서 감기나 염증을 비롯한 열성 질병에는 녹용을 비롯한 열을 넣어주는 보약을 쓰지 않습니다. 열이 비교적 많은 사람의 경우에는 녹용을 주의해서 쓸 수 있는데, 차가운 성질의 한약재와 함께 처방하여 씁니다.

| 경옥고 |

음기를 보충하고 폐를 윤택하게 하는 연년익수 보약

건조증에 좋은 약으로서 지황을 위주로 복령·인삼·꿀을 넣고 솥에 고아서 고약처럼 만들어 숟가락으로 떠먹는 약입니다. 음기를 보충하고 폐를 윤택하게 하는 효능이 있습니다.

경옥(瓊玉)은 아름다운 구슬이란 뜻인데, 경옥고는 옛날 중국의 황제가 곤륜산에서 나는 백옥 같은 꿀을 항상 먹은 것처럼 연년익수(延年益壽)·불사강정(不死强精)하는 효능이 있는 약이지요. 그래서 정(精)과 수(髓)를 보충하여 노화를 방지하고 질병을 예방하며 머리카락을 검게 하고 체력을 보강하므로 익수영진고(益壽永眞膏)라고도 불립니다.

경옥고는 어떤 경우에 복용하면 효과를 볼까?

음기가 부족하여 양기가 솟구쳐서 열기가 위로 올라와서 폐의 기능이 약화되고 몸속의 물기를 마르게 하여 마른기침을 오래 하고 목과 입이 건조하며 혹은 피를 토하기도 하고 기운이 떨어지는 경우에 씁니다. 양기를 돕는 약이 아니라 음기를 돕는 대표적인 보약이지요. 폐결핵의 치료에도 많이 활용되고 있습니다.

열이 오르는 경우에 쓰는 약인데 인삼이 들어가도 괜찮을까?

경옥고에 인삼이 들어가긴 하지만 24량(900g)입니다. 반면 주된 약재인 생지황은 16근(9,600g)이나 들어 있는데 찬 성질로서 피를 서늘하게 하고 열을 내리는 효능이 있습니다. 그리고 백복령이 48량(1,800g), 꿀도 10근(6,000g)이나 들어 있지요. 그러니 전체 약 중에서 인삼의 비율은 얼마 되지 않습니다.

경옥고의 주된 약인 지황은 어떤 효능이 있을까?

지황(地黃)은 음기와 혈을 보충하는 대표적인 보약입니다. 생지황은 찬 성질로서 피를 서늘하게 하고 열을 내리는 효능이 있습니다. 특히 혈이 위로 치솟는 것을 평정해주므로 피를 토하거나 코피가 나거나 소변에 피가 섞여 나오는 것을 막아주며, 여성의 자궁 출혈과 월경불통에도 효과가 큽니다.

생지황을 쪄서 말린 것을 숙지황(熟地黃)이라고 하는데, 검은색으로 신장의 음기와 혈을 보강하는 효력이 크므로 사물탕을 비롯한 보약 처방에 많이 들어가는 약재입니다. 무와 상극으로서 흔히 한약을 복용할 때 생무를 먹지 말라고 하면 지황이 들어간 경우입니다.

복령은 어떤 약재일까?

복령(茯苓)은 소나무를 벌채하고 3~4년 내지 7~8년이 지나서 땅속의 소나무 뿌리 주위에 기생하는 부정형의 균체 덩어리를 채취한 것입니다. 줄기나 잎으로 가야 할 영양분이 뿌리로 내려가서 뭉치게 된 것으로, 성장이 멈추는 늦가을이나 겨울철에 오래된 소나무를 베어도 볼 수 있습니다. 흰색인 것은 백복령이고, 붉은색이 나는 것은 적복령이지요.

복령은 소변을 잘 나오게 하고 습기를 없애주는 효과가 커서 부종의 치료에 거의 쓰이고, 소변이 시원하게 나오지 않으면서 찌릿한 임증, 즉 요도염이나 방광염을 비롯한 비뇨기 염증의 치료에 좋습니다. 입맛을 돋우고 구역을 멈추게 하며, 혼백을 안정시키니 마음과 정신을 맑게 하는 효능도 있습니다.

경옥고를 먹을 때 주의할 점은?

소화 기능이 약하거나 설사를 잘하는 사람에게는 적합하지 않고, 양기가 허약한 경우에도 맞지 않습니다. 경옥고를 복용할 때는 마늘·파·무 등을 함께 먹지 않는 것이 좋은데, 약효를 떨어뜨릴 수도 있기 때문이지요. 경옥고가 좋은 보약임에는 틀림없으나 한의사의 진찰을 받아 체질이나 병증에 적합한 경우에만 복용해야 합니다.

| 우황청심원 |
중풍·고혈압·화병의 예방과 치료에 탁월한 묘약

중풍에는 말할 것도 없고 머리가 아프거나 어지러울 때, 혹은 면접이나 운전면허시험을 치르기 전에, 심지어 그다지 병증이 없는데도 컨디션이 좀 좋지 못하다고 해서 우황청심원을 상습적으로 먹어대는 사람들이 많습니다. 하지만 우황청심원은 만병통치약이 아니므로 아무 때나 무조건 먹어서는 안 됩니다. 더욱이 체질에 맞지 않으면 오히려 해를 입을 수도 있지요.

우황청심원은 주로 어떤 약재가 들어갈까?

우황청심원은 30가지 한약재로 이루어져 있습니다. 주성분이 우황(牛黃)으로서 담석증에 걸린 소의 쓸개에서 채취한 내용물입니다. 우황은 열을 내려주며 심장의 열을 식혀주는 청심(淸心) 효능이 뛰어납니다. 뿐만 아니라 기와 혈의 통로를 소통시켜주며 담(가래처럼 끈적끈적한 노폐물)을 없애주고 악한 기운을 물리치며 해독 작용도 있습니다. 또한 열이 높고 가슴이 답답하며 경련이 일어나는 것을 멎게 하므로 중풍으로 의식 장애가 있고 가래가 많을 때 쓰며, 고혈압과 부정맥에도 좋습니다. 우황은 아이들이 경기(경풍)를 해서 열이 심하고 정신이 없으며 팔다리가 뒤틀릴 때 특효인 우황포룡환에도 들어갑니다.

우황청심원의 구성 약재는 어떤 효능이 있을까?

우황을 비롯하여 사향·서각·영양각·주사·용뇌 등이 들어가며, 특이하게 우리가 흔히 먹는 콩나물도 들어갑니다. 사향은 사향노루의 배꼽에 있는 향주머니에서 나오는 향기가 진한 분비물이지요. 이 약재는 기를 잘 통하게 하여 신체의 모든 곳을 잘 소통시켜줍니다. 그래서 중풍 등으로 인사불성이 된 것을 깨어나게 하는 등 구급약으로 쓰임새가 많습니다.

서각(물소뿔)은 심장·간장·위장의 열을 풀어주며 풍과 담을 물리치고 열이 치솟아 코피가 나거나 피를 토하는 것을 멎게 합니다. 그리고 영양각(영양의 뿔)은 심장과 간장의 열을 식혀주며 풍을 몰아내고 근육을 부드럽게 하며 눈을 밝게 해줄 뿐만 아니라 간질 치료에도 효과적입니다.

콩나물을 그늘에서 말린 것을 한약명으로 대두황권(大豆黃卷)이라 하는데 습기와 열기, 특히 위장에 쌓인 열을 풀어주며 기운을 잘 통하게 하는 등 효능이 꽤나 많습니다. 그러므로 몸속에 노폐물과 덩어리가 쌓여 오래된 것을 풀어주고 어혈도 제거해줍니다. 또한 땀을 잘 나게 하므로 몸이 퉁퉁한 사람이 운동 부족으로 찌뿌듯하고 결리며 저리거나 근육이 뒤틀리고 무릎이 아픈 경우에 효과가 있습니다. 이외에도 몸이 붓거나 가슴과 배에 물이 많아 배가 부르고 답답한 것을 치료하며 소변이 잘 나오지 않는 데도 좋습니다.

우황청심원은 중풍에만 쓰일까?

《동의보감》에는 중풍으로 갑자기 의식을 잃고 가래가 끓으며 팔다리가 마비되고 경련이 일어나며 입이 한쪽으로 돌아가면서 말을 제대로 못하는 경우에 우황청심원을 쓴다고 하였습니다. 다시 말하자면 뇌혈관의 출혈이나 경색으로 뇌 혈류의 순환 장애와 뇌신경의 마비가 오는 중풍, 즉 뇌졸중의 응급기에 쓰지요. 그리고 고혈압이나 동맥경화·협심증·심장신경증·부정맥·자율신경실조 등에도 활용될 수 있습니다.

울화·화병에도 효과가 있을까?

우황청심원은 화병에 직접적으로 어느 정도 효과가 있습니다. 화가 나는 것을 참아두면 그것이 쌓여서 열을 일으키는데 이러한 신경성 열을 내려줄 수 있는 것이지요. 실제로 중풍의 직접적인 유발 원인이 스트레스와 분노가 쌓여 풍과 열이 치밀어 오르는 것인데, 요즘 같은 뒤숭숭한 시대에 화병으로 인한 중풍·심장병 발생이 많습니다. 그러므로 체질에 따라 우황청심원이 예방 효과를 줄 수 있습니다.

의식을 잃었을 때 우황청심원을 무조건 쓰면 안 되는 이유는?

우황청심원은 의식을 잃고 쓰러져 인사불성이 된다고 해서 무조건 쓸 수 있는 것은 아닙니다. 한의학에서는 의식 장애를 일으키는 병증 가운데 몸이 따뜻하고 입에 가래가 많이 끓으며 맥박이 들뜬 상태이면 중풍이니 우황청심원을 쓰고, 반대로 몸이 차고 가래가 없으며 맥박이 가라앉은 상태이면 중기(中氣)로서 소합향원을 씁니다. 만일 약을 바꾸어 쓰면 목숨을 잃을 수도 있다고 했습니다.

또한 우황청심원은 중풍이나 고혈압·심장병 환자에게 모두 이로운 것은 아니고 심장과 간장의 열이 높은 경우에만 효과적입니다. 만약 심장에 열이 별로 없거나 체질적으로, 혹은 오랜 질병으로 쇠약해져 양기가 부족하여 몸이 찬 사람이 먹게 되면 양기를 더욱 식혀버려 해가 될 수 있지요.

중국제 청심원도 있는데 어느 것이 더 약효가 좋을까?

중국제가 좋다고 생각해서인지 중국 여행을 다녀오면서 중국제 청심원을 싹쓸이하다시피 사 오는 사람이 많습니다. 하지만 중국제는《동의보감》에 나오는 대로 30종 약재를 넣지 않고 5~6가지로만 조제하므로 약효가 훨씬 떨어집니다.

반면 한국산 우황은 질이 뛰어나 예로부터 구급약으로 한국산 청심원이 최고로 손꼽혔습니다. 그래서 조선 후기의 실학자인 박지원은 중국에 사신으로 갈 때 청심원을 선물로 많이 준비해 갔으며 중국 사람들은 이것을 얻기에 혈안이 되었다고 《열하일기》에 기록되어 있지요. 그리고 신토불이(身土不二)라는 말이 있듯이 우리 풍토에서 자란 한약재가 우리 체질에 맞는 것은 너무도 당연합니다.

우황청심원의 주된 약재를 구할 수 있을까?

우리나라도 1993년부터 '멸종 위기에 처한 야생 동식물들의 국제 거래에 관한 협약'에 가입되었기에 사향노루나 물소·영양 등을 잡지 못하고 수입을 전혀 못하거나 일정량밖에 할 수 없습니다.

그리고 우황청심원을 먹는 것도 임시변통일 뿐이고 병의 뿌리는 그대로 있는 셈이니 욕심을 버리고 마음을 맑게 하는 것이 가장 중요하지 않나 싶습니다. 물론 기름진 음식을 즐겨 먹거나 과식해서 살이 찌는 것을 피해야겠습니다.

한편으로는 이런 약재들의 대용 약재를 찾아봐야겠지요. 누에라든가 굼벵이·전갈 같은 벌레 약재는 얼마든지 구할 수 있습니다. 그리고 메주를 한약명으로 두시(豆豉)라고 하는데, 신경이 예민하거나 화병이 있는 경우에는 이 약재를 써도 효과가 있습니다.

| 오과차 |
노인·소아·허약자의 감기·천식 예방약

오과차(五果茶)는 주변에서 쉽게 구할 수 있는 호두·은행·밤·대추·생강의 5가지 재료를 넣고 물로 달여서 차처럼 마시는 약입니다.

오과차는 어떤 효능이 있을까?

오과차는 노인과 소아 및 허약자의 감기와 천식을 예방하고 치료하며 체력을 보강해주고 피부 미용에도 좋습니다. 그리고 뱃속, 즉 비·위장이 냉하고 추위를 타는 사람에게 효과가 있지요.

오과차는 어떻게 만들까?

오과차를 만드는 방법은 간단합니다. 보통 호두 10개, 은행 15개, 날밤 7개, 대추 7개, 생강 1덩어리에 물을 붓고 달여서 먹으면 됩니다. 오과차에 꿀이나 설탕을 넣어서 마셔도 좋습니다.

오과차의 구성 약재는 각각 어떤 약효가 있을까?

호두는 허약성 기침과 천식은 물론 요통·변비·소변빈삭을 치료하고 피부를 윤택하게 하며 머리카락을 검게 합니다. 그리고 은행은 기침 및 천식 치료와 동맥경화·혈관 노화 방지에 좋으며 잦은 소변을 줄게 하는 효능이 있습니다.

밤은 기운을 더해주는 영양식이며 기침과 가래에 좋습니다. 그리고 대추는 비·위장을 보하고 노화를 방지하며 신경을 안정시키는 효능이 있습니다. 생강은 찬 기운을 몰아내는 작용이 강하고 가래를 삭이며 기침을 멎게 하는 효능이 있으므로 감기 치료와 예방에 좋습니다. 또한 비·위장을 따뜻하게 하므로 비·위장이 냉하여 오는 통증과 구토에도 좋습니다.

오과차가 적합한 체질은?

호두는 천식을 치료할 경우 속껍질을 벗기지 않고 그대로 쓰는데, 속껍질이 폐의 기를 거두어주고 천식을 가라앉히는 효능이 강하기 때문이지요. 밤은 외부의 찬 기운을 받은 원인이 있으면 생율을 쓰되 바깥껍질을 그대로 쓰며, 찬 기운을 받지 않았으면 황율을 씁니다.

그런데 오과차는 몸에 열이 있는 경우에는 부적합합니다. 따라서 소양인 체질에는 적합하지 않고 소음인과 태음인 체질에 어울립니다.

| 생맥산 |

맥을 살리는 묘약, 더위를 이기게 하는 청량음료

더위에 마시면 좋은 건강 음료로서, 생맥은 맥이 다시 살아난다는 뜻입니다. 맥이 뛰려면 기가 충분해야 하는데 맥과 기는 폐와 심장이 주관하므로 폐가 허약해지면 맥이 끊어지려 하고 원기가 쇠약해지며, 심장의 기가 허약해지면 맥도 약해집니다.

따라서 맥이 활발해지도록 폐와 심장의 기를 왕성하게 하는 한약재로 구성된 음료가 바로 생맥산(生脈散)입니다. 기운이 나게 하고 몸에서 진액, 즉 물기가 생겨나게 하는 약으로서 여름에 더위를 먹어 몸이 나른하고 기운이 가라앉으며 말을 하기 귀찮아하고 입이 마르며 맥이 약한 증상이 나타날 때 적합합니다.

생맥산에는 어떤 한약재가 들어갈까?

맥문동(麥門冬)·인삼·오미자의 3가지입니다. 맥문동은 심장의 열을 내려주고 폐에 윤기를 주어 음기를 보충하며 심장의 기를 보충해줍니다. 인삼은 폐의 기를 비롯한 기를 보강하는 대표적인 보약이지요. 오미자는 폐와 신장을 보강하며 땀을 거두어들이고 정액이 빠져나가지 못하게 막아주며 심장의 기를 거두어주는 효능이 있습니다.

그래서 기를 돕고 폐에 윤기를 주며 음기를 보양하고 진액을 생기게 하여 기운이 샘솟듯 회복되고 줄줄 흐르던 땀이 그치게 되는 효과를 나타냅니다. 약재들을 가루로 만들어 물에 타서 수시로 음료수처럼 마시거나 끓여서 식혔다가 마셔도 됩니다.

생맥산이 약으로도 활용될까?

기사회생의 구급 약물로도 활용되었습니다. 중한 질병으로 증상이 위중하여 목숨이 경각에 이르렀을 때 생맥산을 복용시켰고, 그래도 반응이 없으면 다른 방법이 없습니다. 맥이 거의 뛰지 않는 환자가 먹어서 맥이 되살아나지 않으면 얼마 지나지 않아 사망하게 되는 것이지요.

| 쌍화탕 |

몸의 균형을 잡아주는 효능이 탁월한 피로 회복제

감기에 걸리거나 날씨가 추워지면 흔히 찾는 약차 중 하나입니다. 예전에는 다방에서 달걀노른자를 띄운 쌍화차를 팔기도 했습니다. 한 잔 마시면 속이 따뜻해지면서 기운이 난다는 애호가들이 많았지요. 쌍화차는 쌍화탕이란 처방으로 달인 차인데, 당연히 약효를 제대로 알고 마셔야 탈이 없습니다.

쌍화(雙和)란?

쌍화탕이 어떤 경우에 복용하는 약인지 알려면 우선 의미를 알아야 합니다. '쌍'은 둘씩 짝을 이룬 것을 뜻하고, '화'는 조화를 의미합니다. 그러니 2가지를 조화시키는 탕인데, 여기서는 기와 혈, 그리고 음과 양을 가리킵니다. 기와 혈은 우리 몸이 살아가는 데 필수적인 물질이고, 음과 양은 인간을 비롯한 우주 만물에서 가장 근원적인 것이지요.

그러므로 쌍화탕은 기와 혈을 함께 보충하고 음과 양을 조화시켜주는 처방이니 우리 몸의 균형을 잡아주는 역할을 한다고 할 수 있습니다. 또한 정신과 육체가 모두 피곤한 경우에도 좋습니다.

쌍화탕에는 어떤 약재가 들어갈까?

백작약(白芍藥)을 위주로 숙지황·황기·당귀·천궁(川芎)·계피·감초 그리고 생강과 대추로 구성되어 있습니다. 이 가운데 당귀·숙지황·백작약·천궁의 4가지는 대표적인 보혈제인 사물탕(四物湯)을 구성하는 약재로서 혈이 부족한 것을 보충하는 보약입니다. 여기에 황기·계지(桂枝)·감초·생강·대추로 구성된 황기건중탕(黃芪建中湯)이 합방되었는데, 비·위장을 따뜻하게 하며 허약한 것을 보충하고 복통을 낫게 하는 처방입니다. 또한 몸이 허약하여 기운이 없고 쉽게 피곤하며 저절로 땀을 많이 흘리는 경우에 씁니다.

백작약은 보혈제로서 혈을 보충하며 간을 부드럽게 하고 근육을 풀어주며 월경이상·출혈·복통 등에 쓰입니다. 황기는 삼계탕에도 넣기도 하는 약재로서 기를 보강하고 찬 기운이 들어오지 못하게 방어하며 땀이 나는 것을 막아주는 효능이 있습니다. 계피는 맵고 뜨거운 성질로서 몸속을 데워주고 혈맥을 통하게 하는 효능이 있지요.

쌍화탕은 어떤 병증의 치료에 활용될까?

쌍화탕은 기와 혈이 모두 상하여 허약한 경우를 비롯하여 피로하고 몸이 나른하며 가슴이 답답하고 어지럽거나, 입이 마르고 피부가 거칠어지며 대변이 시원하게 나오지 않는 등의 증상 등이 있을 때 활용됩니다. 그 밖에도 남녀가 과로한 후에 성관계를 하거나 성관계 후에 과로하여 기력이 떨어진 경우, 혹은 큰 병을 앓고 기력이 약해져서 저절로 땀을 흘리는 자한(自汗)과 잠잘 때 땀을 흘리는 도한에도 쓰이고, 몸이 야위고 입맛이 없는 경우에도 효과가 있습니다.

감기에 걸렸을 때 쌍화탕을 복용하면 효과가 있을까?

쌍화탕은 대부분 따뜻한 성질의 약재로 구성되었기에 감기에 걸려 열이 나는 경우에 복용하면 오히려 열을 올릴 수 있습니다. 그러므로 감기에 걸렸을 때보다는 감기의 예방에 도움이 되는 약이라고 하겠는데, 질병에 대한 몸의 저항력을 높일 수 있지요. 허약하여 감기에 자주 걸리며 잘 낫지 않는 사람들에게 효과적입니다.

쌍화탕을 감기에 쓰려면 다른 한약재들을 추가해서 넣어야 합니다. 그렇지만 감기에 걸리면 소화 기능이 떨어지는 사람들이 있는데, 그런 사람들은 조심해야 합니다. 만약 기침·가래·콧물 등의 감기 증상이 있으면서 피로할 때는 패독산(敗毒散)이라는 감기 처방과 합방하여 쓰는데, 쌍패탕(雙敗湯)이라고 합니다. 쌍금탕(雙金湯)도 있는데, 쌍화탕에 불환금정기산(不換金正氣散)이라는 처방을 합방한 것으로서 찬바람과 습기에 상하여 몸이 찌뿌듯하게 무겁고 아프면서 소화 장애와 감기 기운이 있을 때 활용됩니다.

쌍화탕을 먹을 때 주의할 점은?

쌍화탕에 들어가는 약재들이 거의 따뜻한 성질이기 때문에 열이 많은 체질인 사람들은 주의해야 하고, 열을 일으키는 질병에도 주의해야 합니다. 또한 쌍화탕의 기본이 되는 사물탕 재료는 소화에 부담을 줄 수 있습니다. 특히 숙지황이라는 한약이 소화 장애를 일으킬 수 있으므로 소화 기능이 약하고 설사를 잘하는 사람은 조심해야 합니다.

|구선왕도고|

면역력을 증가시키고 비만을 방지하는 임금님의 떡

조선의 임금이 먹은 떡 중에 한약재를 넣어 만든 건강 떡입니다. 떡 고(糕) 자를 보면 알 수 있지요. 궁중에서 감기 예방을 위해 사용되었는데, 미숫가루로 만들어 시원한 물에 타서 마실 수도 있습니다. 그 내용이 《동의보감》을 비롯하여 실학자 홍만선이 지은 생활 백과사전인 《산림경제(山林經濟)》, 빙허각 이씨가 지은 생활 백과사전인 《규합총서(閨閤叢書)》 등에 기록되어 있습니다.

구선왕도고의 효능은?

정신을 기르고 원기를 돋우어주며 비·위장을 건실하게 하고 입맛을 좋게 하며 허약해진 몸을 보충해주는 효능이 있습니다. 또한 피부와 근육이 잘 생기게 하고 습기와 열기를 없애주는 효능도 있지요. 흉년이 들었을 때 먹는 구황식품이자 비상식·여행식으로도 좋습니다. 실험 연구에 의하면 면역 기능을 증강시키고 비만을 방지하는 효과를 나타낸다고 합니다.

구선왕도고에는 어떤 약재가 들어갈까?

연자육·산약·복령·의이인(薏苡仁)이 주된 약재이고 그 밖에 맥아·
백편두(白扁豆)·검인(芡仁)이 들어가며 시상도 조금 들어갑니다. 연자육
은 연꽃의 열매, 즉 연밥으로서 음기와 양기의 균형이 맞지 않는 것을
조화시켜주며 기력을 더해주고 허약한 몸을 보충하며 오래 먹으면 몸
을 가볍게 합니다. 또한 비·위장과 장을 튼튼하게 하므로 설사·이질
에도 좋습니다. 신장의 기를 굳건하게 하므로 소변을 자주 보거나 조
루증이 있는 것을 치료하며, 정력 강화에도 좋습니다. 산약은 마를 가
리키는데, 신장의 음기를 보익하는 약재로서 허약하거나 과로한 몸을
회복시키는 효과가 큽니다. 위와 장을 튼튼하게 하여 입맛을 좋게 하
고 설사·이질을 멎게 하며 정액을 많게 하고 조루에도 좋은 정력제이
기도 하지요.

복령은 소나무 뿌리 주위에 기생하는 균체 덩어리를 채취한 것으로
서 소변을 잘 나오게 하고 습기를 없애주는 효과가 큽니다. 의이인은
율무로서 비·위장을 건실하게 하고 소변을 잘 나오게 하는 효능이 있
어 설사하거나 몸이 붓는 경우에 상용하는 한약재입니다. 또한 습기를
없애주는 효능이 크므로 비만하여 몸이 찌뿌듯하고 무거운 사람이 먹
으면 체중이 줄어 몸이 가벼워지게 됩니다.

나머지 재료의 효능은?

맥아는 보리를 발아시켜 햇볕에 말린 보리길금입니다. 따뜻한 성질로서 곡식이나 과일을 먹고 체한 경우에 좋은 소화제입니다. 백편두는 변두콩인데, 비·위장에 작용하여 비·위장을 조화시키고 습기를 없애고 설사를 멎게 하며 곽란·구토를 치료합니다. 특히 주독을 풀어주는 효능이 강해서 술을 많이 마셔서 구토하거나 위장을 상한 경우에 좋고, 더위를 먹었을 때 좋은 약이지요.

검인은 수련과에 속한 가시연꽃의 씨인 가시연밥으로 비·위장을 보강하고 신장의 정기를 지키는 효능을 가지고 있습니다. 비장이 허약하여 설사를 오래 하거나 허리와 무릎이 저리고 아픈 것을 치료하고, 정액을 저절로 흘리거나 소변을 참지 못하고 싸는 병증을 치료합니다. 시상은 곶감에 묻어 있는 하얀 가루로 심장과 폐의 열을 내리는 작용이 뛰어납니다.

청나라 황제들이 먹었던 떡은?

청나라 황궁에 청궁팔선고(清宮八仙糕)가 있었습니다. 구선왕도고와 유사하게 복령·연자육·산약·율무·인삼 등으로 이루어졌기에 역시 비·위장의 기능을 크게 보충하고 신장을 보강하며 기와 혈을 자양하며 정신을 안정시키고 소변을 잘 나오게 하며 습기를 없애주는 효과가 있습니다. 중국의 역대 황제 가운데 89세까지 살아서 가장 장수했던 건륭제는 술을 매일 마셨지만 노년이 되면서 떡을 즐겨 먹었습니다. 얼마나 떡을 좋아했는지 황궁에 내려오던 팔선고(八仙糕)를 자신의 몸에 맞도록 몇 가지 약재를 바꾸어 건륭팔진고(乾隆八珍糕)라고 이름을 붙였습니다.

복령·연자육·율무·인삼 등의 약재에다 구선왕도고에 들어 있는 검인·백편두를 추가하고 백출·찹쌀·사탕 가루 등과 함께 부드러운 가루로 낸 후에 쌀가루와 같이 쪄서 떡을 만들어 매일 4~6개씩이나 먹었다고 합니다. 그래서 비·위장을 건실하게 하고 기운을 도우며 신장의 기를 굳건하게 지키는 효과를 보았습니다.

청궁팔선고에 대한 실험 결과

임금이나 황제는 좋은 한약도 많이 먹었으니 떡의 효과가 과연 어느 정도인지 확인하기가 쉽지 않습니다. 중의연구원의 부속병원인 서원의원에서 실험해본 결과, 비·위장이 허약한 환자가 복용했더니 배가 부르고 대변이 묽으며 음식을 먹지 못하고 기운이 없는 증상이 뚜렷하게 개선되고 체중이 증가되었다는 보고가 있습니다. 만성적으로 허약한 환자가 오래 먹으면 질병에 대항하는 항병력이 증강되고 정기가 충족된다고 했고, 질병이 없는 사람이 장기 복용하면 건강이 유지되고 노화가 억제된다고 했습니다.

동물실험에서도 노화 증상을 개선시켰다는 보고가 있는데, 특히 비·위장이 허약한 노인 환자들이 복용하면 물질대사를 촉진하여 노화를 지연시키는 효과를 얻을 수 있다고 합니다.

PART
3
육류

소고기 | 돼지고기 | 닭고기 | 개고기 | 양고기 | 오리고기

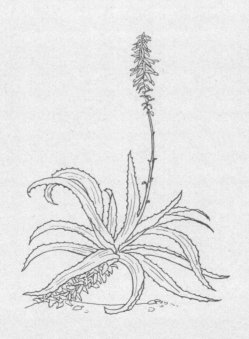

| 소고기 |

비·위장을 보하고 기와 혈을 돕는 최고의 보양식

육식 중에서도 유독 소고기만 고집해서 먹는 사람이 있지요. 하지만 고기마다 특성이 있으므로 어느 고기가 자신에게 맞는지 알고 먹는 것이 좋겠습니다.

소고기의 효능은?

중간 내지 약간 따뜻한 성질로서 비·위장을 보강하고 기와 혈을 도와주는 효능이 있습니다. 그래서 비·위장이 허약하고 몸이 쇠약하여 기운이 없고 야위거나 몸이 잘 붓고 갈증이 있는 사람에게 좋습니다. 어느 한의서에서는 소고기의 기를 보강하는 힘이 한약재 중에 보기제의 대표인 황기와 맞먹는다고 표현하기도 했지요. 또한 근육과 뼈를 튼튼하게 하는 효능이 있으므로 허약하여 근골이 건실하지 못하고 허리와 무릎이 시큰거리고 약하며 팔다리에 힘이 빠지는 경우에도 도움이 됩니다.

몸보신에 효과 있는 설렁탕

우리나라에서 탕 음식이 발달한 이유가 워낙 고기가 귀했기에 많은 사람이 나누어 먹기 위해서라는 얘기도 있습니다. 어쨌든 비·위장이 허약하여 소화가 잘되지 않는 사람은 탕국을 먹는 것이 소화·흡수가 잘되어 효과적으로 몸을 보충해줄 수 있습니다. 그러므로 병후 회복자나 노약자의 경우에 설렁탕은 보양식이 됩니다. 한의학에서 음식물 가운데 건더기는 음기를 돕고 물기는 양기를 돕는 것이므로, 탕국은 주로 양기를 많이 도와준다고 할 수 있지요.

양곰탕의 재료인 '양'은 소의 어느 부위일까?

양(臁)은 양고기가 아니라 소의 위장으로서 요즘은 꽤 비싼 식재료지요. 소는 위장이 4개로 구성되어 있어 먹은 것을 차례로 옮겨 가며 되새김질을 하는데, 그중에서 첫째·둘째 위장이 바로 양입니다.

첫 번째 위장의 맨 위쪽 두툼한 부위를 양깃머리라고 하는데, 소 한 마리를 잡아도 기껏 수백g 정도밖에 나오지 않아 가장 귀한 부위지요. 냄새가 나지 않고 부드러워 구이로 많이 먹습니다. 양깃머리 아래에 붙은 얇은 부위는 보통 양곰탕 재료로 사용됩니다.

두 번째 위는 벌집 모양처럼 주름이 있어 벌집양이라고 부릅니다. 뒤집어놓으면 마치 검은 수건처럼 생겼지만 먹어보면 맛이 좋기에 이탈리아·중국 등지에서도 요리 재료로 사용하고 있습니다. 육질이 매우 질기기 때문에 우리나라에서는 오랜 시간 가열해서 양곰탕으로 먹고 있지요.

세 번째 위가 천엽, 네 번째 위가 막창 또는 홍창입니다. 위장과 연결된 작은창자는 곱창이고, 그다음에 있는 큰창자는 대창이지요.

소의 위장인 양이 보양식이 되는 이유는?

동물은 부위에 따라 사람의 같은 부위에 효과를 나타내는 경우가 많은데, 이를 이류보류(以類補類)라고 합니다. 동물의 간이나 쓸개가 간장이나 담낭 질환의 치료에 좋다는 것은 널리 알려져 있지요. 세종대왕이 수탉의 고환을 먹은 것이나 연산군이 백마의 음경을 먹은 것은 동물의 생식기가 성기능 향상에 도움이 되기 때문이었습니다. 닭의 모이주머니는 닭이 먹어치우는 모이를 무엇이든 삭여내기에 소화를 잘되게 하는 효능이 큽니다.

육류 중에서 소고기는 비·위장을 보하는 효능이 있는데, 그중에서도 양은 더욱 강합니다. 그래서 비·위장이 제 기능을 잃어 소화가 잘되지 않고 속이 더부룩하거나 체하여 식적(食積), 즉 음식을 먹은 것이 내려가지 않고 응어리가 맺혀 있는 것을 치료합니다. 그러므로 체질적으로 소화 기능이 약한 사람이나 병을 오래 앓은 뒤에 비·위장이 허약해지고 소화력이 약해진 사람의 체력 보강에 아주 좋습니다. 양곰탕을 끓일 때 생강과 진피(陳皮: 귤껍질)·사인(砂仁: 한방 소화제)을 함께 넣으면 더욱 좋습니다.

면역 기능을 높이는 양

한의학에서 면역 기능과 관계있는 장기는 신·비·폐입니다. 사실 면역 기능이든 조혈 기능이든 배설 기능이든 뭐든지 영양이 공급되어야 가능한 일인데, 소화·흡수를 담당하는 비·위장의 기가 허약해지면 제대로 먹지 못하거나 흡수되지 못해 에너지를 만들어낼 수 없으니 힘을 쓸 수 없지요.

실제로 비·위장이 허약해지면 기와 혈이 생성되지 못해 원기가 생겨나지 못하여 장부와 조직의 기능이 손상되고 질병에 대한 저항력이 약화되므로 밖으로부터 질병을 일으키는 나쁜 기운이 들어와 병이 생겨나기 쉬운 상태가 됩니다. 따라서 비·위장도 면역 기능에 중요한 몫을 담당하고 있지요. 그러므로 사람의 비·위장에 해당하는 양이 면역력을 높인다고 볼 수 있습니다.

양에 함유된 영양 성분은?

살코기에 비해 연하고 부드러우며 고소한 맛이 나는 데다 비타민 B_2와 철분이 풍부하고 좋은 단백질도 많이 들어 있습니다. 구이로 먹거나 곰탕으로 끓여 먹는데, 지방과 콜레스테롤이 적고 다이어트에 좋은 섬유질도 많아 체중이 늘어날 우려도 없습니다. 양은 두껍고 클수록 맛있다고 하는데, 그러기 위해서는 곡물이 아닌 풀을 먹고 자란 소가 좋다고 합니다. 풀을 먹으면서 되새김질을 많이 해야 위장이 두꺼워지기 때문이지요.

조헌 선생 집안에 내려오는 양탕

　율곡의 수제자였던 조헌 선생은 율곡이 세상을 떠나자 관직에서 물러나 옥천군 안읍 밤티의 궁벽한 산골로 들어가 후율정사(後栗精舍)를 짓고 제자 양성과 학문에 정진했습니다. 학문에만 몰두하는 제자들의 건강을 염려하여 보양식을 먹이려고 했는데, 여유가 없다 보니 좋은 식재료를 사용할 수 없었지요. 그래서 푸줏간에서 당시에는 별로 먹지 않던 소의 위장을 싸게 사서 끓여 먹였던 겁니다. 그것이 양탕인데, 요즘의 양곰탕이지요. 선생도 기본적인 한의학 공부를 했기에 양이 몸에 좋다는 것을 알았던 것으로 보입니다.

　그 후로 조헌 선생의 집안에서는 본격적인 농사철에 접어들 때, 체력 보강을 위해 큼직한 무쇠 솥에 양탕과 양죽을 끓여 온 식구가 먹었다고 합니다. 400년 넘게 전해 내려온 전통음식이지요.

조헌 선생 집안의 양탕을 만드는 특별한 방법

　양탕을 끓이기 전에 먼저 암소의 사골을 구해서 잘 씻어낸 다음 24시간 동안 기름을 걷어내면서 푹 고아 육수를 냅니다. 우유처럼 뽀얗게 우러난 육수에 양과 함께 인삼·대추·밤을 넣고 6시간 동안 푹 끓였습니다. 인근에 인삼밭이 많아 하등품을 싸게 구할 수 있었고, 대추·밤은 흔했기 때문이지요. 그래서 양탕은 선비들이 허약한 몸을 추스르고 원기를 회복하는 데 아주 좋은 음식이 되었던 것입니다. 재료들이 모두 따뜻한 성질이므로 열이 많은 사람은 주의해야 합니다.

소뼈를 푹 고아서 만든 우골고

조선 후기에 편찬된《제중신편(濟衆新編)》이라는 한의서에 노인 보양 음식이 나옵니다.《제중신편》은《동의보감》에서 요점을 발췌하고 단점을 보완하려고 만든 의서로서 정조대왕이 젊었을 때부터 승하할 때까지 진료를 담당했던 강명길이라는 어의가 편찬했습니다. 양로편의 보양 음식은 모두 22개로서 멥쌀을 넣고 끓인 죽이 11개, 음료처럼 마시는 것이 4개, 환으로 된 것이 2개, 고약처럼 된 것이 4개, 차로 달여 마시는 것이 하나입니다.

우골고(牛骨膏)는 젊은 황소의 뼈를 가마솥에 넣고 물을 많이 부은 다음 그 물이 한 말이 될 때까지 푹 고아서 걸러 그릇에 담아두고, 엉기기를 기다려 기름은 버리고 맑은 것만 취하여 중탕으로 녹여서 먹는 것입니다. 비·위장을 보하고 기운을 돋우며 뼈와 근육을 강하게 하고 걸음을 잘 걷게 합니다. 또한 골수와 정액을 보충하며 기력을 건장하게 하고 살과 피부를 윤택하게 하며 수명을 연장하게 합니다.

소의 젖인 우유는 어떤 효능이 있을까?

우유는 포유동물의 젖 가운데 양젖(羊乳)·말젖(馬乳)보다 상급으로서 심장과 폐를 보양하여 허약을 보해주고 번갈(煩渴: 가슴이 답답하고 입이 마르는 증상)을 멎게 하는 효과가 큽니다. 또한 몸에 윤기를 주므로 피부를 윤택하게 하고 변비에도 좋습니다. 그러나 그 효과가 사람의 젖에는 미치지 못한다고 했습니다.

약간 찬 성질이기에 속이 냉한 사람이 먹으면 설사하므로 소음인 체질에는 어울리지 않지요. 반면에 양젖은 따뜻한 성질이기에 속이 냉한 사람에게도 좋으며 신장의 양기를 보하는 효과도 볼 수 있습니다.

| 돼지고기 |

음기를 보충하고 위와 장에 윤기를 주는 음식

육식을 즐겨 먹는 사람들 가운데 상당수가 고기의 맛은 돼지고기가 제일 낫다고 하더군요. 삼겹살이나 목살구이 혹은 보쌈에 소주를 곁들여 먹는 맛이 일품일 겁니다. 그런데 돼지고기를 많이 먹으면 성인병을 유발하는 원인이 되기에 고민하는 사람이 많습니다. 또한 한약을 먹을 때도 먹지 못하게 하는 경우가 종종 있기에 한때는 한의사 때문에 우리나라 양돈업의 진흥에 지장이 많다는 얘기도 있었지요.

돼지고기를 먹으면 몸에 어떻게 좋을까?

돼지고기는 음기를 보하는 효능이 커서 위와 장에 윤기를 주고 피부를 윤택하게 하며 변비와 마른기침에도 좋습니다. 돼지기름은 해독 및 살충 작용이 있어서 수은과 같은 중금속 중독의 예방과 치료에 효과가 있습니다.

돼지의 방광은 유뇨증(遺尿證: 모르는 사이에 소변을 찔끔찔끔 흘리는 병증)에 좋은데, 이 경우엔 구워 먹습니다. 그리고 족발은 산모의 젖을 잘 나오게 하는 효능이 있습니다. 물론 지방이나 비타민을 비롯한 각종 영양소가 풍부하게 들어 있지요.

한약을 복용할 때 돼지고기를 먹지 말라는 이유는?

돼지고기가 습기와 담을 생기게 하고 기름기가 많아 풍열(風熱)을 불러일으키기 때문입니다. 풍열은 풍기(風氣)를 일컫는데, 중풍을 유발하기 쉽습니다. 그러므로 몸이 퉁퉁하면서 혈중 콜레스테롤이 높고 고혈압·동맥경화 등이 있는 사람은 중풍에 걸리지 않도록 돼지고기를 비롯한 동물성 지방을 주의해야 하고, 그 밖에 심근경색증·협심증·담석증·통풍 등이 있는 사람도 조심해야 합니다.

이와 같이 한약을 먹을 때 돼지고기를 무조건 피해야 하는 것은 아니고, 체질적으로 몸이 냉하거나 성인병을 주의해야 하는 경우에 먹지 말라는 겁니다. 그리고 찬바람으로 인한 감기와 각종 질병의 초기에도 피하라는 경우가 있습니다.

질병의 초기와 회복기에 소화 장애가 생기면 질병이 더욱 심해지거나, 식복(食復)이라 하여 병이 거의 나은 상태에서 다시 발병하는 경우가 있습니다. 그러므로 특히 소화 기능이 약한 사람들에게 질병이 완전히 나을 때까지는 돼지고기를 피하라고 하는 겁니다.

여름에 돼지고기를 먹는 것은 효과가 없을까?

여름에 돼지고기를 먹는 것은 보신이 별로 안 된다는 말이 있지만, 보음(補陰) 효과가 크기에 일을 많이 하고 땀을 많이 흘려 음기가 손상된 경우에 먹으면 도움이 됩니다. 물론 체질에 맞는 경우라야 하겠지요.

돼지고기가 적합한 체질은?

돼지고기는 체질적으로 보면 속에 열이 많고 마른 사람에게 아주 보탬이 되므로 소양인에게 이로운 음식입니다. 반면에 돼지고기는 찬 성질이므로 속이 냉한 사람이 먹으면 소화 장애와 설사를 일으키기 쉬우므로 소음인에게는 해롭습니다.

| 닭고기 |

원기를 더해주고 허약하고 수척한 몸을 보충해주는 사위의 음식

사위가 오면 장모가 으레 대접하는 음식이 씨암탉인 것을 보면 닭고기가 얼마나 보신이 되는지 알 만하지요. 그리고 조선시대에 10대에 걸쳐 만석꾼을 지냈던 경주 최 부잣집의 밥은 맛있기로 소문이 났는데 암탉을 삶은 물로 지었다고 합니다. 닭을 기를 때 한약재를 먹여서 약용으로 쓰기도 하는데, 지네를 먹여서 키운 닭은 중풍·동맥경화 등의 성인병에 좋다고 하여 엄청나게 비싼 값에 팔린다고 하지요.

닭고기는 어떤 약효가 있을까?

닭고기는 따뜻한 성질로서 원기를 더해주고 정(精)과 수(髓)를 보충해주는 효능이 있습니다. 그래서 허약하고 수척한 몸을 도와주므로, 질병을 앓은 뒤에 몸이 쇠약하고 소변이 잦은 경우에 좋습니다. 여성이 산후에 허약하거나 젖이 적게 나오는 경우, 여성의 냉증(대하)이나 자궁출혈에도 효과가 있습니다.

그리고 비장의 기가 허약하여 입맛이 없고 설사나 이질이 나며 몸이 붓는 경우에 좋습니다.

닭고기가 맞지 않는 사람

닭고기는 열을 일으키며 풍병(風病)을 생겨나게 합니다. 그러므로 간장의 열기가 상부로 오르거나 피부에 부스럼이 잘 생기는 사람과 대변이 딱딱한 사람에게는 마땅치 않습니다. 몸에 열기가 많은 경우와 감기 등의 병이 낫지 않았을 때도 역시 피해야 합니다.

술안주로 먹는 닭똥집에도 약효가 있을까?

닭똥집은 계내금(鷄內金)이라 하며 한약재로 쓰이는데, 닭이 먹어치우는 모이를 무엇이든 삭여내기에 비·위장을 건실하게 하는 효능이 있습니다. 그래서 식욕을 증진시키고 소화 작용이 뛰어나 뱃속에 쌓인 것을 풀어주며 설사와 이질을 멎게 합니다. 이 경우 닭똥집을 달여 먹어도 좋고 가루로 만들어 먹어도 좋습니다.

또한 소변을 찔끔거리거나 밤에 오줌을 싸는 데도 효과가 좋으므로 오줌싸개 아이에게 닭의 창자를 태운 가루와 함께 먹여보세요.

달걀은 어떤 약효가 있을까?

달걀노른자는 계자황(鷄子黃)이라 하는데, 차지도 따뜻하지도 않은 중간 성질이며 음기를 보하고 윤기를 주며 혈을 보양하는 효능이 있습니다. 그래서 가슴이 답답하며 잠이 잘 오지 않거나 허약하여 피를 토하는 경우에 좋으며, 아이들이 열병으로 경기(경풍)를 하는 데도 효과가 있습니다. 달걀노른자 기름은 습진이나 궤양·화상을 입은 데 바르면 잘 낫게 됩니다.

달걀 흰자위는 계자백(鷄子白) 또는 계자청(鷄子淸)이라 하는데 서늘한 성질로서 폐에 윤기를 주고 목을 이롭게 하며 열을 내려주고 독을 풀어주는 효능이 있습니다. 따라서 목이 아프거나 눈이 충혈되고 딸꾹질이 나거나 이질이 계속되고 열이 나며 붓고 아픈 경우에 좋습니다.

오골계는 닭과 어떤 차이가 있을까?

단순히 색깔만 다른 것이 아니라 성질과 효능에도 많은 차이가 있습니다. 닭은 따뜻한 성질로, 누런색이 비·위장의 색이므로 비·위장에 작용을 나타냅니다. 그러므로 비·위장이 허약하여 입맛이 없고 설사나 이질이 나며 몸이 붓는 경우에 좋습니다.

오골계는 따뜻하지도 냉하지도 않은 중간 성질이며, 검은색이 신장의 색이므로 신장·간장에서 작용을 나타냅니다. 한의학에서 신장은 콩팥뿐만 아니라 생식기와 성기능, 성호르몬을 비롯한 내분비 호르몬을 모두 포함한 개념입니다. 그래서 오골계는 신장과 간장을 보충하고 기와 혈을 도와주며 허열(虛熱)을 내려주는 효능이 있어서 허로(虛勞: 허손노상, 즉 허약해서 나타나는 증후의 총칭)·수척·소갈(당뇨병)·식은땀·오랜 설사와 이질·만성 소모성 질병 등을 치료합니다.

닭과 오골계 모두 영양 성분이 풍부한데, 오골계에는 닭보다 단백질과 지질·아연의 함량이 높습니다.

오골계가 어울리는 사람은?

오골계는 중간 성질이므로 기력이 떨어진 경우라면 열성이든 냉성 체질이든 누가 먹어도 좋습니다. 다만 케톤산증이 있거나 중증 간염이나 간 기능이 극도로 떨어진 경우에는 피해야 합니다.

원기 보강과 정력 강화에 탁월한 효능이 있기에 왕들의 정력제는 바로 오골계였지요. 연산군은 땅강아지·지렁이·파리 유충을 먹여 키운 오골계에 잉어·석련(石蓮)·황기를 넣어 푹 고은 용봉탕(龍鳳湯)을 먹었고, 숙종도 오골계를 즐겨 먹었다고 합니다.

부인병에도 효능이 있어서 산후 허약은 물론이고 생리불순·냉증(대하)·자궁 출혈·폐경 등을 치료합니다. 산후조리 음식으로 우리나라에서는 미역국을 먹어왔지만, 중국에서는 오골계를 비롯하여 죽순·해삼·닭고기 등을 먹어왔습니다.

삼계탕은 왜 좋을까?

삼계탕에는 더위·추위·과로에 대한 회복 효력이 탁월한 보기약(補氣藥)인 인삼, 보양 강장약인 대추, 비·위장을 따뜻하게 보익하는 마늘과 찹쌀이 들어갑니다. 이렇듯 모두 따뜻한 성질이며 기를 보충해주므로 기력이 약하고 추위를 타는 사람의 보양식으로 안성맞춤이지요.

삼계탕을 더욱 효과적으로 먹는 방법

땀을 유난히 많이 흘리는 경우에는 황기를 넣습니다. 황기는 기를 보하는 작용이 강한 보약으로서 피부의 기능을 굳건하게 하여 땀이 새어나가는 것을 막는 효능이 큽니다.

보혈 효과를 얻으려면 당귀와 천궁을 넣습니다. 녹각을 넣는 경우도 있는데 이것은 오래 끓여야 약효가 있으며, 소화 장애가 있는 경우에는 피해야 합니다.

정력을 보강하려면 인삼을 많이 넣습니다. 마·은행·연밥 등을 함께 넣으면 더욱 좋습니다. 신장의 기를 보강하려면 이왕이면 검은색이어서 신장을 돕는 오골계를 쓰는 것이 좋겠지요. 호흡기를 보강할 경우에는 도라지·은행·밤·호두 등을 넣으면 좋습니다.

삼계탕이 적합한 체질은?

태양인 체질은 육류가 맞지 않고 담백하게 먹어야 하기에 닭고기가 맞지 않습니다. 소양인 체질은 열이 많기에 닭고기가 적합하지 않으며 인삼·마늘·찹쌀도 적합하지 않지요. 소양인은 음기를 보충해야 하므로 찬 성질로 음기를 돕는 오리고기를 먹는 것이 좋습니다.

태음인 체질은 열이 거의 없는 경우에는 삼계탕을 그대로 먹어도 됩니다. 그러나 열이 좀 있는 경우에는 인삼·찹쌀·마늘을 빼고 천문동·산약·은행·도라지·율무·연밥·녹각 등을 넣어 먹는 것이 좋습니다. 또한 호흡기가 약한 편이므로 도라지·밤·은행 등을 넣는 것이 좋습니다. 소음인 체질은 몸이 차기에 삼계탕이 아주 적합하며, 인삼과 마늘을 많이 넣는 것이 좋습니다.

| 개고기 |
더위·추위를 이기게 하는 스태미나 식품

개고기는 혐오 식품이니까 먹지 말아야 한다는 얘기가 있지만, 몸보
신에 좋아서 먹는다는 사람도 적지 않지요. 역사적으로 보면 삼국시대
부터 서민은 물론 임금도 개고기를 먹었다고 합니다.

영의정의 생일 아침상에 개고기를 보낸 부마

조선 후기에 실학의 선구자로 대동법을 만들어 시행했던 김육(金堉)
이 영의정으로 있을 때의 일입니다. 영상 대감이 생신을 맞이하여 여
기저기서 수많은 선물과 진귀한 음식들을 보내 왔는데, 대감은 사돈이
자 선조의 부마인 동양위(東陽尉: 신익성) 궁에서 가져오는 음식으로 아
침을 먹겠다고 했습니다. 마침 내당에는 축하해주러 온 친족 부인들로
가득했는데, 부인들의 관심은 도대체 영상 대감은 생일날에 어떤 음식
을 먹을까 하는 것이었습니다.

시간이 되자 옹주궁에서 하녀 하나가 차반을 가지고 왔는데, 모두들

무슨 대단한 별미일까 궁금해했습니다. 그런데 막상 뚜껑을 열어보니 삶은 개고기와 막걸리 항아리가 들어 있을 뿐이었습니다. 부인들은 한편으로는 놀라고 한편으로는 비웃기도 했습니다. 옹주마마의 딸이자 영상 대감의 며느리는 친정에서 겨우 그것을 시아버지의 생일 음식으로 가져온 것이 부끄럽고 창피해서 방에서 서럽게 울었습니다. 그렇지만 영상 대감과 부마는 호탕하게 웃으며 맛있게 먹었다고 합니다.

귀양살이하던 형에게 개고기를 권했던 정약용

다산의 형으로 함께 체포되어 흑산도로 유배되어 《자산어보(玆山魚譜)》를 저술했던 정약전은 막막한 절망감과 한을 술로 달랬습니다. 양반의 교만함을 드러내지 않고 어부들이나 일반 주민들과 스스럼없이 어울려 지내면서 더욱 많은 술을 마셨던 것으로 보입니다. 형이 공부와 저술에 열심이면서도 매일 바다에서 나는 물고기만 먹기에 몸이 쇠약해진 것을 알고 형의 건강을 염려하여 다산이 개고기 먹기를 권했다고 합니다.

다산은 편지에서 이렇게 말했습니다. "짐승의 고기는 도무지 먹지 못하고 있다고 하셨는데, 이것이 어찌 생명을 연장할 수 있는 도라 하겠습니까. 섬에 산개가 100마리, 1,000마리뿐이 아닐 텐데, 제가 거기에 있다면 5일에 1마리씩 삶는 것을 결코 빠뜨리지 않겠습니다. 도중에 활이나 화살, 총이나 탄환이 없다고 해도 그물이나 덫을 설치할 수야 없겠습니까." 그리고 실학자인 박제가 선생에게서 전수받은 개고기 요리법도 적어놓았습니다.

개고기에는 어떤 약효가 있을까?

우리나라에서는 더위를 이기는 식품으로 여름에 먹지만, 대만에서는 추위를 이기는 스태미나 음식으로 겨울에 많이 먹고 있습니다. 그리고 개기름은 불포화지방산이 많아 소화·흡수가 잘되고 콜레스테롤도 적지요. 따뜻한 성질로서 비·위장의 기를 도와주고 따뜻하게 하므로 뱃속이 냉하고 허약한 사람의 소화를 잘되게 합니다. 또 혈맥을 보강하고 허리와 무릎을 강하게 하며 오줌을 찔끔거리거나 밤에 소변을 자주 보는 데 좋습니다.

개고기는 남성들의 정력에 정말 좋을까?

한의서에 의하면 개고기는 조양사(助陽事)라 하여 성기능을 돕는다고 했습니다. 한의학에서 성기능은 신장이 주관하는데, 개고기는 신장의 양기를 도와주므로 우수한 정력제가 되는 것이지요. 그러나 양기가 강하고 열이 많거나 성욕이 강한 사람이 먹으면 오히려 손해를 볼 수 있으므로, 쉽게 발기가 되는 사람은 피하라고 했습니다.

그렇지만 누렁이와 검둥이가 약효가 있지, 다른 색의 개는 마땅하지 않습니다. 신장의 양기를 보강하려면 검은색의 개가 좋은데 검은색이 신장에 연관되기 때문이고, 비·위장을 튼튼하게 하려면 누런색의 개가 좋은데 황색이 비장의 색이기 때문입니다.

개의 음경도 물개의 음경처럼 정력제로 좋을까?

개의 음경은 신장의 양기가 허약하여 성기가 냉하고 발기가 잘되지 않는 사람에게 좋습니다. 그리고 팔다리가 차며 추위를 타고 허리가 시큰거리며 소변이 잦은 경우에도 좋습니다. 물개의 음경, 즉 해구신(海狗腎)은 진품을 구하기 어렵고 값도 매우 비싸므로 수컷 개의 음경을 대용으로 쓰는데, 모구음경(牡狗陰莖) 또는 구정(狗精)이라고 합니다.

개고기가 적합한 체질은?

열성이 강하므로 열병을 앓은 후에 먹는 것은 좋지 않고, 비·위장에 습기와 열기가 많거나 고혈압이 있는 경우에는 주의해야 합니다. 그리고 임신부가 먹으면 아기가 소리를 내지 못하게 되니 피하라고 했습니다. 체질적으로는 냉성 체질인 소음인에게는 좋으나 열성 체질인 소양인에게는 해롭습니다. 또한 열성이 강한 마늘을 함께 먹는 것도 열을 더하므로 좋지 않습니다.

|양고기|

치매 예방에 탁월한 위구르족의 장수 음식

장수촌 중에 중국의 서부 변경 지대의 신강(新疆) 위구르자치구가 있습니다. 세계적인 장수촌으로 인정받으려면 인구 10만 명당 100세 이상이 20명을 넘어야 합니다. 히말라야의 훈자 마을이 27.7명, 에콰도르의 빌카밤바 마을이 30명, 그리고 카프카스의 조지아(구 그루지야)가 60명인 데 비해 위구르자치구는 무려 71.6명이나 된다고 합니다.

위구르자치구에는 47개 소수민족과 한족이 거주하지만 유독 위구르족만 장수합니다. 위구르족의 식생활을 보면 포도·멜론·살구·복숭아·수박 등의 과일을 즐겨 먹기도 하지만, 이슬람교를 믿기 때문에 돼지고기를 전혀 먹지 않는 대신 양고기를 먹는 것이 특징이지요. 예부터 어린 양고기는 미식가들이 가장 좋아하는 육류 요리 중 하나였는데, 육질이 부드러워 노인과 어린이가 먹기에도 좋습니다. 그런데 양고기를 불에 구워 먹는 것이 아니라 푹 삶아서 기름을 없애고 먹습니다.

고기를 구워 먹는 것보다 삶아 먹는 것이 건강에 좋을까?

고기를 불에 구울 경우, 몸에 해로운 인(燐)은 증가하는 반면 이로운 칼슘은 감소됩니다. 또한 벤조피렌·인돌·타르 등의 발암 물질도 생성 되지요. 그러니 위구르족이 양고기를 삶아서 먹는 것도 장수 비결에 들 어간다고 할 수 있습니다.

위구르족에는 전통적인 고기 조리법은 다음과 같습니다. 첫째, 고기 는 신선할 때 조리한다. 둘째, 너무 강한 불이 아닌 적당한 불로 2~3시 간 동안 푹 삶는다. 셋째, 삶으면서 수시로 피와 기름을 제거한다. 넷째, 고기가 충분히 익으면 채소를 넣고 함께 끓인다. 다섯째, 조리가 끝나 면 국물은 먹지 않고 버린다.

양고기에 어떤 효능이 있기에 위구르족의 장수에 도움이 될까?

따뜻한 성질로서 기를 돕고 허약을 보충하는 효능이 있어 기가 허약 하여 몸이 야위고 쇠약해져 피로하고 힘이 없는 경우에 좋습니다. 그 리고 비·위장을 따뜻하게 하는 효능이 있어 뱃속이 차가워서 생기는 복통·협통·생식기 통증에 효과가 있습니다. 찬 기운 때문에 생기는 통 증을 막아주는 것이지요.

신장의 양기가 허약해진 것을 보강해주므로 허리와 무릎에 힘이 없 고 시큰거리거나 소변을 자주 보는 경우에 좋고, 여성이 산후에 허약 하며 배가 아프거나 혈이 말라서 생리가 끊어진 경우에 효과적입니다. 근육과 뼈를 튼튼하게 하는 효능도 있지요.

양고기의 영양 성분

고단백·저칼로리일 뿐만 아니라 고기 중에서는 콜레스테롤이 가장 낮은 편이어서 다이어트 식품으로도 아주 좋습니다. 지방(28.8%)이 꽤 들어 있지만 불포화지방산이기 때문에 우리 몸에 지방이 축적되지 않고, 삶을 경우 기름이 대부분 없어집니다. 또한 아미노산 함유량이 소고기, 돼지고기보다 높습니다.

칼슘·인·철 등의 미네랄도 다른 육류보다 풍부하고, 비타민 A·B₁·B₂·니코틴산 등도 풍부하게 들어 있습니다. 피부 미용·피로 회복·골다공증 등에 효과가 있고 독성을 해소시켜줍니다. 항암 물질도 함유되어 있어 암세포의 성장을 억제하고 감소시켜 피부암·결장암·유방암에 효과가 있다고 합니다.

양고기의 특별한 성분인 카르니틴이 치매의 예방에 좋은 이유는?

카르니틴(carnitine)은 특히 양고기에 많이 함유되어 있는 성분으로서 몸속의 지방을 연소시켜준다고 하여 큰 화제를 모은 적이 있습니다. 카르니틴은 뇌에서 2가지 중요한 작용을 합니다. 우선, 뇌에는 기억과 사고에 관련된 아세틸콜린이라는 신경물질이 있는데, 이 아세틸콜린이 합성되는 데 카르니틴이 반드시 필요하므로 카르니틴을 섭취하면 아세틸콜린 양이 늘어난다는 사실이 밝혀졌습니다. 쥐를 이용한 동물실험에서 나이 많은 쥐에게 카르니틴을 투여하자 뇌에서 아세틸콜린이 늘어나 학습 능력이 향상되어 기억력이 떨어지지 않고 제대로 사고할 수 있게 되었습니다.

또 하나는 카르니틴이 뇌에서 신경 영양 인자와 같은 작용을 한다는 것입니다. 신경 영양 인자는 뇌신경에 작용하여 뇌신경 기능이 활성화되는 호르몬 역할을 하므로, 죽어가던 신경섬유나 뇌세포가 죽지 않게 합니다. 그러니 나이를 먹어 줄어든 뇌세포에 카르니틴을 투여하면 줄어들지 않는다는 것이지요.

카르니틴 성분을 섭취하려면 반드시 양고기를 먹어야 할까?

뇌세포가 줄어들지 않게 막아주고 치매에 걸리지 않는 뇌를 만드는데 필수적인 카르니틴은 양고기에 가장 많이 들어 있습니다. 쇠고기의 약 3배, 돼지고기의 9배나 들어 있지요. 붉은 살코기 부위에 많이 들어 있으며 활발하게 움직이는 부분, 즉 다리 부분에 많습니다. 젊은 사람은 원래 몸에 카르니틴이 있으니 많이 섭취할 필요가 없지만, 50세 이상인 사람은 열심히 먹는 것이 좋습니다. 우리나라에는 양고기가 별로 없으니 쇠고기라도 꾸준히 먹어야겠지요. 일주일에 2번 정도, 100g씩 먹으면 될 듯합니다.

양고기의 특별한 효능

양고기는 신장의 양기를 보강해주므로 성기능을 도와주어 양위증(陽痿證), 즉 발기부전의 치료에 효과가 있습니다. 원나라의 인종황제는 수년간 전쟁을 진두지휘하기 위해 사방으로 바쁘게 다녔기에 과로로 인해 신장의 정기가 부족해지고 허약해져 발기부전이 생겼습니다. 수많은 어의들 중 아무도 황제의 난치병 치료에 나서지 않았으나, 자청해서 진료를 맡은 홀사혜(忽思慧)는 한약 대신 양고기와 양신(羊腎: 양의 생식기) 등으로 만든 죽을 매일 먹도록 했습니다.

양고기 등을 넣은 죽이 발기부전을 치료할까?

대개는 최고급의 한약 처방을 오래 복용시키는 것이 일반적이지만, 황제의 경우는 몽골의 전통 술인 마유주를 오래, 많이 마신 탓도 있어 비·위장이 허약해져 있었기에 한약이 아닌 죽을 처방하지 않았나 싶습니다. 인종황제가 먹은 죽은 양신구채죽(羊腎韭菜粥)으로서 양의 생식기 1개와 양고기·구채(부추) 그리고 구기자에 쌀을 넣고 끓인 죽이지요.

양고기도 성기능을 강하게 하지만 특히 양신, 즉 양의 생식기는 더욱 효과가 큽니다. 동물의 특정 부위는 사람의 같은 부위에 효과를 나타내기 때문으로 해구신도 마찬가지지요. 게다가 신장의 정기를 보충하고 정수를 도와주면 원기도 좋아지고 노화 방지에도 좋습니다.

양신구채죽을 먹고 병이 나은 황제

인종황제는 죽을 먹은 지 3개월이 되지 않아 성기능을 완전히 회복했고, 오래지 않아 황후가 임신하게 되었습니다. 황제는 홀사혜에게 큰 상을 주었지요. 동시에 홀사혜가 만든 죽을 궁전선식(宮廷膳食)의 반열에 넣고 이후로도 늘 먹었다고 합니다.

홀사혜는 식의(食醫)로서 식료(食療), 즉 음식 치료에 정통한 한의사였는데, 궁중의 음선어의(飮膳御醫), 즉 황제가 먹고 마시는 음식을 담당하는 의사로 활동했습니다. 그는 각종 음식의 효능·보약의 작용·음식 위생 내지 식물의 독성 등을 많이 연구했고 1330년에《음선정요(飮膳正要)》라는 책을 편찬했습니다.

양고기의 난치병 치료 효과

양고기가 신장의 양기를 보강해주므로 원기는 물론이고 비뇨·생식·호르몬에 모두 효과를 나타냅니다. 또한 눈·귀를 밝게 하여 시력과 청력에도 도움이 됩니다. 양의 간으로 만든 양간환(羊肝丸)은 시력을 좋게 하는데, 구기자와 함께 쓰기도 합니다. 물론 양간은 서늘한 성질이지요. 자석과 양의 생식기를 넣은 자석양신환(磁石羊腎丸)은 오랫동안 청력이 떨어진 사람의 청력을 회복시키는 처방입니다.

양고기를 먹어서 좋은 사람과 주의해야 하는 사람은?

따뜻한 성질이므로 몸이 허약하여 추위를 타거나 비·위장이 냉하고 허약한 경우에 좋은 약이 됩니다. 양고기는 겨울에 먹어도 좋고, 여름철에도 먹으면 좋습니다. 여름에는 뱃속이 차가워지므로 속을 따뜻하게 해주고 습기도 물리쳐주기 때문이지요. 반면 몸에 열이 많은 사람은 주의해야 하고, 밖으로부터 찬바람이나 습기 등을 받아 감기 등이 걸린 경우에도 주의해야지요.

양젖의 효능

　양유는 신장의 기를 돕고 건조한 것을 윤기 있게 하며 허약한 것을 보충해주는 효능이 큽니다. 신장은 물론이고 폐를 보하고 위장을 조화롭게 하며 대장에 윤기를 줍니다. 그래서 심신이 허약해지고 피로하며 몸이 야위어 수척한 경우, 소갈(갈증)·반위구역(위가 음식물을 받아들이지 않아 구역질을 함)·구창(입안이 허는 병, 구내염)·영양불량·변비 등에 효과적이지요.

　위장이 허약하고 냉하여 소화력이 약하고 입맛이 없으며 몸이 쇠약해진 경우에는 우유보다 양젖이 효과적이지 않나 싶습니다. 그러나 따뜻한 성질이므로 열이 많은 사람은 주의해야 하고, 습기와 담이 몸속에 쌓여 있는 경우에도 주의해야 합니다.

양젖에 함유된 영양 성분

　단백질과 칼슘 등의 함량이 우유보다 높고 비타민 A·B가 우유보다 높아 시력을 보호하는 데도 좋습니다. 그리고 인체에 흡수되는 데 아주 적합하다고 합니다.

　현재 유럽에서 양젖의 가격은 우유의 7배나 된다고 합니다. 양젖으로 만든 요구르트나 치즈도 좋습니다. 최상급 양젖 요구르트는 실크처럼 매끄럽고 기름처럼 미끈미끈한 질감을 자랑하는데, 살짝 단맛이 감돌며 거칠거나 불쾌한 신맛이 없다고 합니다. 프랑스의 로크포르 (Roquefort) 지방에서 만드는 로크포르 치즈는 양젖을 원료로 한 것으로 유명한데, 10세기경부터 푸른곰팡이를 사용해 동굴에서 숙성시켜 제조했다고 합니다.

염소고기의 효능

양고기·양젖이 좋지만 우리나라에는 많지 않아 먹을 기회가 적지요. 꿩 대신 닭이라는 말도 있듯이 양 대신 염소, 양젖 대신 염소젖이나 산양유가 있습니다. 사실 양고기와 염소고기의 효능은 거의 비슷합니다. 염소고기도 몸이 마른 사람을 정상으로 돌아오게 하는 효과가 있고, 특히 몸이 냉한 임산부의 산후 허약에 효과가 큽니다. 출산을 하는 과정에서 혈과 육이 손상되는데 염소고기가 혈육을 보충해주기 때문이지요. 보혈 작용을 하므로 산후 출혈·산후 복통·산후 변비 등에 좋습니다.

산모뿐만이 아니고 평소에 허약한 미혼 여성에게도 흑염소 고기는 옛날부터 피부를 곱게 하고 건강을 유지시키는 건강식품으로 손꼽히며 많이 애용되어왔습니다. 냉증(대하)에 효과가 있고, 불임에도 효과가 있습니다.

염소고기가 적합한 체질은?

허약 체질을 개선해주고, 보혈 작용과 혈액순환의 개선으로 동맥경화·고혈압·당뇨병 등의 성인병 예방에 도움이 되며, 세포의 노화를 방지하고, 시력을 좋게 하며, 두뇌에도 좋고, 신경통과 골다공증에 좋으며, 양기를 보강하여 여성과 남성의 성기능에도 좋습니다. 그러나 따뜻한 성질이므로 몸에 열이 많은 체질은 해가 될 수 있으니 함부로 먹어서는 안 되지요.

| 오리고기 |
식은땀·병후 쇠약에 좋은 음기 보충 식품

중국 요리 가운데 북경 오리구이가 유명하지요. 최근 들어 오리에 동충하초를 넣은 탕이 유행하고 있는 것을 보면 몸에 좋을 것 같은데, 어떻게 도움이 되는지 알아볼까요?

오리의 보신하는 효능

오리는 음기를 보하고 위장을 도와주는 효능이 있습니다. 그래서 음기가 허약하여 생기는 발열·기침·갈증·유정·도한은 물론이고 여성의 월경량이 적은 경우에 좋습니다. 병후에 체력이 허약한 사람의 회복에도 좋지요.

몸이 붓는 경우에도 좋을까?

오리는 몸속의 물을 잘 통행시켜주고 소변을 잘 나오게 하므로 부종이나 복수를 치료할 수 있습니다. 보통 메주콩·생강·산초를 오리의 배 속에 넣고 봉합한 뒤에 푹 삶아 먹으면 좋은데, 병후에 몸이 허약하면서 부어 있는 경우에는 늙은 오리에 후박(厚朴)이라는 한약재를 넣어 삶아 먹습니다.

오리를 몸보신으로 먹을 경우 어떻게 만들까?

오리에 돼지고기·해삼 또는 동충하초·검인·율무 등을 넣어 요리하면 좋습니다. 특히 병을 앓은 뒤에 쇠약해진 경우에는 늙은 수오리 한 마리를 잡아서 내장을 빼버리고 동충하초 3~5개를 넣은 후 끈으로 동여맨 다음 간장과 술을 넣어 푹 삶아 먹습니다.

민간에서 중풍 치료와 예방에 쓰이는 오리

일부 고서에 오리의 피와 기름이 중풍에 좋다고 나와 있으나, 득보다는 오히려 해를 보는 수가 많으므로 주의해야 합니다.

오리알은 어떤 경우에 좋을까?

오리알은 음기를 보하고 혈을 도와주며 허약한 것을 크게 보충해주고 폐의 열을 내려주는 효능이 있습니다. 따라서 음기가 허약하고 폐가 건조하여 기침하고 목이 마르면서 아프며, 이가 아픈 경우에도 아주 좋습니다.

오리고기가 적합한 체질은?

　오리고기는 찬 성질이라 체질이 허약하고 손발이 차며 대변이 묽거나 설사하는 사람은 많이 먹지 말아야 합니다. 즉, 열이 많은 체질인 소양인에게는 좋으나 몸이 냉한 체질인 소음인에게는 적합하지 않습니다. 그리고 오리고기를 먹을 때 마늘을 같이 먹는 것은 좋지 않습니다.

PART
4
수산류

명태 | 연어 | 고등어 | 조기 | 갈치 | 대구 | 꽁치 | 청어 | 과메기 | 홍어 | 장어 | 문어 | 낙지 | 오징어 | 새우 | 게 | 해삼 | 굴 | 전복 | 홍합 | 다시마 | 미역 | 김 | 붕어 | 잉어 | 자라 | 우렁이 | 다슬기 | 미꾸라지

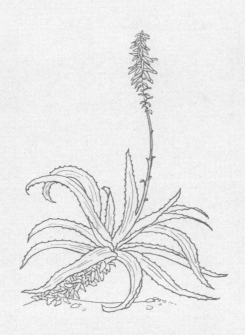

|명태|
기운 나게 하고 해독 작용이 뛰어난 우리 민족의 생선

우리나라 사람은 세계에서 명태를 먹어온 유일한 민족입니다. 가까운 나라인 중국과 일본 근해에서도 잡히지만 그들은 명태를 먹지 않으며, 그들의 본초서에도 명태에 대한 기록은 보이지 않습니다.

초대 대통령을 지내고 91세에 세상을 떠난 이승만 박사의 건강 장수 음식에 북어가 있습니다. 이 대통령은 고기로 만든 음식보다 북어를 재료로 한 음식을 더 좋아했다고 합니다. 그래서 북어국·북어찜·북어무침이 단골 메뉴였는데, 북어 머리나 껍질도 버리는 일이 없었답니다. 떡국을 끓일 때도 고기로 육수를 내지 않고 북어 머리와 껍질로 국물을 내었다고 하지요.

명태의 여러 가지 이름

"맛 좋기는 청어, 많이 먹기로는 명태"라는 말대로 명태는 우리 겨레와 가장 친근한 바닷고기이기에 이름도 매우 많습니다. 무태어(無太魚)·

태어(太魚)라고도 하고, 얼리지 않은 생것을 생태(生太), 얼린 것을 동태(凍太), 말려서 수분이 말끔히 빠진 것을 북어(北魚), 반쯤 말린 것을 코다리, 한겨울에 일교차가 큰 덕장에 걸어 차가운 바람을 맞으며 얼었다 녹았다를 20번 이상 반복해서 누렇게 말린 것을 황태(黃太)라고 부릅니다. 또한 명태의 새끼를 노가리, 그물로 잡은 것을 망태, 낚시로 잡은 것을 조태, 원양어선에서 잡은 것을 원양태, 근해에서 잡은 것을 지방태라고 합니다.

우리 민족이 명태를 즐겨 먹어온 이유는?

가장 흔한 고기였기 때문이지요. 근래 들어 지구 온난화로 해수 온도가 상승하여 서식지가 북상하면서 어획량이 엄청 줄었지만, 예전에는 우리나라 근해에서 가장 많이 잡혔습니다. 그리고 기름기가 적으며 담담하고 시원한 맛이 우리 민족의 구미에 잘 맞은 데다 영양이 풍부하며 어느 한 군데도 버리지 않고 다 먹을 수 있는 생선 중의 보물이기 때문이지요.

명태란 이름이 붙은 이유

조선이 개국하고 250년쯤 되었을 때 함경도에 부임한 민 모 관찰사가 명천군을 방문했는데, 마침 시장하던 터라 밥상에 올라온 명태국을 아주 맛있게 먹었습니다. 생선의 이름을 물었으나 그때까지 이름이 없다고 하자 그 자리에서 명천군(明川郡)의 명(明) 자와 국을 끓여 바친 어부 태(太) 씨의 성을 합쳐 명태(明太)라고 이름 지었다고 합니다. 그러면서 명태가 앞으로 300년 동안 우리나라의 보물이 될 것이라고 예언했다고 합니다. 벌써 300년이 지났으니 우리나라 바다에서 사라진 모양입니다.

한편, 먹으면 눈이 밝아진다고 해서 명태라고 했다는 얘기도 있습니다. 예전에 함경북도 삼수갑산(三水甲山) 같은 오지에 사는 사람들은 눈이 잘 보이지 않는 풍토병을 많이 앓았는데, 그런 환자들이 겨울 동안 가까운 어촌으로 내려가 한 달쯤 명태 속에 들어 있는 간유를 빼어 먹고 나면 눈이 잘 보이게 되어 돌아가곤 했다고 합니다. 그래서 밝을 명 자를 써서 명태라고 했다는 설이 있습니다. 또한, 함경도에서 명태 간의 기름을 짜서 등불을 밝혔는데 '밝게 해주는 생선'이란 뜻으로 명태라고 했다는 설도 있지요.

명태를 먹으면 눈이 좋아지는 근거는?

명태의 간에 비타민 A와 D가 많이 들어 있습니다. 특히 간유에는 비타민 A가 많이 들어 있는데, 대구보다 3배나 많습니다. 비타민 A는 눈에 유익한 것이지요. 비타민 A가 결핍되면 밤이나 어둑한 저녁이나 새벽에 잘 보이지 않는 야맹증이 생기게 됩니다. 야맹증은 기원전 1500년경 이집트의 기록에서 발견될 정도로 오래되었는데, 그리스의 히포크라테스는 동물의 간을 권했다고 합니다. 1867년에 영국에서 대구의 간유로 야맹증을 치료한 기록이 있습니다.

또한 단백질 함량이 많고 지방은 매우 적으며 칼로리도 낮아 비만·고혈압 예방에 좋습니다. 콜레스테롤을 떨어뜨리므로 동맥경화·심장병 예방에도 도움이 됩니다. 필수 아미노산인 트립토판(tryptophane)이 들어 있는데 세로토닌(serotonin)을 만들어 우울증 예방에 좋습니다.

명태의 효능은?

조선 말기에 편찬된 처방·약물 의서인 《방약합편(方藥合編)》에는 북어(北魚)를 "짠맛에 따뜻한 성질이고 허로(虛勞)와 풍증(風症)에 쓴다. 많이 먹으면 회(蛔)가 동한다. 알은 비·위장을 중화시켜 편안하게 한다"라고 설명하고 있습니다. 허로, 즉 몸이 허약해진 경우에 쓰고, 풍으로 인한 여러 병증에 쓰여왔다는 말이지요. 비·위장을 따뜻하게 하여 소화가 잘되고 기운을 보충시켜주므로 허약해진 몸을 회복시켜줍니다. 특히 알을 명란(明卵)이라 하는데, 비·위장을 도와서 식욕을 돋우고 소화를 잘되게 하며 단백질과 비타민 E가 풍부하지요.

해장국으로 명태국을 먹는데 실제로 효과가 좋을까?

해독 작용이 강하고 소변을 잘 나오게 하므로 술을 깨게 하는 해주(解酒)·성주(醒酒) 효능이 있습니다. 간을 해독해주는 메티오닌·시스테인 등 아미노산이 풍부하게 들어 있습니다. 특히 말린 명태는 해독 작용이 더욱 강하므로 민간에서 연탄가스 중독과 후유증은 물론이고 독사·지네의 독이나 광견독 등을 푸는 데 효과가 크다고 알려져 있습니다.

| 연어 |
오메가3가 많이 함유된 슈퍼푸드

생선류 중에 유일하게 슈퍼푸드로 선정된 것이 바로 연어입니다. 연어는 본고장인 미국 알래스카에서는 그다지 관심을 기울이지 않지만, 동양인보다 서양인이 더 좋아하는 어류이지요. 특히 독일·네덜란드 등 라인 강 주변국 사람들은 연어를 최고의 미식으로 꼽는다고 하는데, 일본에서도 아주 소중한 음식으로 귀하게 여긴답니다.

중국 한나라의 고시 중에 "호마의북풍 월조소남지(胡馬依北風, 越鳥巢南枝)"라는 구절이 있습니다. 북쪽에서 온 말은 북풍이 불면 귀를 북쪽으로 세워 소리를 듣고, 남쪽에서 올라온 새는 남쪽을 향한 가지에 둥지를 튼다는 의미입니다. 떠난 임에 대한 애절한 그리움을 노래한 시의 일부인데, 이 구절만큼은 고향에 대한 그리움을 표현한 것으로 여겨지기도 하지요. 그리고 여우도 자기가 태어난 굴이 있는 곳을 향해 언덕을 베고 죽는다는 말도 있습니다.

연어도 수만 리 바다를 돌아 태어난 강으로 돌아와 암컷이 알을 낳으면 수컷이 수정시키는데, 그것도 일생에 단 한 번 그렇게 하고 죽는답니다. 끈질기게 고향을 찾는 마음과 새 생명을 탄생시키는 부모의 사랑을 느낄 수 있는데, 그런 마음을 느끼며 연어를 먹으면 건강에 더 좋지 않을까요?

우리나라에서는 연어를 얼마나 먹을까?

우리나라의 1인당 연어 소비량은 아시아 지역에서 가장 낮은 편에 속하지만, 예전에 비해 늘고 있습니다. 2000년대 중반부터 꾸준히 증가되다가 2011년 이후로는 폭발적인 증가세를 보이고 있습니다.

노르웨이 수산물위원회(NSC)에 따르면 우리나라로 들어오는 노르웨이산 연어는 2009년에 6,000t이었는데 2012년에는 8,310t으로 증가했다고 합니다. 당연히 국내 연어 매출이 2011년에 29.7%, 2012년에 38.3%, 2013년에는 100% 넘게 급격히 늘었습니다. 반면 국내산 수산물 중에서 고등어와 갈치는 매출이 전년 동기 대비 30%와 12% 정도 줄어들었고, 명태도 60%나 줄었다고 합니다.

어종별 소비에 큰 변화가 생긴 이유는?

우선 2011년 3월 동일본대지진 이후로 수산물의 방사능 오염을 우려하기 때문이라는 분석이 지배적입니다. 대부분의 연어가 태평양이나 북유럽 등 먼 바다에서 나기 때문에 방사능 오염이 우려되는 국내산 및 근해산 수산물보다 연어를 즐겨 찾는다는 것이지요. 방사능 우려가 있는 참치 대신 연어를 소비하는 사람이 늘었기 때문이라는 얘기도 있습니다.

그리고 슈퍼푸드에 대한 관심이 높아졌기 때문이라는 분석도 있습니다. 연어는 저지방·고단백 식품으로서 건강에 좋은 성분이 많이 함유되어 있기 때문이지요. 게다가 추운 날씨에 건강한 피부를 유지하는 데도 도움이 됩니다.

중국에서도 폭발적으로 증가한 연어 소비량

생선 맛을 모르던 중국에서 언제부턴가 생선회를 먹기 시작하더니 연어 소비도 크게 늘어나고 있답니다. 그 바람에 국제 연어 가격도 올랐습니다. 노르웨이산 연어는 중국 중산층 사이에서 폭발적 인기를 끌어 수입량이 엄청 증가했습니다. 그래서 중국은 러시아와 함께 노르웨이의 가장 중요한 연어 수출국으로 부상했습니다. 국제통화기금(IMF)에 따르면, 2003년 10월 kg당 4.52달러(노르웨이 수출 가격 기준)에 거래되던 연어 값이 2013년에 6.24달러로 38%나 뛰었습니다.

지난 2010년에는 사건도 일어났습니다. 중국의 반체제 운동가 류샤오보(劉曉波)가 노벨평화상을 받게 되자, 중국 정부는 노르웨이를 상대로 무역 보복에 나섰던 겁니다. 노르웨이산 수입 연어에 대해 특별 검사를 실시하겠다는 것이었지요. 그래서 노르웨이의 중국에 대한 연어 수출이 급감했고, 중국은 영국 등지로 연어 수입처를 옮겼습니다.

우리나라에서는 옛날에 연어를 먹었을까?

《동의보감》에 연어가 나옵니다. "성질이 평(平)하고 독이 없으며 맛이 좋다. 알이 진주같이 생겼는데 약간 벌건 빛이 나는 것이 맛이 더 좋다. 동해·북해와 강에서 산다. 조선시대에는 연어를 건제품이나 염장품으로 가공했고, 알은 젓갈[鰱魚卵醢]로 가공했다. 알의 모양이 명주(明珠) 같고 빛깔은 담홍색인데, 소금에 절이면 심홍색이 되고 삶으면 다시 담홍색이 되며 빛깔 중에 심홍색의 한 점이 있다"고 했습니다. 그 알은 서울 사람들이 매우 좋아한다고도 했지요.

한의학에서 연어의 효능은?

따뜻한 성질이며 주로 비·위장을 따뜻하게 하고 보강해주며 기를 끌어올려주고 찬 기운을 풀어주는 효능이 있습니다. 그래서 비·위장이 허약하여 속이 냉하면서 기운이 없고 힘이 빠지며 배가 아프고 입맛이 떨어지며 대변이 묽은 경우에 효과적입니다. 출산 후나 질병을 앓은 뒤에 몸이 허약해졌을 때 좋은 약이 되는 음식이지요.

또 폐에 윤기를 넣어주고 피부를 윤택하게 하는 효능이 있어 기침이 나거나 피부가 거칠어진 경우에 좋습니다. 그리고 소변을 잘 나오게 하고 몸속의 물을 잘 소통시켜 붓기를 없애주므로 몸이 붓고 소변이 잘 나오지 않는 경우에도 효과적입니다. 그러니 연어는 몸을 보해주면서 막히고 체하게 하지 않으므로 항상 먹어도 좋은 음식이지요. 이처럼 연어는 소화·흡수가 잘되므로 어린이·노약자·환자에게 좋습니다.

민물에서 태어나 바다로 갔다가 되돌아오는 연어의 일생

연어는 회귀성 어류로, 민물에서 태어나 바다에서 성장한 뒤에 수만 km를 돌아 산란을 위해 자신이 태어난 모천(母川)으로 돌아와 산란한 후 일생을 마감합니다. 강원도 양양군에서는 매년 가을 연어축제가 개최되는데, 맨손잡이 체험도 있습니다.

가을에 남대천에서 산란하고 부화된 치어는 약 3개월 정도를 민물에서 지내다가 동해를 거쳐 베링 해에서 3~5년간 지내며 60cm 이상의 크기에 2~7kg의 무게로 성장해서 11월 중순이 되면 하루 2,000여 마리씩 남대천으로 돌아옵니다. 망망대해를 떠돌던 연어는 태양의 각도를 인지하여 방향을 잡고서 자신이 태어난 강으로 돌아오는데, 하구 가까이 접근해서는 후각에 의존하여 모천으로 회귀하는 것으로 여겨집니다.

삼척 오십천·울진 왕피천 등의 동해안의 하천으로도 연어가 회귀하고 있습니다. 울산에서도 지난 2000년에 태화강 연어방류사업이 시작되어 2003년부터 연어가 돌아오고 있는데, 돌아오는 수가 점점 늘어나고 있답니다.

연어에 들어 있는 영양소

단백질 21%, 지방은 8.4%나 들어 있고, 단백질 흡수를 돕는 비타민 B_2·B_6도 많이 들어 있으며 비타민 A·D·E도 들어 있습니다. 단백질 중에 라이신·아르기닌·글루탐산 등의 아미노산이 많이 들어 있어 산뜻하고 시원한 맛을 느끼게 합니다. 연어의 성분 중 가장 주목받는 것은 EPA(eicosapentaenoic acid) · DHA(docosahexaenoic acid) 등의 오메가3 지방산입니다.

건강 기능 식품으로 오메가3를 많이 먹는데, 어떤 효능이 있을까?

물고기와 바다표범을 주식으로 하는 에스키모에게 동맥경화·뇌경색·심근경색 등이 적다는 사실을 발견하고 연구한 결과, EPA에 의한 것임이 밝혀졌지요. 또 EPA에서 유도된 TXA3와 PGI3는 혈소판에 들어 있는 TXA2의 생성을 저해하여 혈소판 응집 억제 작용을 나타내므로 혈전 예방에 좋습니다.

그래서 오메가3는 콜레스테롤을 제거하고 중성지방의 수치를 낮춰주며 혈압을 낮춰주기 때문에 고혈압·동맥경화·심장병·중풍 등의 혈관계 질환을 예방하고 치료하는 데 효과적입니다. 또 심장 박동을 안정시켜 부정맥을 예방하는 데도 좋습니다. EPA는 류머티즘성 관절염·폐 질환의 예방과 치료에 좋다는 보고도 있습니다.

오메가3 지방산 중에 DHA는 어떤 작용을 할까?

DHA는 뇌세포를 활성화하여 뇌의 발육과 기능 유지에 관여하므로 임산부와 유아에게 꼭 필요합니다. DHA는 두뇌 발달과 기억력 증진에 좋아 학습 능력과 인지력을 향상시켜주기 때문에 치매를 예방하는 데도 도움이 됩니다. 또 뇌신경세포의 막을 유지하고 강화시켜주며 뇌

혈류를 증가시켜 뇌세포에 영양분과 산소가 더 잘 전달되도록 도와줍니다.

그 밖에도 오메가3는 유방암·췌장암·대장암 등에 효과가 있는 것으로 알려져 있고, 인슐린 분비를 촉진하기 때문에 당뇨병에도 도움이 되며 피로 회복에 효과적입니다.

연어의 다른 효능은?

항산화 작용이 있습니다. 연어의 붉은색은 가열해도 갈색으로 변하지 않고 고운 색을 그대로 유지하는데, 연어의 근육에 아스타산틴(astaxanthin)이란 카로티노이드계 색소가 들어 있기 때문입니다. 아스타산틴 색소는 코엔자임 Q10의 150배에 해당하는 항산화 작용을 가지고 있지요. 그리고 항산화 비타민인 비타민 E도 제법 들어 있습니다. 연어 알에는 특히 비타민 E가 많이 들어 있습니다.

또 연어에는 핵산이 많이 들어 있는데 역시 항산화 작용을 해서 여러 가지 작용을 나타냅니다. 그러므로 노화 억제 효과를 나타내는데, 세포의 노화와 피부 노화를 억제해줍니다.

연어에 많이 들어 있는 핵산은 어떤 작용을 나타낼까?

핵산에는 DNA와 RNA의 두 종류가 있지요. DNA는 신체의 설계도이며, RNA는 설계도에 근거하여 아미노산을 모아 필요한 단백질을 생산합니다. 그러니 인간은 핵산 없이는 살아갈 수 없는데, DNA는 유전자이므로 생명의 근원 물질이지요.

핵산은 항산화 기능을 가지며 신진대사 촉진·치매 예방·빈혈 개선·간 기능 향상 등에 효과가 있습니다. 피부세포에 핵산이 부족하면 각질층의 단백질 합성에 지장이 생기는데, 핵산은 기미와 주근깨의 원인인 자외선을 흡수하는 역할도 하므로 피부 노화 방지에 도움을 줍니다. 핵산의 항산화 작용과 말초혈관 확장 작용은 노인성 치매 예방에 도움이 됩니다. 그리고 적혈구 생성을 활발하게 하여 빈혈을 방지하고 피로 회복에 좋습니다.

핵산이 많이 들어 있는 음식

핵산은 생선을 비롯하여 육류·과일·채소·곡물 등에 모두 들어 있는데, 생선류·해조류·콩류에 많이 들어 있습니다. 핵산이 많이 함유된 식품으로는 연어와 복어의 이리(수컷의 정소)·참치·정어리·고등어·가자미·김·대합·굴·잔멸치·뱅어포·쇠고기·돼지고기·닭고기·콩 등이 있습니다.

연어를 먹으면 도움이 되는 경우에는 또 어떤 것이 있을까?

골다공증의 예방에 좋습니다. 연어에는 어류로서는 드물게 비타민 D가 들어 있어 칼슘이 흡수되는 것을 도와줍니다. 물론 칼슘도 좀 들어 있지요. 그러니 중년 이후 골다공증이 걱정되거나 골절의 위험이 있다면 연어를 자주 먹는 것이 뼈 건강에 좋습니다. 그리고 연어를 먹으면 피부 미용에 도움이 되므로 여성에게도 좋습니다.

연어가 피부 미용에 얼마나 도움이 될까?

항산화 작용을 통해 피부 미용과 노화 방지에 좋습니다. 아스타산틴 색소와 비타민 E 등의 작용으로 피부 재생이 좋아지고 스트레스로 인한 피부 색소 변화와 다크서클 생성을 막아주므로 밝은 얼굴색을 유지하는 데 도움을 줍니다.

또 연어에는 콜라겐이 풍부하게 함유되어 있어 세포의 수축을 돕고 건조한 피부의 보습 효과를 강화시켜주므로 피부 미용에 좋습니다. 그리고 연어의 불포화지방산은 건조한 피부에 윤기를 주어 피부를 팽팽하게 하여 탄력성을 유지하게 해주고 미백 효과를 줄 수 있지요. 게다가 연어에 많이 들어 있는 핵산도 피부 노화 방지에 도움이 됩니다.

그 밖에도 연어를 먹어서 좋은 점은?

철분이 많이 함유되어 있고 헤모글로빈 생성에 좋은 페닐알라닌 (phenylalanine)이라는 아미노산이 들어 있으므로 빈혈 예방에 도움이 됩니다. 페닐알라닌은 뇌와 신경세포 사이에서 신호 전달을 하는 필수 아미노산으로서 기억력과 주의력을 향상시키고 머리를 맑게 해줍니다. 또 기분을 좋게 하므로 우울증이 있는 경우에 좋고, 만성적인 통증을 완화시켜주는 진통제 역할을 합니다. 그리고 연어에는 엽산 성분도 들어 있어 임산부에게 좋습니다.

연어가 남성에게는 도움이 되지 않을까?

오메가3와 핵산은 남녀노소 누구에게나 좋습니다. 그리고 오메가3는 혈액순환을 잘되게 하므로 남성의 성기능에도 당연히 도움이 됩니다. 게다가 연어에는 성기능 유지에 필수적인 단백질과 콜레스테롤이 들어 있고, 성 미네랄인 아연도 약간 들어 있지요.

그리고 비타민 B와 D가 들어 있어 성장을 촉진하고 면역력을 향상시키기 때문에 성장기 어린 아이들에게도 좋습니다. 또 연어에는 비타민 A가 많이 들어 있어 눈의 노화를 방지하고 시력 감퇴를 막아주는 등 눈 건강에 도움이 됩니다. 그리고 칼륨이 많이 들어 있어 고혈압 예방에 도움이 됩니다.

오메가3는 연어 외에 다른 생선에도 많이 들어 있을까?

오메가3는 우리 몸에서 생성되지 않아 반드시 음식을 통해서만 섭취할 수 있는 필수 지방산으로서 불포화지방산입니다. 그래서 미국심장학회는 매주 2회 정도 기름진 생선의 섭취를 권장하고 있지요. 오메가3 지방산은 연어 외에 고등어·참치·정어리·꽁치·방어·전갱이 등의 다른 등 푸른 생선에도 많이 들어 있습니다.

생선이 몸에 좋은 음식인 것은 분명하지만 다른 음식들과 균형 있게 먹는 것이 좋습니다. 생선을 적게 먹어도 안 좋지만 너무 많이 먹어도 건강에 좋지 않다는 연구 결과도 나왔습니다. 덴마크 올보르 대학 연구팀이 유럽부정맥협회(European Heart Rhythm Association)에서 발표한 논문에 의하면, 생선에 함유된 불포화지방산의 과소 및 과다 섭취가 심방세동, 즉 심장 맥박 이상 증상을 초래할 수 있는 것으로 나타났다고 합니다.

연구팀은 "해양 생물에 함유된 고도 불포화지방산인 n-3 PUFA를 너무 적게 섭취하거나 너무 많이 섭취할 때 심장 박동 이상 현상이 나타나는 것을 확인했다"고 설명했습니다. 생선 등의 섭취량과 심방세동 간에 이른바 U자 모양의 상관관계가 있다는 것이지요.

적정한 생선 섭취량은 어느 정도일까?

연구팀은 생선을 일주일에 2번 정도 먹는 사람들이 심방세동 증상에 가장 적게 걸리는 것으로 나타났다고 밝혔습니다. 심방세동은 유럽에서 600만 명가량이 겪고 있는 질병으로 사망률이 꽤 높은 편이지요. 연구팀의 토머스 릭스 박사는 "충분히 실천할 수 있는 식생활 개선 방법으로 이 질병을 상당히 예방할 수 있을 것"이라고 말했습니다.

장수촌인 오키나와 사람들은 서양 사람들보다 생선을 20배나 더 많이 먹고, 다시마·미역·파래·우미부도 등의 해조류도 많이 먹습니다. 그런데 해산물을 거의 먹지 않고 사는 훈자 마을·빌카밤바 마을 사람들도 심장혈관이 튼튼하며 장수했습니다. 주어진 여건에서 음식을 고루 잘 먹었던 겁니다. 생선도 적당히 먹으면 좋겠지요.

|고등어|

기력 쇠약·신경쇠약에 좋은 국민 생선

생선을 먹으려면 유일하게 슈퍼푸드로 선정된 연어만 먹어야 할까요? 꼭 그렇지는 않습니다. 오징어·명태와 함께 국내 소비량이 가장 많은 어종으로서, 값이 저렴하면서 맛도 좋아 서민들의 사랑을 받아왔기에 '국민 생선'이라고 불릴 정도로 우리에게 친숙한 생선이 있지요? "한밤중에 목이 말라 냉장고를 열어보니 한 귀퉁이에 고등어가 소금에 절여져 있네. 어머니는 고등어를 구워주려 하셨나 보다." 〈어머니와 고등어〉라는 노래에 나오는 고등어인데, 연어 대신 고등어를 먹는 것도 좋습니다.

고등어는 자주 밥상에 오르는데, 영양은 얼마나 풍부할까?

"가을 배(梨)와 고등어는 맛이 좋아 며느리에게 주지 않는다"는 속담도 있습니다. 단백질을 비롯하여 지방·칼슘·인·나트륨·칼륨·비타민 A·B·D 등의 영양소가 풍부한 스태미나 식품이기 때문이지요. 구이·

조림으로 즐겨 먹고 최근에는 횟감으로도 인기가 높습니다. 고등어는 늦가을인 10월 말부터 1월 말까지가 제철이라 그때가 가장 맛이 제일 좋은데, 노르웨이산 수입 고등어는 봄이 제철이라고 합니다.

고등어를 우리나라에서 오래전부터 먹어왔을까?

1454년에 편찬된 《세종실록지리지》에 황해도·함경도 지방의 토산으로 기록되어 있고, 1530년에 편찬된 《신증동국여지승람(新增東國輿地勝覽)》에 경상도·전라도·강원도·함경도 지방의 토산으로 기록되어 있습니다. 그러니 우리 민족은 예로부터 고등어를 영양 식품으로 먹어왔는데, 정약전 선생이 지은 《자산어보》에 벽문어(碧紋魚)·고등어(皐登魚)라고 나오고 다른 책에는 고도어(古道魚·古都魚·古刀魚)로 나옵니다.

제주도에서는 가을철에 무더기로 잡히는 고등어를 저장하면서 오래 먹기 위해 잡은 후 신선한 상태에서 마른 소금으로 절여 말린 후 구이로 먹었습니다. 경북 내륙에서도 동해안에서 수송된 고등어를 상하지 않게 먹기 위해 소금을 쳐서 간고등어로 만들어 먹어왔지요.

고등어는 한의학적으로 어떤 효능이 있을까?

한의서에서는 태어(鮐魚)·청화어(青花魚) 혹은 고도어라고도 하는데 칼 모양을 닮았다고 해서 그런 것 같습니다. 단맛에 중간 성질로서 폐와 신의 기를 보충하고 비장을 건실하게 하며 위장을 활발하게 하고 강장 효능이 있습니다. 기력 쇠약·산후 허약·폐결핵·만성 소화기계 질환·신경쇠약 등에 효과를 나타냅니다.

고등어는 연어와 성분이나 효능이 비슷할까?

연어와 마찬가지로 고도의 불포화지방산인 오메가3 지방산이 많이 함유되어 있습니다. 물론 EPA·DHA가 많이 들어 있지요. EPA는 혈중 콜레스테롤을 떨어뜨리고 혈액순환을 원활하게 하며 동맥경화와 혈전 생성을 방지하므로 고혈압·혈전증·중풍·심장 질환 등의 순환기 질환 예방에 효과가 있습니다.

그리고 DHA는 뇌세포를 활성화하여 뇌 기능을 향상시켜 두뇌 발달과 기억력 증진에 좋으며 인지력을 향상시켜주기 때문에 치매를 예방하는 데도 도움이 됩니다. 그러니 고등어는 노인과 어린이·수험생에게 좋은 생선입니다.

고등어도 항산화 작용을 가지고 있을까?

연어와 마찬가지로 핵산이 많이 들어 있어 항산화 작용을 하고, 항산화 비타민인 비타민 E가 들어 있으며, 강력한 항산화 작용을 가진 미네랄인 셀레늄이 많이 들어 있습니다. 핵산은 노화 방지·피부 미용·신진대사 촉진·치매 예방·빈혈 개선·간 기능 향상·피로 회복 등에 효과가 있습니다.

그리고 셀레늄은 불포화지방산의 산화를 방지하는 효과가 비타민 E보다 훨씬 높은데, 암 예방 및 치료 효과, 심장 질환의 예방 및 경감 효과가 있어 심장 통증을 완화시켜주고 심장 발작을 예방해주며 간장병 예방 효과도 있습니다. 실제로 셀레늄 섭취가 부족한 사람은 그렇지 않은 사람에 비해 심장병 사망률이 3배나 높다고 합니다.

그 밖에도 고등어는 어떤 효능이 있을까?

칼슘이 많이 들어 있어 골다공증에 도움이 되고, 철분이 들어 있어 빈혈 예방에 도움이 됩니다. 그리고 비타민 A가 많이 들어 있어 눈 건강에도 좋습니다. 또 오메가3와 셀레늄·아연이 좀 들어 있어 정력 강화에도 도움이 되지요. 셀레늄은 정자의 활동성을 높여주고 정자 수를 증가시키는 등 성기능의 증강 효과가 있고, 아연은 성호르몬의 활성화에 중요한 역할을 하며 전립선액에 포함되어 정자의 대사에 기여합니다.

고등어를 먹을 때 주의할 점은?

부패 속도가 다른 생선보다 빠르므로 상한 것을 먹지 않아야 합니다. 고등어가 죽으면 붉은 살에 포함되어 맛을 내게 하는 히스티딘이라는 아미노산이 효소 작용에 의해 히스타민(histamine)이라는 유해 물질로 변하기 때문입니다. 히스타민은 두드러기·복통 등의 원인이 되며 특히 알레르기성 체질을 가진 사람에게 알레르기를 일으키기 쉽습니다.

|조기|
맛 좋고, 기운 돕고, 소화 잘되는 비·위장의 생선

윤기가 흐르는 흰쌀밥에 조기 반찬, 보릿고개 시절에 대다수의 사람들이 동경했던 음식이 아니었나 싶습니다. 조기는 정과 기를 강하게 하는 효능이 있기에 기운을 돕는다는 뜻으로 조기(助氣)라 부르는데, 고기의 색이 노랗기 때문에 중국에서는 황어(黃魚) 또는 황화어(黃花魚)라고 합니다.

굴비라는 이름이 붙은 연유

굴비라는 이름은 고려 인종 임금 때 귀양을 떠난 이자겸으로부터 유래되었습니다. 이자겸은 고려 때의 대표적인 외척 출신으로서 둘째 딸을 예종 임금에게 시집보내 왕의 장인이 되었습니다. 예종이 병으로 위독해지자 14살의 어린 아들이 왕위에 오르도록 힘을 써서 인종이 되게 했고, 결국 외조부로서 정권을 독차지했습니다. 그리고 권력을 확고히 하기 위해 자신의 셋째·넷째 딸을 나란히 인종에게 혼인시켰습니다.

인종은 2명의 이모와 결혼한 셈인데, 아무리 근친혼이 성행한 고려 왕실이라고 해도 이모와의 혼인은 상당히 무리한 것이었지요.

이자겸은 인종의 외할아버지이면서 장인 자리까지 차지하고서 권력을 마구 휘둘렀습니다. 스스로를 국가의 중대사를 처리하는 직책인 지군국사(知軍國事)로 칭하고 뇌물을 받고 관직을 팔며 사사로이 송나라에 사신을 보내 표(表)를 올리고 토산물을 바치는 등 국왕처럼 행동했습니다.

엄청난 권력을 누리던 이자겸은 어떻게 귀양을 가게 되었을까?

나는 새도 떨어뜨릴 만한 권력을 누리던 이자겸의 방자함이 도를 넘자, 청년이 된 인종은 이자겸을 제거하기 위해 군대를 동원했습니다. 그런데 이자겸이 이를 제압하고 임금을 압박하여 나라의 모든 일을 관리하게 되었으니, 그것이 바로 '이자겸의 난'입니다.

이자겸은 왕과 같은 권세를 누리면서 십팔자득국(十八子得國), 즉 이(李)씨가 나라를 얻는다는 도참설을 퍼뜨리며 인종을 독살하고 왕위를 찬탈하려고 했지요. 그러나 결국 인종을 따른 척준경에게 진압되어 유배를 갔습니다. 욕심이 도를 지나친 셈이지요. 귀양 간 곳이 바로 전라도 영광 법성포였습니다.

이자겸이 영광으로 귀양을 가는 바람에 알려진 굴비

이자겸은 영광에서 해풍에 말린 조기를 처음 먹었는데, 그 맛이 기가 막혔습니다. 개경에서도 먹어보지 못한 탁월한 맛이었지요. 그래서 이자겸은 자기가 건재하다는 것을 알리기 위해 인종 임금에게 진상품으로 보내면서 '굽히지 않는다'는 뜻으로 굴비(屈非)라고 이름을 지었다고 합니다. 비록 귀양살이를 하고 있지만 절대로 굴복하거나 비굴하게 꺾이지는 않겠다는 의미로서 기개가 아직 살아 있다는 것을 표현한 것이지요.

조기도 다른 생선과 마찬가지로 산란 직전에 잡은 것이 알이 비대하고 지방이 많아 맛이 좋습니다. 조기는 제주도 서남방과 중국 상하이 동쪽의 동지나해에서 월동한 후 매년 3월에 산란을 위해 떼를 지어 북쪽을 향해 회유를 시작합니다. 중간 회유 유역인 법성포 앞바다에서 잡히는 알배기 참조기를 말린 오사리 굴비가 최상품이라고 합니다. 예로부터 궁중 진상품으로 유명하지요.

조기는 우리 몸에 어떻게 좋기에 값비싼 고급 생선일까?

값비싼 고급 생선이 되려면 몇 가지 조건을 갖추어야 합니다. 첫째, 뭐니 뭐니 해도 맛이 좋아야 합니다. 조기가 맛이 좋다는 것은 다들 아는 사실입니다. 둘째, 기운이 나게 하는 효능이 있어야 합니다. 조기는 기운을 돕기에 조기(助氣)입니다. 그래서 허약한 사람에게 좋은데, 큰병을 앓은 뒤나 산후의 회복에 좋습니다. 셋째, 먹으면 소화가 잘되고 입맛이 나야 합니다. 조기는 색이 노랗기 때문에 황어·황화어라고 하는데, 한의학에서 노란색은 주로 비·위장에 작용하므로 소화가 잘되고 입맛을 나게 합니다. 특히 여름철 입맛을 살리는 데 좋은 반찬이 되지요. 게다가 조기는 달고 짠맛에 성질이 따뜻하므로 몸이 냉한 사람이 먹으면 비·위장이 따뜻해져서 소화 기능이 좋아지고 대변이 묽거나 설사가 나오는 것을 멎게 해줍니다.

조기에는 칼슘·철·비타민 B_1·B_2 등이 고루 들어 있습니다. 특히 신선한 조기 1kg당 요오드 120mg을 함유하고 있습니다.

조기의 또 다른 효능은?

정력에 좋습니다. 신장의 허약을 보하고 정을 보충하며 정액이 새어 나가는 것을 막아주는 효능도 있으므로 남성에 좋은 식품이지요. 신장을 강하게 하므로 허리와 무릎이 시큰거리고 약하며 어지럽고 귀에서 소리가 나는 경우에도 좋습니다. 특히 조기의 뱃속에 있는 부레, 즉 공기주머니는 정을 보강하는 효능이 뛰어납니다.

아침에 발기를 일으킨다고 해서 조기(朝起)라고도 합니다. 조기가 정을 보충하는 효능을 지니고 있기 때문이지요. 또한 《식경(食經)》에는 설사를 멈추게 하고 시력을 좋게 하며 정신을 안정시킨다고 했습니다.

한약으로 쓰이기도 하는 조기

조기의 다른 이름으로 석수어(石首魚)가 있는데, 머리에 이석(耳石)이 2개 들어 있기 때문입니다. 이 돌은 옹어리를 풀어주고 소변을 잘 나오게 하며 염증을 없애주는 효능이 있습니다. 한방에서 소변 볼 때 통증이 있으면서 시원찮게 나오는 병을 통틀어 임증(淋證)이라고 하는데, 신장과 요로에 돌이 들어 있는 요로결석이 석림(石淋)입니다. 조기에 있는 돌은 바로 석림의 치료제로 쓰이며, 중이염과 비염에도 좋습니다. 가루를 내어 먹으면 됩니다.

사실 조기는 돌이 아니어도 한약이나 마찬가지로 질병 치료에 도움을 줍니다. 신장의 기가 허약해서 생긴 요통·어지럼증·귀에 소리가 나는 이명증·산후 허약·산모의 젖 부족 등에 효과가 있습니다.

조기는 어떤 사람에게 좋을까?

따뜻한 성질이므로 몸이 냉한 사람이 먹으면 비·위장이 데워져서 소화 기능이 좋아지고 입맛이 돌며 대변이 묽거나 설사가 나오는 것을 멎게 해줍니다. 허약한 사람에게 좋은데, 특히 출산을 한 뒤나 질병을 앓은 뒤에 회복식으로 좋습니다. 이외에도 눈을 밝게 하고 정신을 안정시키는 효능이 있습니다.

조기를 먹을 때 주의할 점은?

조기는 풍기를 일으키고 습기와 담을 생겨나게 하는데, 풍과 담은 한의학에서 중풍이나 고혈압·동맥경화 같은 성인병의 주된 원인이 됩니다. 그러므로 체질에 맞지 않는 사람이 함부로 많이 먹어서는 안 되겠지요. 조기를 많이 먹으면 부스럼이 생기고 열을 일으키므로 열이 많거나 변비가 있거나 과민 체질로 피부병이 있는 사람은 조심해야 합니다.

| 갈치 |

비·위장을 도와 기운을 내게 하는 보양식

구이로 먹을까, 찌개로 먹을까 고민하게 만드는 맛있는 생선이 갈치입니다. 모양을 따라서 대어(帶魚)·해도어(海魛魚)·편어(鞭魚)·도어(刀魚)라는 이름이 있는데, 기운이 나게 해주므로 허약한 사람에게 좋은 음식입니다. 단백질과 지방 함량이 높습니다.

갈치의 효능은?

단맛에 따뜻한 성질로서 오장을 보충하고 기운을 더해주는 효능을 가지고 있습니다. 비장을 보충하고 위장을 따뜻하게 하고 간을 보양하고 혈을 보충하며 피부를 윤택하게 합니다.

비·위장이 허약하거나 과로해서 몸이 허약하고 수척하거나 혈이 부족하여 음식을 적게 먹고 몸이 나른하며 속이 메슥거리고 머리카락이 시들고 누래지는 경우에 효과가 있습니다. 지혈 작용이 있어 외상 출혈에도 효과적입니다.

질병 회복을 위해 갈치를 먹을 때 좋은 방법

만성 간염에는 기름을 짜서 매일 2~3번씩 마시면 됩니다. 질병을 앓아 몸이 허약해진 경우에는 찹쌀·파·생강을 넣고 푹 삶아 먹으면 좋습니다. 혈압과 콜레스테롤이 높을 경우에는 표고버섯을 넣고 삶아 먹으면 됩니다. 산후에 젖이 부족한 경우에는 모과를 넣고 달여 먹으면 좋습니다.

갈치를 먹을 때 주의할 점은?

예부터 질병을 유발하는 발물(發物)이라 했는데, 과민 체질인 사람은 주의해야 합니다. 한방 문헌에도 많이 먹으면 부스럼이 생긴다고 했습니다.

| 대구 |

기력을 보충하고 몸을 따뜻하게 하는 궁중 보양식

대구는 입이 크다고 해서 붙여진 이름인데, 식성도 아주 좋아서 멸치·고등어·청어·오징어 등의 물고기를 닥치는 대로 통째로 삼킨다고 합니다.

조선시대에는 귀한 생선으로서 왕이 먹는 궁중 보양식이었고, 양반이나 고급 관리들이 먹었습니다. 하급 관리나 서민은 당시에는 아주 흔했던 명태를 먹었지요. 조선 중후기의 최고 의결기관이었던 비변사의 업무 내용을 기록한《비변사등록(備邊司謄錄)》에는 "장교에게는 대구를, 군졸에게는 명태를 주는 것이 오랫동안 준수해오던 품수이므로"라는 구절이 나옵니다.

대구의 효능

기력을 회복시키는 효능이 있어 몸에 힘이 생기게 하고 가벼워지게 하며 눈과 귀를 밝아지게 합니다. 내한성이 좋아 체질적으로 몸이 차가워 추위를 잘 타는 사람에 좋고, 숙취 제거에 좋아 술 마신 뒤에 해장국으로 아주 좋습니다. 남성의 발기부전에도 좋고, 젖을 잘 나오게 하는 효능이 있어 산후에 젖이 부족한 산모들이 영양 보충을 겸하여 많이 먹었습니다.

대구에는 어떤 영양소가 들어 있을까?

지방 함량이 다른 생선보다 훨씬 적어 맛이 담백한 것이 특징입니다. 저칼로리에 고단백이어서 비만한 사람이 먹어도 좋습니다. 성분으로 단백질·인·비타민이 많이 들어 있습니다. 아미노산이 풍부하게 함유되어 있어 숙취 해소에 좋고, 글루탐산 성분이 들어 있어 암모니아와 젖산 대사를 촉진시켜주므로 피로 회복에 좋습니다. 비타민 A가 풍부하게 함유되어 시력 유지·야맹증 예방·피부와 점막의 건강에 좋습니다. 비타민 B_1·B_2가 풍부하게 들어 있어 소화를 촉진하고 혈액순환을 도우며 피부·손톱·머리카락 건강에 좋습니다. 비타민 D·E가 풍부하게 함유되어 노화를 방지하는 효능도 있습니다.

대구는 버리는 부분이 없다고 하는데, 어디든 영양이 풍부할까?

간에서 짜낸 지방유를 간유(肝油) 혹은 어유(魚油)·어유(魚乳)라고 합니다. 명태와 상어의 간도 씁니다. 여기에 비타민 A·D가 많이 들어 있어 눈을 밝게 하고 만성 류머티즘과 통풍의 치료에 효과가 있습니다. 대구의 알에는 비타민 E가 풍부하여 노화 방지 효과가 있는데, 알젓을 만들어 먹습니다. 또 곤이에는 무기질과 아르기닌이 많아 원기 회복과 성기능 향상에 좋습니다. 췌장은 인슐린 제조 원료로 사용되고, 눈알은 영양가가 높고 맛도 일품이어서 고급 요리에 주로 사용되며, 아가미는 아가미젓, 창자는 창란젓을 만들어 먹습니다.

| 꽁치 |
항산화 작용이 있는 고단백 식품

최근 20년 동안 우리나라의 인기 생선 변천사를 아십니까? 김영삼
대통령 시절에는 멸치였지요. 그 부친이 거제도에서 큰 멸치 선단을 운
영했기에 멸치 선물을 받지 않은 정치인이 없을 정도였다고 합니다. 김
대중 대통령 때는 홍어가 전국적으로 알려졌지요. 톡 쏘는 홍어의 맛을
많은 사람들이 느끼게 되었습니다.

다음 노무현 대통령 시절에는 도다리가 많이 알려졌습니다. 도다리
회와 도다리쑥국 맛은 일품이지요. 그리고 그다음 이명박 대통령 때는
과메기가 널리 알려졌습니다. 박근혜 대통령은 경북 내륙 출신이니 생
선 시리즈가 끝나버렸는데 고등어·문어·돔배기, 즉 상어고기 등이 어
떨까 싶군요.

3면이 바다인 우리나라에서 수산자원이 개발되고 소비되는 것은 경
제적으로나 건강 증진 면에서 좋은 일입니다. 값이 저렴하면서 맛이 좋
아 서민들이 즐겨 먹어온 생선이자 과메기의 재료이기도 한 꽁치는 연

어 대용으로 먹어도 될까요?

아무리 값싼 생선이라지만, 왜 꽁치라고 이름 붙였을까?

꽁치라는 이름은 정약용 선생의 저서《아언각비(雅言覺非)》에 기록되어 있습니다. 꽁치는 원래 공치였습니다. 아가미 근처에 침을 놓은 듯 구멍이 있어 구멍 공(孔) 자에 물고기를 뜻하는 접미사 치를 붙여 공치라 했는데 그것이 된소리로 변해 꽁치가 되었다는 것이지요. 서유구 선생의《임원십육지(林園十六志)》에서는 공어(貢魚)라 했고, 속칭 공치어(貢侈魚), 한글로 공치라 기록했습니다. 또 가을철에 제맛을 내며 양턱이 새의 부리 모양으로 뾰쪽하게 나오고 그 몸과 입이 칼 모양으로 길기 때문에 추도어(秋刀魚) 혹은 청갈치라고 하며, 정약전 선생의《자산어보》에서는 침어라고 나옵니다. 그리고 밝은 불을 쫓는 성질이 있어 추광어(秋光魚)라고 불리기도 합니다.

꽁치가 추도어라고 불린 이유는?

"꽁치는 서리가 내려야 제맛이 난다"는 옛말이 있듯이 10~11월이 제철입니다. 그때 잡히는 꽁치는 지방 함유량이 20%나 되기 때문에 가장 맛이 좋다고 합니다. 꽁치는 정어리나 고등어 등과 함께 대표적인 붉은 살 생선인데, 생선은 계절에 따라 지방 함유량이 달라집니다. 추운 겨울을 나기 위해 지방을 비축하기 때문이지요.

꽁치의 지방 함유량은 여름엔 10% 정도를 유지하다가 10월이 되면

20%로 올라 생선 가운데 가장 높아지고, 겨울이 지나면 5% 정도로 떨어진다고 합니다. 그런데 꽁치의 지방에는 다른 등 푸른 생선처럼 고도의 불포화지방산이 많이 포함돼 있습니다.

꽁치에도 연어와 고등어에 들어 있는 오메가3가 함유되어 있을까?

오메가3 지방산인 EPA와 DHA가 들어 있습니다. 그래서 콜레스테롤을 떨어뜨리며 동맥경화와 혈전 생성을 막아 고혈압·중풍·심장병 등을 예방하고 암 발생을 억제해주는 효과가 있습니다. 또 뇌 기능을 향상시켜주므로 두뇌 발달과 기억력 증진에 좋고, 인지력을 향상시켜주기에 치매 예방에도 도움이 됩니다. 그러니 꽁치는 성인병 예방에 좋은 건강식품이자 학습 능력을 높이는 건뇌 식품인 것이지요.

꽁치도 연어와 고등어처럼 항산화 작용이 있을까?

연어·고등어와 마찬가지로 핵산이 다량 함유되어 있어 항산화 작용으로 각종 효과를 나타냅니다. 또 항산화 비타민인 비타민 E와 강력한 항산화 작용을 가진 미네랄인 셀레늄이 풍부하게 들어 있습니다.

꽁치에 들어 있는 다른 성분은?

단백질 함량이 100g당 23.8g이나 되는 고단백 식품이기에 예로부터 서민들의 단백질 보급원으로 사랑받아왔습니다. 육류가 귀했던 옛날에 서민들은 꽁치·고등어와 미꾸라지·번데기 등으로 단백질을 보충했던 것이지요. 단백질이 풍부할 뿐만 아니라 류신(leucine)·라이신·페닐알라닌·히스티딘 등의 필수 아미노산이 많이 함유되어 있어 성장기 어린이에게 좋습니다.

또 눈 건강에 좋고 감기를 예방하는 비타민 A가 쇠고기의 16배나 들어 있습니다. 붉은 살에는 비타민 B_{12}가 다량 함유되어 있는데, 비타민 B_{12}는 적혈구의 생산과 재생, 빈혈의 예방과 치료 등에 효과가 있으며 발육과 신진대사에도 관여합니다. 그래서 빈혈이 있는 여성이나 성장기 어린이에게 좋습니다. 또 오메가3와 셀레늄 그리고 아연도 좀 들어 있어 정력 강화에 좋은 정력 식품이기도 합니다.

꽁치를 먹을 때 주의할 점은?

퓨린(purine) 함량이 많아서 요산 수치가 높거나 통풍이 있는 사람은 많이 먹지 않는 게 좋습니다. 알레르기성 피부염이 있는 사람 가운데 꽁치에 예민한 사람이 먹으면 설사나 두드러기·복통이 생길 수 있어 주의해야 합니다. 꽁치는 약간 차가운 성질이므로 배가 차갑고 소화가 잘되지 않거나 설사를 잘하는 사람은 적게 먹어야 합니다.

그리고 꽁치는 열량이 100g당 260kcal나 되어 고등어의 270kcal와 비슷한데, 연어나 갈치·조기 등에 비해 상당히 높습니다. 그러니 비만인 사람은 많이 먹지 않아야 합니다.

| 청어 |

항산화 작용을 가진 역사적인 생선

수년 전부터 다시 청어가 많이 잡히고 있다니 자주 먹을 수도 있을 겁니다. 특히 예로부터 "맛 좋기는 청어, 많이 먹기로는 명태"라는 말이 있듯이 청어는 맛이 좋습니다. 《세종실록지리지》에는 팔도 연안에서 잡힌다고 했으니 그야말로 전국구 생선이었는데, 값도 싸기에 가난한 사람들도 즐겨 먹었습니다. 그만큼 청어는 예전에는 흔하디흔한 생선이었던 것이지요.

청어가 어느 정도 많이 잡혔기에 흔하디흔한 생선이었을까?

"물 반, 고기 반"이라는 말이 있지요. 흔한 것을 표현할 때 쓰는 말인데, 옛날에는 어느 정도 사실이었던 모양입니다. 정약전 선생의 《자산어보》에는 청어가 정월이면 알을 낳기 위해 오는데, 수억 마리가 바다를 덮을 지경이라고 쓰여 있습니다.

우리나라 근대 해양 어류학의 태두로 불리는 정문기 박사는 1939년에 발간된 신문에서 "1900년 무렵에만 해도 부산항 내해에는 배가 다니기 불편할 정도로 청어가 많았다는 전설이 있다"고 했습니다. 청어떼가 몰려 다녀 배가 다니기 힘들 정도였다니 "물 반, 고기 반"이라는 말이 이해가 될 것 같습니다. 그렇게 많이 잡히던 청어가 1960년대 초반 이후 사라졌다가 2010년대에 들어 다시 나타나고 있습니다.

청어는 나타났다, 사라졌다 하는 변덕스러운 생선일까?

청어는 상상할 수 없을 만큼 대규모로 무리를 지어 몰려왔다가 일순간 사라지기를 반복한다고 합니다. 고려시대와 조선시대에도 그랬고, 유럽에서도 청어가 여기저기 떼로 나타나 주변 국가를 부유하게 했습니다. 12세기에는 발트 해에서 청어가 엄청나게 잡히는 바람에 중세 최고의 상인 연합인 한자동맹이 돈과 권력을 얻었고, 14~15세기에는 네덜란드가 청어를 잡아 막대한 돈을 벌었다고 합니다.

청어라는 이름은 색이 푸르다고 해서 붙었을까?

한자로 비어(鯡魚)라고 하는데, 옛 문헌에서는 비유어(肥儒魚)라고 했습니다. 살찔 비(肥), 선비 유(儒)를 써서 선비를 살찌우는 생선이라는 뜻인데, 값이 싸고 흔하지만 영양이 풍부한 등 푸른 생선이기 때문에 가난한 선비가 쉽게 영양 보충을 할 수 있었기 때문으로 볼 수 있습니다.

그런데 순수 우리말로는 비웃이라고 하는데, 청어와 비웃은 빛깔이 푸르기 때문에 붙은 이름이라는 주장도 있습니다. 비웃의 이두식 표현이 비유이므로 선비와는 관계가 없다는 것이지요. 우리말에 "비웃 두름 엮듯 한다"는 표현이 있는데, 죄인들을 오랏줄에 묶어 줄줄이 감옥에 끌고 갈 때 쓰는 말입니다. 비웃이 바로 청어이고, 두름은 조기나 청어를 10마리씩 2줄로 묶어 20마리를 엮은 것을 뜻합니다. 청어가 무척이나 흔했기 때문에 생긴 말이랍니다.

청어는 워낙 흔해서 별로 귀한 대접을 받지 못했을까?

옛날에는 청어를 놓고 새해 소망을 빌기도 했으니 귀한 생선이었지요. 청어천신(靑魚薦新)이라고 하는데, 천신은 제철에 새로 난 과실이나 농수산물을 조상에게 먼저 바치는 의례로서 조상 숭배의 하나로, 주로 궁중과 사대부 집안에서 행한 풍속입니다. 그러니 동짓날이면 종묘나 사당에 청어를 올리는 청어천신은 등 푸른 생선인 청어처럼 푸른 마음으로 한 해를 새롭게 출발하고자 하는 소망이 담긴 풍습이지요.

겨울이 시작되면서 영일만에서 청어가 처음 잡히면 임금님께 진상했고, 종묘에 천신한 뒤에 임금이 맛을 보고는 신하들에게 나누어주었습니다. 청어천신은 흔히 동짓날에 하는 것으로 알려져 있으나, 2월 또는 1월에도 했습니다. 요동 지역 사람들은 청어를 새로 생긴 물고기라 하여 신어(新魚)라고도 했답니다.

청어는 가시가 많아서 먹기에 불편한데, 도대체 얼마나 많을까?

정약전 선생이 지은 《자산어보》에 흑산도 사람 장창대의 말을 인용하여 영남산 청어는 척추골이 74개이고 호남산은 53개라고 하였습니다. 척추골 수가 이와 같이 차이가 났다면 서해산 청어는 동해산 청어와는 상당히 달랐겠지요. 일제 때 한 전문가가 동해산 청어의 척추골 수를 조사한 일이 있는데 그 결과를 보면 평균 53.85개라고 합니다.

그리고 1976년 11월에 흑산도 근해에서 잡힌 청어의 척추골 수를 조사한 것에 의하면 52개였다고 합니다. 200년 전에 정약전 선생을 도왔던 흑산도 총각 장창대가 말한 것과 거의 같지요. 그 당시에도 매우 깊은 관찰을 통해 책을 썼던 것 같습니다.

동해산과 서해산이 다른 청어

광해군 때에 허균 선생이 지은《성소부부고(惺所覆瓿藁)》에 의하면 "청어는 4종이 있다. 북도산은 크고 속이 희다. 경상도산은 껍질은 검고 속은 붉다. 전라도산은 조금 작으며 해주에서 잡은 것은 2월에 맛이 극히 좋다"고 하여 산지에 따라 청어가 서로 다른 특성을 지니고 있는 것으로 보았습니다.

《성호사설(星湖僿說)》에는 청어가 추운 겨울이면 경상도에서 생산되고 봄이 되면 차츰 전라도와 충청도로 옮겨 갔다가 봄과 여름 사이에는 황해도에서 잡혔다고 되어 있습니다. 동지 전에 경상도 지역에 나타났다가 남해를 지나 서쪽으로, 다시 북쪽으로 이동하여 음력 3월에는 황해도에 나타난다는 것이지요. 황해에서 잡힌 청어는 남해의 청어에 비해 곱절이나 크다고 합니다.

청어가 귀중한 자금을 마련하는 데 요긴하게 쓰였던 경우가 있습니다. 임진왜란 때 이순신 장군이 거느리는 수군이 청어를 많이 잡아 군량미와 바꾸었던 것으로 추측되는 구절이 《난중일기》에 나옵니다. 전쟁에 몰두해야 할 군인들이 양식을 구하기 위해 나서야 했다는 사실이 안타까운데, 그런 여건에서도 왜군을 물리친 이순신 장군 함대의 전공이 위대해 보입니다.

청어는 한의학적으로 어떤 효능이 있을까?

중간 성질로서 주로 비장과 신장에 작용합니다. 비장을 건실하게 하고 소변을 잘 나오게 하며 해독하는 효능이 있습니다. 청어 알은 따뜻한 성질로서 폐와 신장 경락에 들어가 신장을 보충하고 천식을 멎게 하는 효능이 있습니다.

청어도 고등어와 꽁치와 마찬가지로 오메가3가 함유되어 있을까?

지방이 12.6%로 물고기 중에선 매우 기름진 편인데, 대부분이 불포화지방산인 오메가3 지방산입니다. EPA와 DHA가 들어 있어 동맥경화와 혈전을 막아 중풍·심장병 등을 예방하고 두뇌 발달과 기억력 증진에 좋으며 치매 예방에도 도움이 됩니다. 암 발생을 억제해주는 효과도 있는데, 예전에 노르웨이에서는 100만t이 넘던 청어 어획량이 4,000t으로 확 줄어들자 유방암과 결장암 발생률이 2배로 증가되었다는 얘기가 있지요.

청어도 고등어와 꽁치처럼 항산화 작용이 있을까?

고등어·꽁치와 마찬가지로 핵산이 다량 함유되어 있어 항산화 작용으로 각종 효과를 나타냅니다. 또 항산화 작용이 강한 비타민 E가 들어 있고, 생선 중에 정어리 다음으로 셀레늄이 많이 함유되어 있습니다. 셀레늄은 비타민 D·E와 같은 효능을 갖고 있는 미네랄로서 강력한 항산화 작용을 가지고 있어 노화를 억제하여 젊음을 유지하게 하며 성기능에도 좋습니다.

그리고 소화·흡수가 잘되는 양질의 단백질 함량이 많은 데다 류신·라이신·이소류신(isoleucine)·메티오닌·페닐알라닌·트레오닌 등의 필수 아미노산을 골고루 함유하고 있습니다. 특히 그중 메티오닌은 간장의 해독제입니다.

영양식으로 먹기도 한 청어

단백질과 지방이 풍부하므로 병후 회복기에 있는 환자나 쇠약한 사람들에게 좋은 보양식이어서 옛날부터 청어죽이 보신제로 추천되어 왔지요. 식욕을 늘려주고, 다리가 무겁고 아픈 경우에도 좋습니다. 또 임산부가 청어를 먹으면 젖도 잘 나고 건강에도 좋다고 합니다. 비타민 A·B_1·B_2·B_6·니아신 등이 함유되어 있고, 간에는 비타민 B_{12}가 들어 있는데 생선 중에 가장 많이 함유되어 있어 빈혈이 있는 사람에게 좋습니다. 그 밖에도 칼슘·철·인·아연 등의 미네랄이 들어 있습니다.

청어는 가시도 많지만 알도 많은데, 알도 몸에 좋을까?

산란기에 약 8만 개의 알을 낳는 엄청난 생식 능력을 가졌습니다. 그래서 영남 지역과 일본에서는 예로부터 정초에 많은 자손을 얻겠다는 의미로 청어 알을 먹는 풍습이 생겼다고 합니다. 일본 사람들은 청어 알절임을 '노란 다이아몬드'라고 부르며 설날에 손님에게 낼 정도로 귀하게 여겼습니다.

실제로 청어 알은 살보다 영양가가 훨씬 풍부합니다. 단백질 함유량이 10~20% 더 많고 지질에도 레시틴이 많이 들어 있습니다. 레시틴은 콩에 많이 들어 있는데, 세포막의 주된 구성 물질로서 생명의 기초대사에 관여하고 두뇌 활동을 도와주며 지방의 연소를 돕고 노화 예방에 도움을 줍니다. 또 비타민 $B_1 \cdot B_2 \cdot E$가 매우 많이 들어 있지요.

청어 알은 맛도 좋아서 감칠맛이 난다고 하는데 철갑상어 알(캐비어)·연어 알·숭어 알·민어 알과 함께 5가지 알의 하나로 꼽힙니다. 청어알 초밥도 맛있지요. 그리고 청어 수놈의 정액은 그 방출량이 엄청나 바다를 우유같이 희게 한다고 해서 정력절륜의 생선이라는 얘기도 있습니다.

정어리도 청어랑 비슷한 효능이 있을까?

정어리는 청어과와 속하므로 청어와 생김새가 비슷합니다. 역시 오메가3 지방산이 들어 있어 성인병과 치매 예방에 좋은데, 특히 EPA 함량은 등 푸른 생선 중에서 최고라고 합니다. 단백질과 필수 아미노산도 많이 들어 있고, 핵산도 많습니다. 그리고 비타민 A·B_2·B_6·B_{12}·E·니아신에다 엽산·칼륨·칼슘·인·철·아연 등의 미네랄도 들어 있지요. 열량은 171kcal로 고등어나 꽁치보다 낮습니다.

| 과메기 |
얼렸다, 녹였다 반복해서 말린 영양식

한꺼번에 많이 잡은 청어나 꽁치를 오래 두고 먹어야 하는데, 냉장 보관을 할 수 없었던 예전에는 자연 상태로 어떻게 보관했을까요? 동해안 지역에서는 염장이 아닌 특유의 동결 건조와 훈제 방식으로 기름진 생선들을 보관해서 겨울에 먹어왔는데, 대표적인 것이 바로 과메기입니다.

과메기의 어원은 관목(貫目)이란 말에서 유래되었고, 관목은 국어사전에 말린 청어, 즉 건청어(乾靑魚)라고 나옵니다. 원래 청어의 눈을 사리나무 꼬챙이로 꿰어 말린 데서 비롯되어 관목어(貫目魚)로 불렸는데, 그것이 관메기가 되었다가 과메기로 변천된 것으로 추정된다고 합니다. 동해안 지역의 어떤 선비가 서울로 과거를 보러 가던 길에 배가 고파 바닷가의 나뭇가지에 걸린 덜 말린 청어를 먹었는데 그 맛이 일품이었답니다. 그래서 매년 겨울철마다 청어를 덜 말려 먹었다는 얘기가 《소천소지(笑天笑地)》라는 재담집에 기록돼 있다고 합니다.

과메기는 조선시대부터 먹어왔을까?

조선시대에도 과메기를 만들어 먹었습니다. 《조선왕조실록》에도 생청어와 건청어가 여러 번 나오는데, 생청어는 주로 진상용으로 바쳐져 왕실에서 많이 먹었고, 건청어는 왕가에서부터 서민에 이르기까지 누구나 즐겨 먹던 음식이었습니다. 1809년에 빙허각 이씨가 지은 생활백과사전인 《규합총서》에는 청어 말린 것을 관목이라 하지만 청어 중에서도 특별히 맛이 좋은 것을 관목이라 불러야 한다고 했습니다. 당시에도 청어는 영일만 부근에서 많이 잡혔기에 그 인근 지역에서 많이 먹었는데, 겨울철에 단백질·지방 보충에 좋은 영양식이었기에 손님 대접용으로도 쓰였습니다.

과메기를 손님 대접용으로 썼던 집안은?

드라마로도 소개된 적이 있는 경주 최 부잣집에는 전국 각지의 손님들이 찾아와 늘 사랑채가 붐볐습니다. 과객을 후하게 대접하는 최 부잣집의 독특한 철학 때문이었는데, 숙박 시설이 많지 않던 시절이라 길손들에게 최고의 숙박처였던 것이지요. 많게는 하루 100여 명이 넘을 정도였다고 하는데, 손님을 차별 없이 접대해 인심을 얻고 동시에 폭넓은 지식과 문화 교류를 통해 다른 지방의 정보를 얻었던 겁니다.

최 부잣집의 1년 소작 수입은 쌀 3,000석 정도였는데, 이 가운데 1,000석을 손님 접대에 썼다고 합니다. 손님을 대접하는 기본 반찬이 미역과 과메기였고, 손님이 떠날 때면 과메기 한 손(두 마리)과 하루치

양식을 줘여 보냈다고 합니다.

과메기를 청어로 만들다가 꽁치로도 만들게 된 이유는?

1910년대 말에 동해의 영일만에서 청어가 많이 잡혔기에 과메기는 포항역을 통해 전국으로 배송되었습니다. 1939년 〈동아일보〉에 "청어 다산지인 경상북도에서는 말린 청어를 '과미기'라고 칭하여 지방 특산으로 진중시(珍重視)하는 수산물이다"라고 실렸습니다.

그런데 1960년대 초반 이후 해류의 변화로 인해 영일만에서 청어가 사라졌습니다. 대신 1970년대 이후 꽁치가 많이 잡히면서 청어 대신 꽁치로 과메기를 만들기 시작해서 말린 청어와 꽁치 모두 과메기가 되었던 것이지요. 1980년대 이후 원양어업이 활성화되면서 냉동 꽁치가 많이 들어와 그것으로 만들기도 했습니다. 그런데 2000년대 들어 다시 포항 앞바다에 청어가 대량으로 몰려오기 시작했는데, 지난 10년 동안 청어 어획량은 무려 2,516.6% 폭증했습니다. 경북지역 청어 생산량은 2002년에 637t이던 것이 2012년에 1만 6,668t으로 25배 이상 늘었습니다. 전국 청어 10마리 중 6마리가 동해안산이었지요.

그러면 다시 청어 과메기로 돌아갔을까?

최근 10년 동안 동해에서 꽁치·멸치·고등어가 크게 줄어든 반면, 청어·복어·홍게·문어 등은 급증했습니다. 그래서 다시 청어로도 과메기를 만들고 있는데, 2013년에는 꽁치가 풍년이고 가격도 많이 내려 10년 만에 다시 국산 꽁치로 과메기를 만들 수 있게 됐다고 합니다. 국산 꽁치는 따뜻한 동해 연안에서 자라기 때문에 기름기가 적고 담백하며 육질이 쫄깃하고 비린내가 덜한 반면, 수입 꽁치는 추운 태평양 바다에서 자라 기름기가 많아 구수한 대신 비리고 육질이 차지다고 합니다.

과메기를 만드는 방법

과메기는 한겨울이 제철이지요. 기온이 영하로 떨어지기 시작하는 11월 중순부터 날씨가 풀리는 설날 전후까지 얼렸다 녹였다 하면서 말립니다. 바닷가에 널어놓고 7~10일쯤 말리면 밤에는 얼고 낮에는 녹으면서 기름이 빠지고 꾸들꾸들하게 변해서 겉은 딱딱한 건어물 같지만 속은 말랑말랑해집니다. 과메기는 생선을 통째로 매달아 말리는 통과메기와 배를 갈라 먹기 좋게 말리는 배지기가 있습니다. 반드시 그늘에서 말려야 하는데, 꽁치에 기름기가 많아 햇볕을 쬐면 산패하기 때문인 것 같다고 합니다.

생선을 말려서 먹으면 더 좋은 점은?

살구나 자두를 말려 먹으면 영양 성분이 더 많아지는 것처럼, 과메기도 말리는 과정에서 각종 성분이 더욱 많아집니다. 청어나 꽁치를 바닷바람에 쐬면서 얼렸다가 말렸다 반복하는 과정에서 EPA·DHA가 포함된 오메가3를 비롯하여 핵산·비타민 E 함량이 훨씬 증가됩니다. 그래서 중풍·심장병·뇌 기능 저하 등을 예방하고 피부 노화·체력 저하 등에 효과가 좋습니다. 그러니 노인이나 허약자·어린이에게 좋은 음식인 것이지요.

과메기는 2000년대 중반부터 대중화되었는데, 2004년에 1,925t이던 생산량은 수년 전부터는 6,000t 정도로 급증했습니다. 과메기 매출도 2006년 400억 원에서 최근에는 700억 원대에 이른다고 합니다. 그리고 중국·일본·필리핀·호주·미국·캐나다 등 9개국으로 수출되고 있지요.

|홍어|

콘드로이틴이 들어 있는 톡 쏘고 뻥 뚫리는 생선

전라도 지방의 제사상에는 반드시 홍어(洪魚)가 올라옵니다. 잔치에
도 홍어가 빠지면 차린 것이 없다며 타박을 받는다고 하는데, 특히 전
남 서남해안 지방에서는 삭힌 홍어가 거의 빠지지 않는다고 합니다. 그
래서 옛날 사람들은 홍어를 발효시키는 항아리 크기를 보면 그 집의 위
세를 짐작할 수 있었다는 얘기도 있습니다.

홍어는 옛날부터 많이 먹어온 생선일까?

《세종실록지리지》에 의하면 세종대왕에게 진상되던 귀한 생선이었
습니다. 오래전부터 먹어왔지만 아무래도 전라도 지역을 중심으로 먹
었지요. 조선 후기의 실학자인 성호 이익 선생의 《성호사설》에는 홍
어 꼬리를 나무에 꽂아두면 독성 때문에 그 나무가 죽는다고 했습니
다. 어부들이 홍어 잡이를 기피하는 것은 홍어 꼬리의 독성 때문인데,
만약 찔리면 상처에 오줌을 바르고 수달 가죽으로 싸매면 해독이 된

다고 했지요.

그런데 홍어에 대한 기록은 한의서에 거의 나오지 않습니다. 흑산도에 귀양을 간 정약전 선생이 저술한《자산어보》에 분어(鱝魚)라 했고 속명을 홍어(洪魚)라 하여 형태와 생태 등을 소개해놓았습니다. 전북에서는 간재미, 경북에서는 가부리·나무가부리, 전남에서는 홍에·고동무치, 함경남도에서는 물개미, 신미도에서는 간쟁이라 불린다고 하는데, 모양이 연잎을 닮았다 하여 하어(荷魚)라고도 합니다.

《자산어보》에 나온 홍어

《자산어보》를 저술하는 데는 섬에 살던 장덕순, 즉 창대라는 소년이 물고기를 세밀하게 관찰하고 깊이 생각하여 그 성질을 이해하고 있었기에 큰 도움이 되었고, 해녀들도 도와주었다고 합니다. 그래서 홍어를 즐기는 방법과 효능이 잘 나와 있지요. 물속에서 움직이는 모양이 "흡사 바람에 너울대는 연잎과 같다"고 했는데, 여린 보리순과 함께 끓인 홍어앳국을 먹으면 "술독이 풀리고 장이 깨끗해지는 효능이 있다"고 평했을 정도이니 그 맛과 효능을 짐작할 만합니다.

홍어탕은 장의 노폐물을 제거하고 주독을 해독시켜 숙취를 해소하는 데 좋습니다. 판소리, 즉 남도창을 하는 소리꾼들이 가래를 삭여준다고 하여 즐겨 먹었다고 합니다. 또 뱀에 물렸을 때 홍어 껍질을 붙이면 치료가 된다고 합니다.

홍어와 가오리의 차이는?

홍어와 가오리는 사촌지간이지요. 홍어는 홍어목 가오리과에 속하는데 길이가 150cm 정도이고 몸은 마름모꼴로 폭이 넓으며, 머리는 작고 주둥이는 짧으나 뾰족하게 튀어나와 있습니다. 눈은 튀어나와 있으며, 눈의 안쪽 가장자리를 따라 5개 정도의 작은 가시가 나 있습니다.

홍어는 산란기인 겨울에서 이른 봄이 제철로, 이른 봄에 나는 보리싹과 홍어 내장을 넣어 홍어앳국을 끓이기도 하며, 회·구이·찜·포 등으로 먹기도 합니다. 홍어국은 소변색이 혼탁한 남성이나 소변을 볼 때 요도가 아프고 이물질이 나오는 사람이 먹으면 약효가 있는 것으로 알려져 있습니다. 찬 성질의 홍어는 특히 몸에 열이 많은 사람들이 여름을 날 때 먹으면 좋습니다. 홍어의 3가지 맛은 오돌오돌하며 톡 쏘는 맛이 일품인 코, 잔뼈가 잘근잘근 씹히는 날개 그리고 꼬리를 꼽는다고 합니다.

홍어의 영양 성분

홍어의 먹이는 꽃게·돔·광어·우럭·멸치·조기·오징어류·새우류·게류·갯가재류 등입니다. 그러므로 100g당 단백질 함유량이 약 19g 정도 들어 있는 고단백 식품이고, 지방 함유량은 0.5% 정도이므로 다이어트에 좋습니다. 홍어의 살과 애(간)에는 불포화지방산이 75% 이상으로, 이 중 EPA와 DHA는 35% 이상 함유되어 있습니다.

EPA와 DHA는 관상동맥 질환·혈전증의 유발을 억제하는 작용이 있고, DHA는 망막 및 뇌 조직의 주요 성분입니다. 홍어에는 타우린 (taurine) 등의 유리아미노산이 다량 함유되어 있어 중풍·혈관 질환·심부전증의 예방에 도움이 됩니다. 끈적끈적한 점액은 스태미나 식품, 즉 정력제로도 좋다고 알려져 있습니다.

홍어의 다양한 효능

먼저 관절염이나 류머티즘에 도움이 됩니다. 홍어나 가오리의 연골에는 관절염 치료제로 많이 쓰이는 콘드로이틴황산(chondroitin sulfate)이 다량 함유되어 있습니다. 따라서 홍어를 요리해 먹거나 삶아서 말린 가루를 먹으면 관절염·신경통에 좋고, 여성들의 골다공증 예방에도 도움이 됩니다.

관절 속에는 기계의 윤활유와 같은 고급 단백질인 뮤코다당 단백질인 콘드로이틴(chondroitin)이 들어 있는데, 나이가 들면서 이 성분이 줄어들므로 초기에는 뚝뚝 소리가 나다가 점차 결리고 쑤시며 심한 통증을 일으키게 됩니다. 그래서 나이가 들어 관절에 문제가 있을 때는 콘드로이틴이 들어 있는 음식을 먹는 것이 좋습니다.

홍어·가오리 외에 콘드로이틴이 들어 있는 식품은?

끓이면 묵처럼 굳어지는 동물성 식품에 많이 들어 있는데, 홍어나 가오리를 비롯하여 상어의 연골과 지느러미·달팽이·우렁이·녹용·돼지족발·소의 도가니 등입니다. 콘드로이틴은 피부 미용에도 좋아 주름

살이나 기미·주근깨에 효과를 볼 수 있지요. 그 밖에도 홍어는 숙취 해소에 좋고 소화 기능을 도와주며 입맛도 좋게 하고 감기에 걸렸을 때 땀이 나게 하여 나쁜 기운을 몰아내줍니다.

콘드로이틴의 효과

지난 2006년 전남대학교에서 홍어와 관련된 흥미로운 연구 결과를 발표했습니다. 홍어 연골의 주요 성분인 콘드로이틴을 실험쥐에게 투여한 결과, 관절염에 탁월한 효과가 있음을 밝혀낸 것입니다. 실험에 따르면, 콘드로이틴을 투여한 실험쥐 100마리에게 관절염을 유발하는 인자를 투입했지만 43마리에서 최대 57마리까지 관절염에 걸리지 않았습니다.

반면 관절염을 유발하는 인자를 투입하고 콘드로이틴을 투여하지 않은 실험군에서는 모두 관절염 증세가 나타났습니다. 이들 쥐에게 콘드로이틴을 투여한 뒤 엑스선 판독과 혈중 면역 지수를 확인한 결과, 염증 증상이 눈에 띄게 개선되는 효과를 보였습니다.

삭힌 홍어를 먹은 지는 얼마나 오래되었을까?

그런데 홍어 하면 톡 쏘는 맛이 나도록 삭혀서 먹는 삭힌 홍어가 별미입니다.《자산어보》에 "나주 사람들은 썩힌 홍어를 즐겨 먹는데, 일반에서는 막걸리 안주로 즐겨 먹는다"고 기록했으니 홍어를 삭혀 먹은 역사는 꽤 오래된 것 같습니다. 그런데 세상에서 가장 지독한 악취를 내뿜는다는 음식 5가지 중에 하나가 바로 삭힌 홍어랍니다.

알싸하게 톡 쏘는 삭힌 홍어는 입안에 들어가는 순간 지독한 냄새와 함께 톡 쏘는 맛에 입이 탁 막히고, 밀려오는 톡 쏘는 냄새에 막힌 콧구멍이 뻥 뚫리게 되지요. 처음에는 그 맛에 기겁을 하지만 뒤이어 오는 묘한 여운 덕분에 다시 먹고 싶어지는 게 바로 삭힌 홍어입니다.

홍어가 삭는 과정에서 냄새가 나는 것은 홍어 몸속에 들어 있는 요소(尿素) 때문입니다. 홍어는 바다의 바닥에서 살기에 몸속의 삼투압을 조절하기 위해 요소를 함유하고 있는데, 요소가 삭는 과정에서 암모니아를 생성시켜 특유의 맛을 내는 것이지요. 요소가 암모니아로 바뀌면서 자연 발효가 이루어진 겁니다.

삭힌 홍어는 어디에서 시작되었을까?

그런데 삭힌 홍어는 흑산도에서 시작된 게 아닙니다. 삭힌 홍어 요리는 고려시대 나주 영산포를 중심으로 시작되었습니다. 영산포는 영산강 하구인 목포에서 상류로 65km 떨어져 있지만 '홍어의 고향'으로 불립니다. 홍어와 영산포의 인연은 600여 년 전으로 거슬러 올라가는데, 고려 말에 왜구의 노략질이 잦아지면서 섬 주민들을 뭍으로 올라와 살도록 한 공도(空島) 정책이 중매 역할을 했습니다.

그때 홍어를 잡던 흑산도 일대 주민들이 배를 타고 영산포로 이주했는데, 흑산도는 목포에서 90km 정도 거리에 있어 먼 옛날엔 육지까지 왕복 2~3일은 걸렸다고 합니다. 흑산도 인근에서 홍어를 잡아 영산포까지 가져오면 자연히 발효가 되어 있었는데, 갓 잡은 것보다 맛이 좋을뿐더러 보관성이 좋아 많은 손님을 치르는 잔치 음식에 적합했던 것이지요.

삭힌 홍어는 생홍어에 비해 어떤 효능이 있을까?

삭힌 홍어도 생홍어와 효능은 같습니다. 그런데 생홍어는 pH 6.5의 산성이지만, 삭힌 홍어는 pH 9의 강알칼리성이 됩니다. 그러므로 위산을 중화시켜 위염을 억제하고, 살균 작용이 있어 유해 세균 증식을 억제해 식중독을 막아주는 효능도 생깁니다. 그래서 예로부터 "잘 익은 홍어가 있는 잔칫상에는 식중독이 없다"는 이야기도 전해옵니다.

홍탁삼합은 음식 궁합 면에서 맞을까?

홍탁삼합(洪濁三合)은 묵은지에 삭힌 홍어와 비계가 붙은 삶은 돼지고기를 얹어 한입에 먹고 탁주를 마시는 것인데, 만약 궁합이 맞지 않았다면 벌써 없어졌겠지요. 시큼한 묵은지와 홍어의 톡 쏘는 맛이 조화되고, 입안 가득히 퍼지는 암모니아의 톡 쏘는 자극을 막걸리의 단백질과 유기산이 중화시켜주며, 차가운 성질의 홍어와 따뜻한 성질의 막걸리가 궁합이 맞으므로 조상들의 지혜가 담긴 과학적인 조합입니다.

그런데 홍어는 바다의 밑바닥에 살기에 차가운 성질이지만 삭힌 홍어는 발효가 되면서 차가운 성질이 많이 줄어듭니다. 서늘한 성질의 배추와 무를 김치로 담가 익어도 이와 마찬가지로 서늘한 성질이 없어집니다.

홍탁삼합은 소화가 잘되는 음식 조합입니다. 돼지고기 외에는 모두 발효 식품으로서 차가운 성질이 없어져 속이 냉한 사람이 먹어도 소화가 잘됩니다. 게다가 막걸리에는 효모가 많이 함유되어 있어 소화효소의 작용을 돕고, 식이섬유가 많이 들어 있어 대장의 운동을 활발하게 해주므로 변비를 예방하고 개선하는 데 큰 도움이 됩니다.

그리고 홍탁삼합은 생선·육류·채소·곡식을 한꺼번에 먹는 종합 식품입니다. 필자는 여기에 역시 발효 식품인 된장을 곁들여 먹습니다. 만약 파인애플까지 넣으면 과일까지 갖춘 완전 종합 식품이 될 것 같습니다.

홍어의 암수는 어떤 차이가 있을까?

《자산어보》에 "암컷이 낚싯바늘을 물면 수컷이 달려들어 교미를 하다가 함께 낚싯줄에 끌려 올라오는 예가 있다. 암컷은 먹이 때문에 죽고 수컷은 색을 밝히다 죽는 셈이니, 이는 음(淫)을 탐하는 자에게 본보기가 될 만하다"고 했습니다. 암컷은 식탐으로 낚시에 걸리고 그 암컷을 색탐(色貪)하다 교미하는 상태로 수놈까지 끌려 올라온다는 것이지요. 그래서 홍어를 해음어(海淫魚), 즉 음탕한 고기라고 썼습니다. "수컷에는 흰 칼 모양의 성기가 있고 그 밑으로 알주머니가 있다. 2개의 날개에는 가느다란 가시가 있는데 암컷과 교미할 때는 그 가시로 교미한다"고 했습니다.

그런데 수컷 상어의 성기도 배 뒷부분에 두 갈래로 갈라져 있어 홍어 수놈의 성기와 모양이 비슷하다고 합니다. 홍어와 상어는 비슷한 점이 많은데, 바다 밑바닥에 살며 물고기들을 잡아먹는 것도 같고, 요소와 콘드로이틴도 들어 있지요. 한편, 홍어의 맛있는 부위는 애, 즉 간이 제일이고 코·날개·꼬리·살 부위로 순서가 정해져 있다고 하니, 생식기는 맛이 별로인 것 같습니다. 그러나 관절에 좋은 콘드로이틴이 생식기와 코에 집중되어 있다고 하니 필요할 것 같습니다.

|장어|

기력과 정력을 돕는 고단백·고지방·고열량 생선

과도한 업무와 스트레스로 살이 빠지고 피로가 쌓여 맥이 풀려버린 듯한 아들이 휴가로 시골집에 내려왔을 때 어머니께서 원기 회복을 위해 해주시는 음식이 자연산 민물 장어탕이지요. 일본에서는 여름 감기에 걸렸을 때 장어탕을 먹어서 효과를 본다고 합니다.

장어가 정말로 정력에 효과가 있을까?

단맛에 중간 성질로서 만어(鰻魚) 또는 만리어(鰻鱺魚)라고 하는데 보정제로서 효능이 뛰어납니다. 기력·정력을 돕는데, 수척하고 허약한 사람에게 특히 좋습니다. 신장에 작용하여 기운을 도우므로 성기능을 강화시킬 수 있고 양기를 올려주는 효능도 있습니다.

장어는 고단백·고지방·고열량이므로 스태미나 식품으로 손색이 없는 데다 성호르몬의 원료가 되는 콜레스테롤 함량도 높습니다. 또한 칼슘·마그네슘·인·철·칼륨 등의 미네랄 성분도 많아 피로 회복과 생리

작용 활성화에 도움이 됩니다. 비타민 A가 상당히 많이 들어 있고 비타민 B·D·E도 다량 함유되어 있습니다.

장어는 폐결핵에 좋을까?

폐가 허약하여 기침을 하는 경우에 좋으며, 폐결핵의 치료에도 효과적입니다. 폐결핵은 한방에서 노채(癆瘵)·폐로(肺癆)·전시로(傳尸癆) 등으로 불리지요. 폐결핵에 걸리면 몸이 마르고 피곤하며 오후만 되면 열이 조수(潮水)처럼 올랐다가 내려가고 잠잘 때 식은땀이 나는 등의 증상이 나타납니다. 이는 한의학에서 음기가 허약하여 열이 오르고 몸이 수척해지는 음허화동증(陰虛火動證)에 속하는데, 장어가 적합합니다.

또한 몸속 깊이 열이 있고 잠잘 때 식은땀이 나며 몸이 건조해지는 병을 골증(骨蒸)이라 하는데, 역시 장어가 좋습니다. 그리고 풍과 습기로 인해 팔다리가 저리고 아픈 경우나 근육과 뼈가 약한 경우에 좋으며 다리가 붓는 병을 치료합니다. 그 밖에 치질·치루에 좋으며 살충 효능도 있습니다.

장어와 잘 맞는 음식과 맞지 않는 음식은?

파·생강·부추·마늘과 함께 먹으면 신장을 보강하고 허약을 보충하는 효과를 크게 얻을 수 있습니다. 그러나 은행과 함께 먹으면 풍을 일으키므로 주의해야 합니다.

장어를 먹을 때 주의할 점은?

약간 찬 성질이므로 비·위장이 허약하여 설사하는 사람과 가래가 많은 사람은 주의해야 하며, 임신 중에도 피해야 합니다. 그리고 병후 회복기 환자와 사춘기의 학생은 많이 먹을 경우 성욕을 발동시킬 수 있으므로 적게 먹는 것이 좋겠습니다.

|문어|
혈을 보양하고 원기를 돕는 양반 물고기

안동·영주를 비롯한 경상도 내륙지방에서 제사상·잔칫상이나 손님
상에 빠져서는 안 되는 음식으로 문어(文魚)가 있습니다. 지난 1999년
엘리자베스 1세 영국 여왕이 방한했을 때 여왕의 생일상에도 문어오
림이 올랐습니다. 실제로 안동에서는 문어의 소비량이 전국적으로 손
에 꼽힐 만큼 많다고 하는데, 옛날에는 동해안에서 삶거나 쪄서 내륙
지방인 안동까지 왔다고 합니다.

문어를 양반 물고기라고 부르는 이유는?

안동·영주 등 양반 문화가 꽃을 피운 지역에서 문어를 많이 먹기 때
문이라고 하는데, 근거가 있는 얘기입니다. 우선 선비들이 해산물 중에
서도 문어를 으뜸으로 여긴 것은 몸속에 먹물이 들어 있어 글을 읽고
쓰는 선비와 비슷하기 때문이라는 얘기가 있습니다. 그래서 양반들은
'글을 아는 물고기'라는 의미로 글월 문 자를 써서 문어라는 이름까지

지어주며 특별히 가깝게 두고 먹었다는 것이지요.

문어를 좋아한 영남의 양반들은 문어의 모든 것이 사랑스러웠던 모양인지, 관혼상제에 문어를 빼놓지 않는 이유에도 의미를 부여했습니다. 문어 다리가 8개로 팔족(八足)이니 일가친척을 망라하는 팔족(八族)과 발음이 같아 친족 간의 혈통을 상징하기에 일가친척이 모두 모이는 관혼상제 차림상에 문어가 빠지면 잔칫상 소리를 듣지 못한다는 것이지요.

한편, 문어와 같은 해산물이지만 선비들이 과거 볼 때 먹지 않는 음식이 있었다고 합니다. 우선 게(蟹)는 풀 해 자가 들어 있으므로 해산이란 것을 꺼렸기 때문이고, 낙지는 한자음이 낙제(落蹄)로서 낙제(落第)와 같아 싫어했기 때문이랍니다.

선비들이 특히 좋아한 문어에 특별한 점이 있다면?

중국에서는 문어를 장어(章魚)라고 합니다. 글 장 자이니 역시 뜻은 우리와 마찬가지지요. 그러고 보면 참 흥미롭게도 문어는 글줄깨나 읽는 선비의 이미지를 연상케 하는데, 실제로 머리가 매우 좋습니다.

문어를 비롯해서 낙지·주꾸미·오징어·꼴뚜기 등을 포함하는 두족류는 머리에 다리가 붙은 우스꽝스러운 모습을 하고 있지만, 지능과 시력이 뛰어나고 신비로운 면도 많습니다. 두족류 중에서도 문어는 머리가 좋기로 유명하며, 강아지 정도의 지능을 가진 것으로 알려져 있습니다. 수족관의 문어는 빨리 사육사의 얼굴을 익히며, 심지어 고등동물의 특징인 장난을 치기도 한답니다. 척추동물에서는 인간, 무척추동물에서는 문어가 가장 지능이 높다고 평가되고 있기에 SF 영화에 등장하는 외계인이 대부분 문어 비슷한 형상을 하고 있다는 겁니다.

문어는 정말 똑똑한 동물일까?

문어가 똑똑하다는 것은 이미 널리 알려져 있습니다. 지난 2008년의 유럽축구대회와 2010년 남아프리카공화국 월드컵에서 독일 국가대표팀의 승패 여부를 점쳐서 8전 8승으로 맞춰 유명해진 큰 문어가 있었지요.

파울(Paul)이라는 문어인데, 점쟁이 문어·족집게 문어 등의 별명을 얻었습니다. 점을 치는 방법은 수족관에 홍합을 넣어둔 투명한 상자를 2개 넣어두고 시합을 앞둔 두 나라의 국기를 각각 그려놓고는, 그중에서 파울이 먹는 쪽이 승리한다고 보는 것이었지요. 파울은 곧바로 선택하는 경우도 있었지만 1시간 이상 걸려서 선택한 경우도 있었다고 합니다. 파울의 예언 적중률은 전 세계적으로 화제가 되었으며, 예언하는 과정은 독일·스페인 등 방송사에서 생중계로 보도되기도 했습니다.

파울이 족집게처럼 정확하게 맞춘 것을 두고 정말 똑똑해서 그렇다는 주장이 제기된 반면, 자주 보았던 독일 국기에 적응되었을 가능성, 수족관 측이 독일 국기를 선택하도록 훈련시켰을 가능성 등의 의혹이 제기되기도 했습니다. 더욱이 문어의 시력이 흑백만을 감지할 수 있다는 점과 가로선을 예민하게 받아들인다는 점 등을 들며 독일과 스페인의 국기를 선택했을 가능성을 제시하기도 했답니다. 파울은 독일 오버하우젠의 해양생물박물관 수족관에서 살았으며 2010년 10월 26일에 자연사했습니다.

문어의 뛰어난 위장술

연체동물 중 가장 뛰어난 지능을 가졌기에 사냥과 위장에 능합니다. 문어가 '바다의 유인원'이라 불리는 것은 조개껍데기를 비롯해서 다양한 도구를 이용하는 능력을 가졌기 때문인데, 이는 몸을 숨기거나 위장을 할 때 그 진가를 발휘합니다. 천적이 나타나면 조개껍데기로 몸을 가린 채 땅을 파거나 도구를 이용해 완벽하게 몸을 숨기고, 주변 환경을 이용하거나 신경조직을 통해 순식간에 피부색을 변화시키는 등의 변장술을 이용해 위장을 하기도 합니다. 바다뱀으로 변장하는 원더문어, 40여 가지의 생물을 흉내 내는 흉내문어는 지능을 탁월하게 활용하는 위장의 귀재라고 합니다.

몸속에 먹물이 들어 있기에 문어라고 불렀을까?

낙지·주꾸미·오징어·꼴뚜기 등의 두족류는 모두 몸속에 먹물을 품고 있지만 문어라고 하지 않았습니다. 문어가 문어라 불린 까닭은 먹물 때문이 아니라 사람을 닮았기 때문이라고 합니다.

조선 후기의 실학자 이규경 선생이 쓴《오주연문장전산고(伍洲衍文長箋散稿)》에는 "조선에서는 문어를 사람의 머리와 닮았다고 해서 문어라고 부른다"고 기록돼 있습니다. 많은 사람들이 이 말을 사람처럼 머리를 쓴다는 의미로 해석하지만, 사실은 민머리, 즉 대머리를 말하는 것이라고 합니다.

헐벗은 산을 민둥산, 아무것도 없는 상태를 민들민들하다고 하는데, 민은 머리가 벗어졌다는 말의 어두인 '믜'에서 유래되었다고 합니다. 그러니 믠어에서 문어가 되었다는 것인데, 사람 머리를 닮았고 사람처럼 똑똑하기 때문에 생긴 이름이라고 보면 되겠습니다.

문어는 호사스러운 잔치 음식의 상징

문어의 크기가 그 집 곳간의 풍성함을 알려주는 근거가 되었기에 잔칫날 큰 문어를 요리해서 손님상에 내놓았습니다. 그리고 선비들이 문어를 좋아한 데는 여러 가지 이유가 있다고 합니다. 문어의 두뇌가 뛰어난 데다, 조개껍데기나 바위틈에 잘 숨는 것이 은둔과 닮았고, 글씨를 쓸 때 먹이 없으면 문어의 먹물로 대신할 수 있으며, 문어의 강력한 빨판이 과거에 척 붙으라는 의미도 있다고 합니다.

문어의 몸통에는 8가닥의 긴 다리가 있어 팔초어(八稍魚) 혹은 팔대어(八帶魚)라고도 합니다.

한의학에서 문어의 효능은?

문어는 수심 100~1,000m의 깊은 바다에 살면서 주로 큰 조개·게·새우 등을 잡아먹습니다. 달고 짠맛에 독이 없고 차가운 성질로서 혈을 보양하고 원기를 돕는 효능이 있어 훌륭한 보익 강장약이 됩니다. 산후에 몸이 허약하거나 젖이 부족한 경우에도 좋습니다.

그리고 옹저종독(癰疽腫毒), 즉 응어리나 화농성 종양·오래된 종기·궤양을 치료하고 새살을 돋게 하는 효능도 있습니다. 육체(肉滯), 즉 고기 먹고 체한 것을 다스린다고 했는데, 쇠고기를 먹고 소화 장애가 생긴 경우에 효과가 있어 많이 쓰이고 있다고 합니다. 소가 문어를 먹으면 장이 녹아서 죽는다고 하는 옛말이 있는 것을 보면 어느 정도 근거가 있는 것 같습니다.

문어의 다양한 효능

어혈을 풀어주는 효능이 있어 산후에 어혈로 인한 두통·현기증이 있을 때 좋고, 문어의 먹물은 여성의 월경불순과 치질에 도움이 됩니다. 민간에서는 두드러기가 났을 때나 동상에 걸렸을 때 문어를 삶은 물로 닦아내 치료하기도 했습니다. 그리고 문어의 알은 보양성태(補陽成胎), 즉 양기를 보해주고 임신하게 하는 약이라고 나와 있습니다.

그런데 문어도 정력 식품입니다. 아연 성분이 많이 함유되어 있는데, 아연은 대표적인 섹스 미네랄로서 굴에도 많이 들어 있지요. 그리고 아데노신(adenosine)이라는 핵산 성분은 말초혈관 확장 작용이 강하여 남성을 장시간 강화시켜주고, 핵산 자체가 정액의 원료가 됩니다.

문어에 들어 있는 영양 성분

100g당 단백질이 생문어에 16g, 말린 문어에 72g이나 된다고 하니, 그야말로 단백질 덩어리라서 성장기 어린이나 노인에게 좋습니다. 그리고 지방이 적어 고단백·저지방 식품이기에 다이어트에도 좋은데, 생문어는 100g당 열량이 74kcal이지만 말린 문어는 348kcal나 되므로 주의해야 합니다. 또 트립토판·시스테인·히스티딘·아르기닌 등의 필수 아미노산이 들어 있고, 칼륨·아연·인·비타민 A·B₁₂·E 등이 들어 있습니다.

그리고 아미노산의 일종인 타우린이 풍부한데, 독특한 맛을 내는 주성분입니다. 타우린은 말린 문어나 오징어의 표면에 붙어 있는 흰 가루로서 콜레스테롤 수치와 혈압을 낮춰주고 간 기능을 개선시켜 피로 회복에 좋으므로 술을 자주 마시는 사람에게 도움이 됩니다. 특히 안동소주같이 알코올 도수가 높은 술을 마실 때는 알코올 흡수 지연을 위해 고단백·저지방 식품을 먹는 것이 좋기에 문어는 술안주로 적합합니다. 문어의 시력이 참 좋다고 하는데, 타우린이 망막의 기능을 증진시켜줍니다.

그 밖에도 DHA와 EPA가 풍부하여 두뇌 발달과 기억력 향상에 도움이 되고, 비타민 E와 니아신은 세포를 활성화시켜 노화를 예방해주며 인슐린 분비를 촉진시켜 당뇨병 예방에 좋습니다. 단맛과 감칠맛을 내는 글리신과 베타인(betaine)도 많이 함유돼 있으며 등 푸른 생선에 포함돼 있는 오메가3 지방산도 풍부하게 들어 있습니다. 그래서 간의 해독 작용과 피로 해소에 좋고 얼굴에 생기가 돌게 합니다.

문어를 먹을 때 주의할 점은?

문어를 먹어보면 살이 단단해서 씹는 맛은 좋지만 소화가 잘되지 않습니다. 특히 문어는 차가운 성질이므로 뱃속이 냉하고 소화력이 약한 사람은 체하기 쉬운 음식이지요. 비·위장 기능이 허약하거나 위하수가 있거나 뱃속에 가스가 잘 생기는 경우에도 주의해야 합니다. 추위를 타고 손발이 차가우며 혈압이 낮은 편인 사람에게는 맞지 않습니다.

아울러 알레르기성 체질도 주의해야 하는데, 특히 두드러기가 생겼던 적이 있거나 생긴 경우에는 피해야 합니다.

문어를 잘 먹는 방법

익혀 먹거나 말려서 먹으면 차가운 성질이 완화되어 소화에 부담이 줄어들 수 있습니다. 그래도 속이 냉하고 소화력이 약한 사람은 조금만 먹는 것이 좋겠지요. 그러나 문어에 생강·식초를 넣어 요리해 먹으면 소화도 잘되고 기와 혈을 돕는 효능도 강화됩니다. 문어가 익어갈 때 생강즙을 조금 넣으면 비장을 건실하게 하고 입맛을 돕는 효능도 생기므로 질병을 앓은 뒤에 비·위장이 허약하고 몸이 쇠약한 경우, 산후에 혈이 부족하고 어지럼증이 있는 경우에 좋습니다.

한편, 제사 음식 중에 문어와 고사리는 함께 먹으면 배탈이 나기 쉬운 것으로 알려져 있습니다. 둘 다 차가운 성질이므로 소화가 힘들기 때문이지요. 특히 비·위장이 냉해서 소화가 잘되지 않고 대변이 묽은 사람은 둘 다 피해야 하는데, 함께 먹는다면 소화하는 데 더욱 무리가 됩니다.

| 낙지 |
타우린이 풍부한 노약자의 보양식

제사상에 오르는 음식은 아니지만 대중적으로 먹을 수 있는 해산물로 문어의 사촌인 낙지가 있지요. 문어가 동해와 남해안에서 잡히는 데 비해 낙지는 서해에서도 잡힙니다. 그리고 "봄 조개, 가을 낙지"라는 말이 있는데, 여름의 무더위에 지친 몸을 회복시켜주는 데는 낙지가 제격이라는 뜻이지요.

스태미나 식품으로 알려져 있는 낙지

낙지는 기운을 나게 하고 피로 회복에 좋기에 "낙지 한 마리가 인삼한 근과 맞먹는다"는 말이 전해옵니다. 정약전 선생의 《자산어보》에 의하면 "농사일에 지쳐 쓰러진 소에게 낙지 3~4마리만 먹이면 벌떡일어난다"고 기록해놓았는데, 실제로 전라도 해안의 농민들은 지친 소에게 낙지를 호박잎에 싸서 주었다고 합니다. 그래서 "갯벌에서 나는산삼"이라고 불립니다.

낙지는 문어와 마찬가지로 발이 8개 있으면서 크기는 작기에 소팔초어(小八梢魚)라고 하고, 그 밖에도 석거(石距)·장거어(章擧魚)·낙제(絡蹄·絡締) 등의 이름이 있습니다. 낙제라는 이름 때문에 과거를 앞둔 선비들이 꺼려서 먹지 않았다는 얘기도 있지요.

한의학에서 낙지의 효능은?

우리 몸이 살아가는 데 필수적인 물질이 기와 혈인데, 기를 돕는 약을 보기제라 하고 혈을 돕는 약을 보혈제라고 합니다. 낙지는 기와 혈을 모두 돕는 보기 보혈제이므로 원기 회복에 좋은 음식이 됩니다. 그래서 온몸에 힘이 없고 팔다리가 나른하며 숨이 찰 때 좋습니다. 신장의 정기를 보충시켜주며 허리와 다리를 튼튼하게 하는 효능도 있습니다.

낙지는 특히 어떤 사람에게 좋은가?

과로해서 피로가 쌓인 사람에게 좋고, 성기능이 떨어진 경우에도 좋습니다. 질병을 앓고 몸이 허약해진 사람이나 기력이 쇠약해진 노인에게도 좋은 보양식이지요. 비·위장이 허약하고 입맛이 없는 사람은 생강즙을 넣고 볶거나 삶아 먹으면 됩니다. 혈액을 생성하는 효능도 있어 새살을 빨리 돋게 하므로 다치거나 수술을 받은 환자의 회복식으로 좋습니다. 출산 후에 몸이 허약하거나 젖이 부족한 경우에 효과가 좋은데, 미역국에 넣어 먹어도 좋습니다. 여성의 생리가 불순하거나 자궁에 출혈이 있을 때도 좋습니다.

낙지 하면 연포탕이 떠오르는데, 연포탕은 오래전부터 먹었을까?

연포탕(軟泡湯)은 연할 연(軟) 자에 거품 포(泡) 자를 쓰는데, 두부란 뜻도 있습니다. 원래 연포탕은 한고조 유방(劉邦)의 손자로 뒷날 회남왕(淮南王)에 봉해진 유안(劉安)의 명으로 만들어진 요리라고 합니다. 유안은 도가 사상을 모아 《회남자(淮南子)》라는 책을 지었고, 신선들의 전기를 모은 책도 지었지요.

조선 후기에 편찬된 연중행사와 풍속을 정리하고 설명한 세시풍속집 《동국세시기(東國歲時記)》 10월조에는 "두부를 가늘게 썰고 꼬챙이에 꿰어 기름에 지지다가 닭고기를 섞어 국을 끓이면 이것을 연포탕이라고 한다. 여기서 포라는 것은 두부를 말하며 한나라 무제 때 회남왕으로부터 시작된 것이다"라고 기록되어 있습니다. 일종의 두부전골인 셈이지요.

우리나라에서 연포탕은 무·두부·쇠고기·북어·다시마 등을 넣어서 맑게 끓인 국으로 제사 때 탕과 같은 음식이고 상가(喪家)에서도 끓였습니다. 그런데 근래에는 연포탕 하면 낙지 연포탕을 가리키는 것으로 굳어지는 추세입니다. 숙취 해소 효과도 있으므로 낙지를 안주 삼아 술을 마시면 술이 잘 취하지 않습니다. 그러니 낙지 연포탕은 안주로도, 술 마신 뒷날 해장국으로 먹어도 개운한 음식이 되지요.

낙지에 들어 있는 영양소는?

낙지는 새우·게·굴·조개 등을 잡아먹습니다. 그래서 지방과 당질이 적고 단백질과 필수 아미노산이 풍부한데, 특히 타우린과 히스티딘이 들어 있어 칼슘의 분해와 흡수를 도우므로 훌륭한 스태미나 식품입니다. 특히 타우린이 100g당 871mg이나 함유돼 있어 문어의 643mg보다 많습니다. 타우린은 간의 작용을 돕고 콜레스테롤을 분해하므로 동맥경화와 협심증을 비롯한 성인병 예방에 좋습니다. 비타민 B·철·인·칼슘 등이 풍부하므로 여성의 빈혈이나 폐경기와 함께 오는 갱년기 장애에도 좋습니다.

또한 마그네슘·나트륨·칼륨·유황·요오드·코발트·망간 등의 미네랄도 들어 있습니다. 기억력을 비롯한 뇌 기능에 중요한 역할을 하는 아세틸콜린이라는 신경전달물질도 많이 들어 있지요.

낙지를 먹을 때 주의할 점은?

낙지는 차가운 성질이므로 몸이 냉하고 소화력이 약한 사람은 주의해야 합니다. 두드러기가 자주 일어나는 경우에도 주의해야 합니다. 그런데 흔히 먹는 고추장을 듬뿍 넣고 얼큰하게 만든 낙지볶음이나 낙지전골은 몸이 냉하고 소화력이 약한 사람에게도 어울립니다.

낙지는 감과 함께 먹으면 위장을 상하게 하거나 구토·복통·설사를 일으킬 수 있습니다. 둘 다 차가운 성질이고 수렴 작용이 있어 기의 소통이 방해되기 때문이지요.

| 오징어 |
혈을 보양하고 음기를 돕는 스태미나식

오징어를 너무 좋아해서 오징어 굽는 냄새가 나면 자다가도 벌떡 일어나는 사람이 있다고 하지요. 오징어는 땅콩을 말아서 먹어도 좋고 소주 안주로도 제격인데, 오징어만 먹으면 반드시 배탈이 나는 사람도 있습니다. 오징어의 어떤 특성 때문에 그럴까요?

오징어는 어떻게 몸에 좋을까?

검은 먹물을 내뿜으므로 묵어(墨魚)라고 하고, 물 위에 떠 있는 것을 까마귀가 보고는 죽은 고기인 줄 알고 쪼려 할 때 재빨리 물속으로 끌고 들어가서 먹는다고 해서 오적어(烏賊魚)라는 이름이 붙었습니다.

짠맛에 중간 성질로서 혈을 보양하고 음기를 도와주는 효능이 있으므로 스태미나식으로 손색이 없습니다. 《동의보감》에는 기운을 돕고 의지를 강하게 하며, 오래 먹으면 정액을 더해주고 자식을 낳게 한다고 했습니다. 정혈이 많이 소모되어 어지럽고 귀에서 소리가 나거나 유정·조루 및 노인의 체력 허약에 효과적입니다. 혈이 부족하여 어지러울 때는 메추리알(鶴鶉蛋, 암순단)과 함께 삶아 먹으면 좋습니다.

오징어를 여성이 먹어도 좋을까?

여성에게 가장 이롭습니다. 간장의 혈을 도와 보혈하는 효능이 있으며 신장의 음기를 보충해주므로 혈이 부족하여 월경이 끊어졌거나 월경량이 적은 경우 및 자궁 출혈·냉증(대하)에 좋습니다. 그때는 오징어와 도인(桃仁: 복숭아씨)을 함께 삶아 먹으면 됩니다. 월경이 순조롭지 못한 경우에 당귀와 함께 달여 먹고, 만약 산후에 젖이 부족할 경우에는 돼지고기와 함께 삶아 먹으면 좋습니다.

오징어를 많이 먹어도 탈이 없을까?

단백질과 아미노산이 많이 들어 있는 영양 식품이지요. 그러나 콜레스테롤도 어패류 중에서 가장 많이 들어 있습니다. 특히 오징어 다리에 상당히 많으므로 고지혈증이 있는 사람은 주의해야 합니다.

또한 오징어는 소화 장애를 잘 일으키는데, 마른 오징어를 먹으면 뱃속에서 물기를 흡수하여 부피가 커지고 소화가 잘되지 않으므로 한꺼번에 많이 먹지 않아야 합니다. 특히 몸이 냉하고 비·위장이 약한 소음인 체질은 주의해야 합니다.

한약재로 사용하는 오징어 뼈

한약재로서 오적골(烏賊骨) 또는 해표초(海螵硝)라고 하는데 짠맛에 따뜻한 성질입니다. 가루로 만들어 먹으면 위·십이지장궤양에 효과가 큽니다. 입에 신물이 올라오거나 공복에 속이 쓰린 경우에 먹으면 위산의 분비가 많은 것을 억제하며, 지혈 및 지통 효과가 있으므로 속쓰림과 복통이 줄고 대변 색도 정상으로 돌아오며 입맛도 회복됩니다.

지혈 효과가 크므로 피를 토하거나 코피가 날 경우, 대변에 피가 섞여 나오는 경우에 좋으며, 여성의 자궁 출혈이나 냉증(대하)에도 효과가 있습니다. 또한 혈이 말라버려 월경이 끊어진 경우에도 좋으며, 뱃속에 응어리가 있는 것을 풀어주는 효과도 있습니다. 외상으로 출혈이 있을 때 오징어 뼈의 가루를 상처에 바르면 지혈이 됩니다. 그러나 혈병(血病)으로 열이 많은 경우에는 피해야 합니다.

오징어 뼈를 약으로 쓸 때는 어떻게 할까?

우선 오징어 뼈에서 소금기를 없앤 뒤 햇볕에 말립니다. 그런 다음 불에 구워 누런빛이 나면 가루로 만듭니다. 복통이 있으며 신물이 올라올 때는 해표초 20g, 패모(貝母) 8g, 감초 8g을 함께 가루로 만들어 한번에 8g씩 먹으면 됩니다. 위장 출혈이 있을 때는 해표초와 백급(白芨)을 함께 가루 내어 한번에 6g씩 먹습니다. 일반적으로는 위산과다와 위·십이지장궤양에 오패산(烏貝散)을 쓰는데, 해표초를 위주로 패모·백급을 함께 가루로 만들어 한번에 4g씩 공복에 먹습니다.

| 새우 |

성기능 장애에 효과적인 스태미나 식품

새우는 오래전부터 스태미나 식품으로 정평이 나 있지요. 물론 단백 질과 아미노산을 비롯한 각종 영양소도 풍부합니다. 그래서인지 새우 철이 되면 서해안 쪽으로 새우를 먹으러 가는 사람들이 많아 차가 엄 청 막히곤 합니다.

남성에게 힘을 주는 새우

새우는 따뜻한 성질로서 신장을 보하고 양기를 강하게 하므로, 한의 서에 장양도(壯陽道) 혹은 흥양(興陽)한다고 했습니다. 그러므로 양위, 즉 남성의 성기능 장애를 치료하고 정액을 흘리거나 소변을 찔끔거리는 병증은 물론이고 조루증에도 효과가 있습니다. 또한 허리와 뼈를 튼튼 하게 하고 뇌수를 보충하는 약효도 있습니다.

새우는 어떻게 먹는 것이 좋을까?

새우를 술에 담가 죽인 뒤에 구워 먹는 것이 좋다고 합니다. 산후에 기와 혈이 부족하여 젖이 나오지 않을 경우에는 돼지족발과 함께 끓여 먹으면 젖이 잘 나오게 됩니다.

새우를 많이 먹어도 탈이 없을까?

새우를 지나치게 많이 먹으면 혈을 상하게 하며 풍과 열을 일으키고 응어리나 종기·부스럼이 생길 수 있습니다. 특히 알레르기 체질을 가진 사람은 천식이나 두드러기를 일으킬 수 있으므로 주의해야 합니다. 또한 콜레스테롤이 높은 사람도 적게 먹어야겠지요.

|게|
뼈와 근육을 튼튼하게 하는 영양식

입맛이 없어서 무엇을 먹으면 좋을까 고민될 때 게장이나 꽃게탕을 먹으면 입맛이 도는 경우가 많지요. 바닷게는 맛있는 요리 외에도 여러 가지 쓰임이 있습니다. 따라서 바닷게가 어떤 효능이 있으며, 어떤 경우에 좋고 나쁜지 알아두면 더 알차게 먹을 수 있겠지요.

게는 어떤 약효가 있을까?

게는 찬 성질로 열을 내리고 술을 잘 깨게 하는 효능이 있습니다. 물론 몸속에 열이 많고 가슴이 답답한 사람들의 속을 시원하게 해주지요. 또한 간장의 음기를 도와주므로 눈을 밝게 하는 효과가 있으며, 골수를 보충해주고 근육과 뼈를 튼튼하게 하는 효과도 있습니다.

게는 위장을 도와 소화를 잘되게 하는데 이것은 비·위장에 열이 있는 경우에 해당되며, 비·위장이 냉한 사람에게는 오히려 소화에 부담을 줄 수 있습니다.

어혈을 풀어주는 게

게는 혈을 잘 통하게 하고 어혈을 풀어주는 효능이 있으므로 넘어지거나 부딪혀 멍들어서 붓고 아픈 경우, 부인의 산후에 어혈로 배가 아픈 경우에 좋습니다. 가슴속에 나쁜 기운과 열이 맺혀 있는 것을 풀어주는 효과도 있는데, 찬 기운이 맺혀 있는 경우에는 당연히 먹으면 안 되겠지요.

또한 타박으로 골절이 되었거나 근육·인대에 상처가 생겼을 때에는 게를 불에 말려 가루로 만든 다음 술로 넘기거나 찧어서 붙이면 아주 좋습니다.

게를 먹으면 좋지 않은 경우는?

게는 밖으로부터 들어온 나쁜 기운이 남아 있을 때, 즉 찬바람이나 습기로 인해 감기나 몸살이 와서 낫지 않았을 때는 피해야 합니다. 임신부도 피해야 하며, 체질적으로 비·위장이 허약하고 차며 설사를 잘 하는 경우에는 적게 먹는 것이 좋습니다.

또한 게는 풍기를 동하게 하는 성질이 매우 크므로 몸에 풍질이 있는 사람은 먹어서는 안 된다고 했습니다. 따라서 중풍·와사풍·알레르기 등에는 피해야 합니다.

게와 함께 먹으면 안 좋은 음식

예로부터 게와 감을 함께 먹으면 안 된다는 말이 있습니다. 게와 감은·모두 찬 성질로서 함께 먹으면 설사를 일으키거나 곽란·종괴 혹은 중풍을 일으킬 수 있기 때문입니다.

　또한 민간에서 꿀과 함께 먹으면 안 된다고 하는데, 게는 찬 성질이고 꿀은 약간 따뜻한 성질로서 상반되기 때문이 아닌가 여겨집니다. 실제로 열이 많은 소양인 체질에게는 게가 적합하나 꿀은 해롭습니다. 물론 게와 꿀은 둘 다 설사를 잘 일으키므로 주의해야 합니다. 그리고 게의 독을 풀려면 소엽, 즉 차조기잎이나 생강으로 즙을 내어 마시면 됩니다.

| 해삼 |
만성 간염·폐결핵·신경쇠약 등에 효과적인 보신제

"산에는 산삼(山蔘), 바다에는 해삼(海蔘)"이라 하듯이 해삼은 오장을 윤택하게 해줄 뿐만 아니라 정혈이 부족해져 허약한 신체를 튼튼하게 하는 보약이지요. 해삼은 병후에 허약한 사람의 보신제로 적합한데, 특히 만성 간염·폐결핵·신경쇠약 등의 회복에 효과적입니다. 또한 소변이 잦거나 변비가 있는 경우에도 좋습니다. 어린이의 성장 발육을 촉진할 뿐만 아니라 노화를 방지하는 효능도 있습니다.

해삼이 정력에 좋다는데, 사실일까?

해삼은 신장을 보하고 정을 보충해주는 효능이 커서 오래전부터 양기 부족을 치료하는 약재로 사용되어왔습니다. 정액을 새어나가지 못하게 갈무리하는 효능도 있으므로 성교를 하지 않고도 저절로 정액을 흘리는 유정이나 꿈에 성교하여 정액을 흘리는 몽정이 있는 사람이 먹으면 멈추게 됩니다.

326

해삼은 과로나 성교 과다로 인해 신장의 기가 허약해져 지속적으로
아프고 활동하면 더욱 심해지는 신허 요통의 치료에도 좋습니다.

해삼이 여성에게 특히 좋은 이유

해삼은 여성의 월경을 순조롭게 해주고 혈이 부족하여 월경이 끊어
진 것을 치료해줍니다. 그리고 임신 중에 먹으면 태를 튼튼하게 하며
출산이 쉽도록 해주고 산후 회복에도 도움을 줍니다. 해삼은 영양학적
으로 철분과 칼슘이 풍부하여 빈혈에 좋고 이와 골격의 형성을 도우므
로 여성과 성장기 어린이에게 좋습니다.

해삼을 먹을 때 주의할 점은?

해삼은 비·위장이 건실하지 못한 경우 또는 대변이 묽거나 설사하는
경우에는 적게 먹어야 합니다. 몸에 습기와 담이 많은 경우에도 좋지
않으므로 어깨와 등에 담이 잘 걸리는 사람은 피해야 합니다.

| 굴 |

정력 증진·기력 회복·피부 미용에 좋은 자양 강장제

굴은 훌륭한 강장제로 동서고금에 알려져 있지요. 나폴레옹은 전장에 출정했을 때 굴을 자양제로 먹었고, 미국의 아이젠하워 대통령도 굴을 좋아하여 병후 회복기에 매일 한 접시씩 먹었다고 합니다. 굴은 돌에 붙어 하얀 꽃처럼 보이기 때문인지 석화(石花)라고 하는데, 특히 큰 굴을 석화라고 합니다. 굴은 진귀한 바다의 보물로서 단백질과 비타민은 물론이고 무기질도 많이 들어 있습니다. 특히 겨울철에 영양이 풍부하며 제맛이 난다고 하지요.

나폴레옹과 아이젠하워가 즐겨 먹은 굴은 남성에게 좋은 음식인가?

굴은 정액을 더해주는 효능이 있으며 유정을 치료하는 효과가 있습니다. 그리고 기력을 도와주므로 성기능을 강화시킨다고 할 수 있지요.

영양학적으로도 칼로리가 많은 글리코겐과 비타민이 풍부하게 들어 있을 뿐만 아니라 아연도 함유되어 있는데, 아연은 전립선액의 성분으로서 정액에 포함되어 정자에 활동성을 주기 때문에 정력과 직접적인 연관이 있다고 하겠습니다. 그래서 네로 황제·카사노바 등 희대의 정력가들이 추천하는 최고의 피로 회복제로 알려져 있는데, 굴의 당질은 먹는 즉시 체내로 흡수되는 글리코겐 성분이라 피로 회복에 좋습니다. 또한 단백질과 아미노산이 많이 함유되어 있으며, 철분과 비타민 E가 풍부해 여성에게도 좋습니다.

여성에게 굴은 어떤 도움을 줄까?

굴은 서늘한 성질로서 음기를 보충하고 혈을 도우며 심장을 보하는 효능이 있습니다. 심장의 혈이 부족하여 가슴에 열이 오르고 두근거리며 잠이 잘 오지 않거나, 잠잘 때 식은땀을 흘리며 마음이 안정되지 않는 경우에 좋습니다. 또한 목에 콩알 같은 것이 생기는 임파절 결핵을 치료합니다.

《동의보감》에 의하면 굴은 기력을 도와주고 피부를 부드럽게 하며 얼굴색을 곱게 한다고 했으니 건강하고 고운 피부의 미인이 되려면 굴을 먹는 것이 좋겠지요. 굴에는 단백질과 비타민은 물론이고 칼슘·인·마그네슘·칼륨·철·구리·요오드 등의 무기질도 많이 들어 있습니다.

질병에 따라 굴을 효과적으로 먹는 방법

이가 아프거나 목이 붓고 아플 경우에는 굴 60~100g에 물을 적당히 붓고 끓이다가 흰쌀 100~150g을 넣고 죽을 쑤는데, 죽이 거의 될 무렵에 오리 알을 넣고 잠시 더 끓여서 먹으면 좋습니다.

감기에는 굴 200g과 흰쌀 100g으로 죽을 쑨 다음 총백(蔥白), 즉 파뿌리를 잘게 썰어 넣고 따뜻하게 만들어 먹으면 좋습니다. 그리고 식은 땀이 나면서 미열이 있는 경우에는 생굴을 약간 데쳐서 한번에 100~200g을 하루 2~3회 식전에 먹으면 좋습니다.

여성이 질병을 앓은 뒤에 월경량이 많아지거나 자궁 출혈이 있는 경우에는 굴 250g을 닭고기 국물이나 돼지고기 국물에 넣고 약간 끓여서 먹으면 좋습니다.

흔히 먹는 굴탕은 석화탕·석화갱(石花羹)입니다. 《증보산림경제(增補山林經濟)》에 나오는데, 생굴에 두부를 넣어 만든 찌개를 가리킵니다. 특히 새우젓국으로 간을 맞추었는데, 이는 현재까지도 이어지는 굴두부 새우젓찌개라고 합니다. 굴은 찬 성질이기 때문에 비·위장의 기능이 약하거나 몸이 냉한 사람은 적게 먹어야 합니다.

굴 껍데기가 한약재로 쓰여온 이유는?

굴 껍데기를 불에 태워서 가루로 만든 것을 한약재로 씁니다. 음기를 도와주고 허열(虛熱), 즉 음기가 부족하거나 손상되어 생기는 열을 내려주는 효능이 있습니다. 수렴 작용도 있어 몸에서 무엇이 빠져나가는 것을 막아줍니다. 그래서 잠을 잘 때 땀을 흘리는 도한을 막아주고 여성의 냉증(대하)과 자궁 출혈, 남성의 유정과 몽정을 치료합니다. 또한 가슴이 답답하고 두근거리는 경우에도 좋으며, 위산을 풀어주는 효과가 있어 위산과다에도 좋습니다.

식은땀을 흘릴 때는 굴 껍데기를 깨끗이 씻어서 쌀뜨물에 하룻밤 담가두었다가 햇볕에 말린 다음 누렇게 볶아서 가루로 만듭니다. 이 가루를 한번에 15g씩 황기를 달인 물에 타서 하루에 3회 공복에 먹으면 좋습니다. 위·십이지장궤양이나 만성 위염인 경우에는 굴 껍데기와 창출(蒼朮: 삽주 뿌리)을 가루로 만들어 2 : 1의 비율로 섞어서 한번에 3g씩, 하루 3회 식후에 먹으면 좋습니다.

굴 껍데기는 몸이 허약하면서 냉하거나 신장의 기가 허약하고 열이 없으면서 정액을 흘리는 경우에는 적합하지 않습니다. 그리고 위산이 부족한 사람이나 변비가 있는 사람도 주의해야 합니다.

|전복|
조개류의 황제로 불리는 보혈 강장 식품

진시황이 불로장생과 정력 강화를 위해 널리 구한 것 중에 전복이 포함되어 있습니다. 그만큼 전복은 영양가가 높고 귀한 식품으로 평가되어왔지요. 특히 중국과 일본을 비롯한 동남아에서도 전복이 생산됐지만, 우리나라 전복을 제일로 여겼기에 서복이 제주도에 와서 전복을 가져다 바쳤다는 얘기도 있습니다. 중국에서는 해산물 중에 전복과 함께 해삼, 상어 지느러미, 생선 부레 등이 대표적인 강장식이지요. 《삼국지》에 나오는 조조도 매우 좋아했다고 합니다.

진시황이 전복을 즐겨 먹었다는 근거는?

《사기》〈진시황 본기〉에 음식으로는 유일하게 전복이 나옵니다. 진시황이 사구에서 죽었는데, 그의 죽음이 알려질 경우 수습할 수 없는 혼란이 초래될 것이기에 감추려고 했습니다. 마차에 진시황의 시신을 넣은 관을 실었는데, 황제에게 전달할 먹을 것을 싣고 가는 것처럼 꾸

몄던 것이지요.

그런데 때는 7월이고 멀리 이동했으므로 시신이 부패되는 냄새가 진동했습니다. 그래서 일석포어(一石鮑魚), 즉 전복 10말을 마차에 함께 실었습니다. 전복이 상한 냄새로 시신의 부패된 냄새를 감추었던 겁니다. 행여 난폭한 진시황의 성미를 건드릴까 봐 그 누구도 감히 마차 속을 확인해볼 엄두를 내지 못했다고 합니다.

전복의 효능은?

전복은 조개류 중에서 가장 맛이 좋고 귀한 건강식품입니다. 약간 서늘한 성질이며 주로 간장에 작용합니다. 정기를 돕고 간장과 신장의 허약을 보충하며, 혈을 보양하고 간을 부드럽게 하는 효능이 있어 여성이 혈이 부족하여 생리가 나오지 않거나 젖이 부족한 경우에 좋습니다. 음기를 돕고 열을 내리는 효능이 있어 음기가 허약해져 폐결핵을 비롯하여 뼛속 깊은 곳으로부터 열이 오르고 잠잘 때 식은땀을 흘리는 경우에 좋습니다.

전복에는 어떤 영양소가 들어 있을까?

고단백·저지방·저칼로리 식품입니다. 그래서 당뇨병·고혈압 등 성인병에 매우 좋으며 특히 노약자나 허약한 사람에게 영양 보충과 원기 회복 식품으로 우수하지요. 수산물 중에 가장 많이 들어 있는 타우린은 간장의 해독 기능 강화·시력 회복·당뇨병 예방·담석 용해·콜레스테롤 상승 억제·심장 기능 향상 등에 효과가 있습니다. 또 비타민 A 가 많아 원기 회복·피로 회복 등에 좋고, 콜라겐이 들어 있어 관절과 피부에 좋습니다.

아르기닌이라는 아미노산이 많이 들어 있는데, 노화 방지 호르몬이라 불리는 성장호르몬의 분비를 촉진하고 정자 생성과 성욕·발기에 관여하여 성기능을 강화시켜줍니다. 또한 글루탐산·류신 등의 아미노산이 풍부하기 때문에 독특한 맛을 낼 뿐만 아니라, 철·칼슘·마그네슘·구리 등의 무기질과 여러 가지 비타민의 함량이 풍부합니다. 간 기능을 강화하는 데도 탁월한 효능이 있어 쉽게 피로를 느끼는 사람에게 좋습니다.

눈을 밝게 하는 효과가 있는 전복

정기를 돕고 눈을 밝게 하는 효능이 있어 눈이 피로하고 흐릿해져 잘 보이지 않는 경우에 좋습니다. 그래서 전복의 별명이 눈을 밝게 한다는 의미로 명목어(明目魚)입니다. 또한 서유구 선생의 형수인 빙허각 이씨가 지은 생활 백과사전인 《규합총서》에 전복을 일명 천리광이라 했습니다. 눈에 얼마만큼 좋은가 하면 천 리까지 볼 수 있게 해준다는 말인데, 시신경 피로 개선에 탁월한 효능이 있습니다.

특히 전복의 껍데기는 열을 내리고 신경을 안정시키며 눈을 밝게 하는 약으로 쓰여왔는데, 이름이 석결명(石決明)입니다. 과로해서 음기가 부족해져 몸이 허약해지고 시력이 떨어진 경우에 원기를 더해주어 피로를 회복시키고 눈을 밝게 하는 효능이 있습니다. 전복의 껍데기를 잘 씻어 말린 다음 전복과 함께 푹 삶아 먹으면 됩니다.

조선시대에도 전복이 귀한 식재료로 사용되었을까?

조선 최고의 궁중 음식이었던 잡탕(雜湯)에 들어갔고, 전복을 주재료로 만든 추복탕(搥卜湯)이라는 탕이 있는 등 궁중 요리에서 최고의 식재료였습니다. 추복탕은 전복살 밑으로 칼을 넣어 뗀 다음 내장을 도려내고 소금으로 잘 비벼 깨끗이 헹군 뒤, 두꺼운 냄비에 얇게 저민 전복을 넣고 물을 부어 중간 불에서 푹 곱니다. 국물이 뽀얗고 전복이 연하게 물러지면 뜨거울 때 그릇에 담고 가늘게 썬 파와 소금·후춧가루를 넣습니다.

조선시대 궁중 연회에서 사용된 전복탕의 재료는 1877년까지는 전복·묵은 닭·달걀·미나리·잣 등이었고, 양념은 간장·후추·깨·소금 등이었으며, 1892년 이후부터는 전복·해삼·표고버섯·미나리·달걀·잣·쇠고기·소의 내장과 뼈 등이었습니다. 쇠고기와 내장·뼈 등을 넣어 국물을 진하게 끓이고 밀가루를 넣는 것이 특징입니다.

전복이 어울리는 경우와 주의해야 하는 경우는?

서늘한 성질이므로 몸에 열이 많아 자주 달아오르고 입과 목이 자주 마르는 사람, 자주 어지럽고 뒷목이 당기는 사람에게 좋습니다. 반면에 몸이 냉하고 설사를 자주 하는 사람, 손발이 차고 아랫배가 냉한 사람은 주의해야 합니다.

정약전 선생의《자산어보》에는 "살코기는 맛이 달아서 날로 먹어도 좋고 익혀 먹어도 좋지만, 가장 좋은 방법은 말려서 포로 만들어 먹는 것이다"고 기록되어 있습니다. 실제로 전복을 찌거나 말리는 과정에서 타우린의 함량이 더욱 많아진다고 합니다. 2,200년 전 서복이 제주도의 전복을 황궁이 있는 시안까지 싱싱한 채로 가져갈 수는 없었지요. 햇볕에 말려서 가져갔을 겁니다.

| 홍합 |
정혈 허약을 보충하는 여성의 음식

홍합은《동의보감》에 담채(淡菜)라고 나옵니다. 해물은 모두 짠맛이지만 유독 이것은 맛이 담담하기에 그런 이름이 붙었던 것인데, 약간 짜면서 단맛이 납니다. 그 밖에도 살색이 붉어서 홍합(紅蛤), 생김새 때문에 동해부인(東海夫人)이란 이름이 있습니다. 시원한 감칠맛이 있는데다 소화가 잘되며 숙취를 예방하고 해소시키는 효과가 뛰어나기에 술꾼들의 사랑을 받아왔지요.

홍합의 효능

따뜻한 성질로서 오장을 보익하고 성기능을 강하게 하는 효능이 있는데, 뱃속과 성기가 차가운 사람에게 좋습니다. 간장과 신장이 허약하여 정과 혈이 쇠약해진 것을 보충해주므로 몸이 허약하고 밤에 식은땀을 흘리거나 자주 어지러운 경우에 좋고, 허리와 다리를 튼튼하게 합니다. 특히 여성에게 효과적인데, 생리 양이 많거나 냉증·자궁 출혈이 있는 경우와 산후에 수척한 경우에 좋습니다.

홍합의 성분

단백질·비타민 A·B·엽산·철·칼륨·아연·요오드·셀레늄·망간·글
루타민산·오메가3 지방산·베타인·타우린 등의 영양 성분이 풍부하
게 들어 있습니다. 콜레스테롤을 떨어뜨리고 간의 해독 작용을 활성화
시켜 피로 회복을 촉진하며 숙취 해소에 좋습니다. 홍합의 감칠맛은 타
우린·베타인·아미노산·핵산류 등이 어우러져 내는 맛이지요.

특히 타우린 함량이 높아 인지 기능 향상과 피로 해소 등의 효과가
크고 시력 보호 효과가 있습니다. 글루타민산·오메가3 지방산은 뇌 기
능 활성화에 좋으며, 펩타이드 성분과 망간은 항산화 작용을 나타냅니
다. 오메가3 지방산과 망간은 뼈의 형성을 돕고 튼튼하게 만들어주는
역할을 하여 관절염이 있는 경우에 좋습니다.

홍합을 먹을 때 주의할 점은?

홍합 안에는 마비성 패류 독소인 삭시톡신(saxitoxin)과 고니오톡신
(gonyautoxin)이 들어 있습니다. 이 독소는 바닷물의 온도가 7~18°C 정
도일 때 주로 발생하므로 5월에서 9월까지는 피해야 합니다. 겨울과
봄에 먹는 것이 가장 좋습니다.

|다시마|
성인병 예방과 다이어트에 효과적인 식품

　전복이 먹는 주요 먹이가 다시마입니다. 그리고 거북도 다시마를 매우 자주 섭취하는 것으로 알려져 있습니다. 스태미나의 상징인 전복과 장수의 상징인 거북의 먹이가 되는 다시마가 바로 서복이 진시황에게 구해 바친 불로장생의 명약 중 하나라는 설이 있습니다.

　일본의 고대 역사책인 《일본서기(日本書紀)》에 "다시마는 중국의 진시황이 구한 불로초"라는 기록이 나온다고 합니다. 그리고 다시마는 칼로리가 거의 없어 비만을 방지할 수 있을 뿐만 아니라 다이어트에도 효과적인 식품으로 알려져 있지요.

다시마를 먹으면 장수에 도움이 된다는 근거는?

　세계 4대 장수촌인 일본 오키나와의 장수 식품 중 하나로 다시마가 들어 있습니다. 오키나와는 바다가 가까이 있기에 생선과 해조류를 먹는 것이 다른 장수촌과 다른 점인데, 평소 다시마·미역·파래·우미부도(바다포도) 등의 해조류를 먹는 것도 장수 비결에 들어갑니다.

통계 자료에 의하면 장기적으로 다시마를 먹는 노인은 그렇지 않은 노인에 비해 질병에 걸릴 확률이 평균 5~8% 낮으며, 수명도 4~8세 연장되는 것으로 나타났습니다. 그러니 다시마는 노화 방지와 성인병 예방에 좋다는 것을 알 수 있는데, 활성산소의 생성을 억제하고 항산화 효소의 활성을 증가시키는 항산화 효과가 노화를 억제하는 것이지요.

오키나와에서는 일본 본토 주민보다 다시마를 많이 먹을까?

다시마는 일본에서 인기가 높은데, 특히 오키나와의 다시마 소비량은 일본에서 제일 많습니다. 오키나와 노인의 다시마 섭취량이 일본 본토 주민의 2배에 달한다고 합니다. 오키나와 지방이 돼지고기를 가장 많이 소비하는 곳인데도 주민들의 심장 질환 발병률이 일본에서 가장 낮은 이유는 이 지역의 다시마 소비량이 일본에서 가장 많은 것과 관련이 있다는 사실이 역학 조사에서 밝혀졌습니다. 오키나와에서는 다시마가 생산되지 않아 전부 홋카이도에서 가져오는데, 중국 수출을 위해 일단 오키나와로 옮겼다가 수출한 것이 계기가 되어 소비가 늘게 된 것이라고 합니다.

다시마는 별명이 초초(初草)로서 지구 최초의 풀이란 뜻이고, 영문명은 'sea tangle(바다의 엉클어진 것)'입니다. 일본에선 곰부 또는 곤부라고 부르는데, 일본 된장국인 미소시루나 녹차와 함께 먹는다고 합니다.

우리나라에서도 예로부터 다시마를 많이 먹었을까?

우리 민족은 다시마를 즐겨 먹었습니다. 다시마를 먹기 시작한 것은 신석기시대로 추정되고 있는데, 식용으로 기록된 것은 8세기경이라고 합니다. "신라에는 해인(海人)이라는 잠수를 전업으로 하는 집단이 있어 이들이 다시마를 따서 배 위에서 건조시켜 저장용으로 만들었다"는 얘기가 전해옵니다. 또《당서(唐書)》〈발해전〉에 "발해 남쪽 바다에 다시마가 있고 이것을 당나라에 수출했다"고 했습니다. 여기서 남쪽 바다란 연해주 남쪽의 해안, 즉 함경도라는 것이지요.

발해의 다시마는 동아시아에 명성을 떨쳤으니, 720년부터 약 200년 동안 모피·꿀과 함께 일본에 수출하기도 했습니다. 다시마에 대한 외국의 선호는 조선왕조가 개국하고 나서도 이어졌는데, 세종대왕(1429년) 때는 명나라 황제의 요청에 따라 곤포 400근을 중국으로 보냈습니다. 우리나라에서는 다사마(多士麻)·곤포(昆布)·해대(海帶) 등으로 불렸습니다.

다시마의 이름이 여러 가지였던 이유는?

전라도 강진·광양·무장·부안·영암·해남 등에서는 다사마로, 함경도 명천·길주·경성 등에서는 곤포로 불렸다고 합니다. 남쪽 것을 다사마라 하고 북쪽 것을 곤포라 한 까닭은 북쪽 것이 남쪽보다 두껍고 폭이 넓어 양질이기 때문으로 추측된다고 합니다. 허균 선생이 쓴《도문대작(屠門大嚼)》에도 "북해산 곤포가 가장 좋다"고 기록되어 있는데, 바닷물이 차가운 북쪽의 생육 조건이 더 합당하다는 것이지요.

조선시대에도 다시마를 많이 먹었을까?

왕에서부터 민중에 이르기까지 두루 다시마를 먹었습니다. 궁중으로 진상된 다시마는 중국 사신 접대 때 일상식이나 연회식으로 올랐고, 궁중의 일상식이나 연회식에도 쓰였습니다. 조선 후기에 서명응 선생이 저술한 《고사십이집(攷事十二集)》에 튀각(鬪藿, 투곽)이란 말이 처음 등장하는데, "다시마를 기름으로 지진 것을 투곽이라 하는데 이것은 소식(素食)의 찬이 된다"고 했습니다. 튀각은 옷을 입히지 않고 기름에 지진 것입니다.

서유구 선생이 지은 《옹희잡지(饔饎雜志)》에 의하면 다시마에 후추와 잣을 싸서 매듭으로 묶어 기름에 지진 것이 송초전방(松椒煎方)이고, 다시마만을 기름에 지져낸 것을 해대전방(海帶煎方)이라 했습니다.

다시마는 탕으로도 끓여 먹었을까?

정조대왕 때 혜경궁 홍씨에게 저녁 수라로 올린 수전지(水盞脂)가 있었습니다. 수전지는 다시마가 주재료가 된 경우이고, 완자탕 등에서는 국물을 맛있게 하기 위한 부재료로도 쓰였습니다. 또한 조선왕실의 궁중 음식 중에 잔치 음식인 연향식(宴享式)에서도 편증(片蒸)이나 숙편(熟片)을 다시마로 만들어 소선(素膳: 생선이나 고기를 쓰지 않은 간소한 반찬)의 하나가 됐습니다. 반듯반듯하게 자른 다시마에 간장 등의 양념을 넣고 무르게 국물 없이 바짝 졸인 뒤에 잣가루를 고물로 묻혔는데, 대개 녹두 녹말로 만든 국수와 한 조가 되어 올랐습니다.

또한 질 좋은 다시마를 물행주로 닦아 부드럽게 한 다음 반듯하게 자르고 여기에 대구포·광어포·홍어포·오징어포·문어포·전복포·건치·쇠고기포 등과 잣을 같이 말아 싸서 진찬과 진연 등의 잔칫상에 술 안주로 올렸습니다.

다시마의 다이어트 효과

다시마는 해상지소(海上之蔬), 즉 바다의 채소라고도 불립니다. 그런데 칼로리가 거의 없어 비만을 방지할 수 있을 뿐만 아니라 다이어트에도 효과적인 식품으로 알려져 있지요. 갑상선호르몬의 주성분이 되는 요오드가 많이 들어 있는데, 요오드는 동물의 발육 및 신진대사와 밀접한 관계가 있습니다. 그래서 갑상선호르몬은 인체 내에서 각종 대사 활동을 왕성하게 하여 에너지를 발산시키는 역할을 하므로 살이 찌지 않게 하지요. 만약 요오드가 부족하면 체내 지방의 연소에 문제가 생겨 대사 장애가 생길 수 있습니다.

갑상선 질환에는 다시마를 반드시 먹어야 할까?

옛날에 해조류를 쉽게 구하지 못한 산골에서 요오드 결핍으로 인해 염증이나 종양 없이 갑상선이 붓는 갑상선종이 많이 발생했고 요즘에도 히말라야와 중앙아프리카 등의 고산지대의 미개 지역에서는 갑상선종이 발생하고 있듯이, 다시마는 갑상선 치료에 필수적입니다.

한방에서는 예로부터 갑상선의 질환을 총칭하여 영류(瘿瘤)라고 합니다. 주로 여성에게 생기는데, 임신과 출산을 겪으면서 오는 경우가 많고 특히 신경이 예민하고 짜증이나 화를 잘 내는 사람에게 흔하지요. 우리나라 산모가 미역을 많이 먹는 것은 갑상선호르몬을 보충해주는 의미도 있습니다.

다시마가 다이어트에 효과가 있다는 근거는?

고대 한의서에 "하기구복수인(下氣久服瘦人)", 즉 기를 가라앉히는 작용이 있어 오래 먹으면 야위게 한다고 했습니다. 기를 가라앉힌다는 것은 기운을 소모시키고 소변과 대변을 잘 나오게 하는 작용을 나타내지요. 그래서 다시마는 비만의 원인이 되는 담을 삭여주고 대소변을 잘 나오게 하는 효과가 있으므로 비만을 해소시키는 데 좋습니다.

그렇다고 다시마가 누구에게나 다이어트에 좋은 것은 아닙니다. 다시마는 차가운 성질을 가지고 있어 열을 내려주고 기를 아래로 내려주는 효과를 나타냅니다. 그래서 기력이 허약하지 않아야 오래 먹어도 탈이 없는 것이지요. 만약 살이 찌기는 했으나 몸이 냉하고 기가 약해서 자주 축 늘어지고 비실거리는 사람은 주의해야 합니다. 또한 다시마가 맺힌 응어리를 풀어주는 효과도 크기 때문에 출혈이 잘되는 사람도 주의를 요합니다.

다시마는 성인병을 예방하고 치료하는 효과도 있을까?

고혈압·동맥경화·지방 과다에 일정한 예방 및 보조 치료 효과가 있습니다. 또한 비만을 방지하고 응어리가 맺힌 것을 풀어주며 열을 내려주고 담을 삭여주며 대소변을 잘 나오게 하는 효과가 있으므로 당연히 성인병의 예방과 치료제로서 충분하지요. 그리고 다시마는 항암효과도 있습니다.

다시마의 항암 효과는 어느 정도일까?

한의학에서 짠맛은 단단한 것을 부드럽게 만들어주는 효능이 있습니다. 다시마도 짠맛으로서 적취, 즉 무엇이 뭉쳐서 덩어리진 것을 풀어주는 효과가 있어 암의 예방과 치료에 좋습니다. 한의서에 의하면 돌덩이처럼 단단한 것은 다시마가 아니면 없앨 수 없다고 할 정도로 효과가 큰데, 특히 갑상선암·식도암·자궁암·악성 임파종·폐암 등에 효과가 좋습니다.

또한 열을 제거하고 덩어리를 풀어주기에 목에 콩알 같은 것이 생기는 나력(瘰癧), 즉 경부 임파절염, 그리고 편도선염 등의 염증성 질환의 치료에 활용되어왔습니다. 이뇨 효과도 커서 부종 치료에 좋으며 방광염에도 효과가 있습니다.

다시마의 특별한 성분

다시마와 미역 등에는 후코이단(Fucoidan)이라는 끈적끈적한 물질이 들어 있습니다. 후코이단은 콜레스테롤의 배설을 도와 콜레스테롤 수치를 떨어뜨리고, 동맥경화를 비롯한 혈관 질환 예방에 좋습니다. 또한 항암·항균·항알레르기·항바이러스·혈액 응고 방지·혈압 상승 억제·혈당 상승 억제·위궤양 치료 촉진 등의 작용이 있다고 보고되었습니다.

특히 소화기 계통 암종 치료에 효과가 큰 것으로 보고된 바 있으며, 대부분의 암에도 효과가 있다고 합니다. 암세포의 혈관 신생을 막아 암세포의 성장을 억제하고 암세포를 자멸로 유도하는 아포토시스(apoptosis) 작용을 가지고 있지요.

다시마의 끈적끈적한 부분에는 다른 성분도 있을까?

알긴산(alginic acid)이 있습니다. 알긴산은 장내에서 콜레스테롤을 흡착·배설하여 고지혈증이나 동맥경화를 예방해주며, 혈액 중에 남아 있는 콜레스테롤을 없애주기 때문에 혈액순환을 원활하게 해줍니다. 또한 알긴산은 혈압을 낮추는 기능이 있어 고혈압을 예방할 수 있으며 혈액의 점도를 낮추어주어 혈전 형성을 예방하고 궤양 예방에도 좋습니다.

그리고 알긴산은 식이섬유처럼 몸속에서 흡수되지 않고 장을 자극해 장운동을 촉진하여 배변을 돕는 역할을 합니다. 특히 몸속에서 수분을 흡수해 최대 200배까지도 팽창하므로 장운동을 더욱 활발하게 합니다. 뿐만 아니라 발암 물질을 흡착해 배설시키므로 대장암이나 직장암의 위험성도 줄여줍니다.

다시마의 영양 성분

영양 면에서 봐도 다시마는 고요오드·고칼슘·고칼륨·고식이섬유 식품으로서 인간의 생명과 건강 유지를 위한 칼슘·나트륨·칼륨·마그네슘 등 50여 종의 미네랄이 함유되어 있습니다. 특히 다시마는 '해조류 3총사'인 김·미역·다시마 가운데 요오드가 가장 많이 함유되어 있지요. 다시마는 100g당 요오드 함유량이 136.5mg으로서 11.6mg의 미역이나 3.8mg의 김에 비해 엄청 많습니다. 요오드는 대부분 갑상선 호르몬 등을 만드는 데 사용되는데, 섭취가 부족하면 신진대사가 완만해지고 저항력이 떨어집니다.

칼슘 함량은 말린 다시마 100g당 708mg(생것은 103mg)이나 되는데, 칼슘의 왕인 우유가 100당 106mg인 데 비하면 대단하지요. 칼슘은 스트레스를 많이 받는 현대인에게 필수적입니다. 혈압 조절을 돕는 칼륨도 100g당 7.5g이나 됩니다. 식이섬유도 많이 들어 있는데, 말린 다시마 100g당 27.6g이나 됩니다. 그중 25.2g은 물에 녹지 않는 불용성으로 변비 예방에 좋고, 2.4g은 수용성으로서 콜레스테롤을 떨어뜨려줍니다. 그리고 아미노산의 일종인 라미닌(laminin)도 들어 있는데 혈압을 낮추고 콜레스테롤이 혈관에 쌓이는 것을 막아줍니다.

다시마는 특히 어떤 사람에게 좋을까?

중년 부인에게 좋습니다. 열을 내려주고 대소변을 잘 나오게 해줄 뿐만 아니라 뼈를 튼튼하게 하므로 갱년기 후에 잘 생기는 골다공증의 예방과 치료에 효과적이기 때문이지요. 그래서 다시마는 열성 체질이나 갱년기의 부인에게 좋습니다. 다시마는 피부 미용에도 좋은데, 피부를 매끄럽게 하는 효과가 있어 피부가 거칠고 잘 트는 경우에 특히 좋습니다. 그래서 마사지나 목욕 재료로도 쓰이는데, 기미가 끼었거나 햇볕에 그을렸을 때 찬물에 다시마를 우려낸 물로 씻으면 피부가 맑아진다고 합니다.

다시마는 혹시 남성의 정력에도 도움이 될까?

몸을 가볍게 하면서 열을 내리고 맺힌 것을 풀어주므로 습담·어혈로 인한 성기능 장애, 비만으로 인한 성기능 저하에 효과적입니다. 즉, 중년 이후에 기름진 음식을 많이 먹고 운동이 부족하여 비만으로 몸이 무거우면서 열이 많은 경우에 적합하지요. 다시마에 들어 있는 요오드가 동맥경화를 예방하고 콜레스테롤을 떨어뜨리므로 음경 발기에 좋은 데다, 철·칼슘 등의 성기능에 관계되는 미네랄을 비롯하여 비타민 A·B·C 등도 풍부하므로 정력에 도움이 됩니다.

다시마가 어린이에게도 좋은 음식인 이유는?

요오드로 만들어지는 갑상선호르몬이 10세 전까지는 성장호르몬과 유사한 역할을 하므로 어린이들의 성장 발육에 좋기 때문입니다. 또한 다시마의 칼슘은 뼈의 주된 성분으로 성장기 어린이의 치아와 골격을 튼튼하게 하지요. 물론 몸에 열이 많은 아이들에게 적합합니다.

한편, 어린아이 중에 키가 크지 않고 지능이 떨어지며 골격의 성장도 늦어지는 등 성장 발육이 지연되는 것을 한방에서 오지증이라고 하는데, 요오드의 결핍으로 생기는 크레틴병(cretinism)과 연관이 있습니다. 오지증은 입지(立遲)·행지(行遲)·어지(語遲)·치지(齒遲)·발지(髮遲) 등의 5가지로서 일어서는 것·걸음을 걷는 것·말하는 것·치아가 나는 것·머리카락이 나는 것이 느리다는 뜻이지요.

그 밖에도 다시마는 어디에 활용할 수 있을까?

해조류는 일본 후쿠시마 원자력발전소에서 방사선이 누출되면서 더욱 귀한 몸이 되었습니다. 요오드가 풍부한 해조류를 먹으면 방사성 요오드에 의한 피해를 최소화할 수 있다고 알려졌기 때문이지요. 천연 요오드를 미리 섭취해서 갑상선의 요오드 풀을 채워놓으면 방사성 요오드에 노출되더라도 저장소가 꽉 차 있어 체내에 축적되지 않고 대소변으로 배출된다는 것입니다.

다시마를 먹을 때 주의할 점은?

찬 성질이므로 비·위장이 허약하고 차가운 경우에는 주의해야 하고, 기를 아래로 내려주므로 기력이 허약한 사람은 오래 먹으면 안 됩니다. 또한 뭉쳐서 덩어리진 것을 풀어주는 효과가 있으므로 임신부는 금해야 하고, 혈관경화를 풀어주므로 출혈성 질환이 있는 경우에도 조심해야 합니다. 혈압을 내리는 작용도 있으므로 저혈압이면서 몸이 냉한 사람 역시 주의해야 합니다.

다시마는 감과 함께 먹으면 좋지 않습니다. 다시마에 많은 칼슘이 감의 타닌과 결합하여 불용성의 결합물이 되어 영양 성분의 소화·흡수에 영향을 주고 위장관에도 장애를 주기 때문이지요.

다시마와 함께 먹으면 좋은 식품은?

특별히 함께 먹으면 안 되거나 좋은 것은 별로 없지만, 굳이 들자면 콩을 함께 먹는 것이 좋습니다. 다시마와 콩은 둘 다 비·위장에 작용하며 열을 내려주고 대소변을 잘 소통시켜주며 성인병 예방에 좋기 때문입니다. 물론 두부와 콩나물과 다시마를 함께 요리해 먹는 것도 좋습니다. 두부는 콜레스테롤의 흡수를 떨어뜨리고 요오드의 배설을 증가시키는 작용이 있는데, 다시마는 요오드의 함량이 매우 많으므로 함께 먹으면 몸속 요오드 함량의 평형을 유지할 수 있습니다.

|미역|

성인병 예방에 도움이 되는 대표적인 산후조리 음식

옛날부터 한반도 주변 해역에서는 다시마와 함께 미역도 풍부하게 생산되면서 품질도 좋아 주변에 명성을 떨쳤습니다. 사실 삼국시대 때만 하더라도 다시마와 미역의 구별도 없었지 않았나 싶습니다. 고려시대에도 신분의 높고 낮음을 떠나 모두 미역을 잘 먹었다는 기록이 사신으로 다녀간 서긍이라는 송나라 사람이 지은 《고려도경(高麗圖經)》에 있다고 합니다. 《조선왕조실록》에도 중국 사신이 오면 무역 품목으로 미역을 요구했다고 기록되어 있습니다.

그런데 미역 하면 가장 먼저 떠오르는 것이 산모는 반드시 미역국을 먹는다는 사실이지요. 외국과는 다르게 우리나라 산모는 최소한 1개월은 미역국을 먹어야 하니 아기를 많이 낳은 부인은 생일날 미역국도 지겹게 느껴지지 않을까 싶습니다. 그런데도 줄기차게 미역국을 먹고 있는 이유가 뭘까요?

우리나라 산모가 무조건 미역국을 먹어온 이유는?

조선 후기의 실학자 이규경이 지은 《오주연문장전산고》에 의하면 우리나라 산모가 미역을 먹은 것과 관련된 전설 같은 얘기가 있습니다. 고려시대에 어떤 사람이 바다에서 수영을 하던 중에 새끼를 갓 낳은 고래가 물을 들이마실 때 뱃속으로 빨려 들어갔습니다. 정신을 차리고 보니 고래의 뱃속에는 온통 미역이 들어 있더랍니다. 출산한 고래의 몸속에 잔뜩 쌓여 있던 나쁜 피가 미역 때문에 정화되고 있었다는 것이지요. 그래서 미역이 산모에게 좋은 약이 되는 것임을 알고는 산모에게 미역국을 먹이기 시작하여 풍속이 되었다는 겁니다.

산후에 미역국을 먹는 풍속

미역국이 대표적인 산후조리 음식이지만, 예전에는 아기를 낳으면 바로 미역국을 먹지 않았습니다. 먼저 산모의 머리맡에다 미역국과 흰쌀밥 그리고 냉수 한 그릇을 떠놓아 삼신상을 차려 삼신할머니에게 바치고 치성을 드렸습니다. 그다음에 산모가 먹었는데 그것이 '첫국밥'입니다. 아이를 무사히 낳게 해준 데 감사하고 앞으로도 산모와 아기의 건강을 지켜달라고 치성을 드린 뒤에 미역국을 먹었다는 것이지요.

그래서 해산달이 다가오면 미역부터 준비했는데, 해산미역은 값을 깎지 않았으며 꺾지 않고 새끼줄로 묶어두었습니다. 값을 깎으면 아기의 수명이 줄고, 꺾으면 산모가 난산을 한다는 속설이 있어서랍니다. 아기를 낳으면 미역국 세 그릇을 삼신에게 올리고 삼칠일(21일) 동안 미역국을 먹었습니다. 우리나라 고대 신앙에서 삼신할머니는 삶과 죽음을 관장하는 생명의 여신이기에 아기를 점지해달라고 빌었고, 무사 출산을 감사드렸으며, 아울러 생일에도 건강 장수를 빌며 미역국을 제물로 올렸던 겁니다.

미역국이 산모에게 도움이 되었을까?

우리 조상들은 미역을 산후 선약으로 간주했습니다. 한의학적으로 보면 미역이 어혈, 즉 피가 뭉쳐 있는 것을 풀어주는 효능이 커서 산모의 어혈을 제거하고 늘어진 자궁을 수축시켜 정상 상태로 해주므로 산후 회복에 매우 좋기 때문입니다.

영양학에서는 미역은 요오드가 풍부하기 때문에 산모에게 좋다고 하지요. 요오드는 산후에 늘어난 자궁을 수축시키고 모유가 잘 나오게 하며 피를 멎게 하는 데 유용한 미네랄입니다. 출혈로 빠져나간 철분과 아기에게 빼앗긴 칼슘도 많이 들어 있는데, 칼슘은 출산 후 흥분된 신경을 안정시키고 자궁 수축과 지혈을 도와줍니다. 아울러 미역을 많이 먹은 산모의 젖을 먹는 아기는 갑상선호르몬 생성이 많아지는데, 갑상선호르몬은 10세 전까지는 성장호르몬과 유사한 역할을 하므로 성장을 촉진시켜줍니다.

중국에서도 산모가 미역국을 먹을까?

중국의 산모는 미역국을 먹지 않고 대신 닭국을 끓여 먹습니다. 특히 오골계, 즉 검은색 닭을 산후조리에 먹는데 특히 수탉을 먹었답니다. 수탉의 양기를 받아들이기 위해서라고 하는데, 고기도 먹고 국물에 쌀을 넣고 닭죽도 끓여 먹습니다.

그런데 미역국은 출산 뒤부터 먹은 것이 아니라 출산하기 한 달 전부터 먹었습니다. 태아가 너무 크지 않도록 하기 위해서였지요. 그렇다고 임신 중에 너무 일찍 먹어서는 안 됩니다. 미역이 단단한 것을 부드럽게 하고 담과 어혈을 삭여주는 작용이 있으므로 태를 떨어지게 할 수 있기 때문에 해산 당월이 되어 먹기 시작했습니다.

미역이 산모에게 좋은 것 외에 다른 효능은?

달고 짠맛에 찬 성질로서 해채(海菜)·자채(紫菜)·자영(紫英)이라 하는데, 단단한 것을 부드럽게 하고 담을 삭여주는 작용이 있으므로 갑상선 질환을 치료하고 기가 맺힌 것을 풀어줍니다. 또한 번열을 내리고 대변과 소변을 잘 나오게 하는 효능이 있으며 소변이 시원하게 나오지 않고 찔끔거리며 아프게 나오는 임증의 치료에도 좋습니다. 그리고 수분 대사를 촉진하여 부기도 없애줍니다.

미역은 피를 조화시켜주고 심장을 맑게 하므로 답답해서 잠이 오지 않는 경우에도 좋습니다. 만약 열기로 인하여 목이 막힐 때는 즙을 내어 마시면 됩니다.

미역이 성인병의 예방과 치료에도 도움이 될까?

성인병의 원인이 풍기와 담·열·어혈인데 미역은 기가 맺힌 것과 어혈을 풀어주는 효능이 크고 담을 삭여주는 작용이 있습니다. 그러므로 피를 맑게 하여 콜레스테롤과 중성지방을 떨어뜨리고, 대소변을 잘 나오게 하기에 비만을 방지해주므로 동맥경화는 물론이고 고혈압·심근경색·협심증·당뇨병·중풍 같은 성인병의 예방에도 큰 효과가 있습니다. 비타민 A가 들어 있어 눈 건강에 좋고, 베타카로틴이 들어 있어 항산화 작용으로 항암 효과도 있으며, 또한 혈액이 응고되는 것을 막아주는 작용도 있습니다. 칼로리도 낮지요.

미역은 많이 먹어도 괜찮을까?

한의서에는 너무 많이 먹지는 말라고 했습니다. 특히 몸이 냉하고 비·위장이 허약하거나 대변이 묽은 사람은 미역을 주의해야 합니다. 반면에 열이 많고 담이 잘 걸리며 응어리가 잘 생기는 사람에겐 좋습니다.

|김|
노인과 아이에게 특히 좋은 공해 예방 식품

요즘이야 김밥을 흔하게 먹지만, 예전에는 소풍이나 운동회 날이어야 먹을 수 있었습니다. 그 당시에 무척 귀했던 달걀을 2개 먹는 것보다 김 1장을 먹는 것이 훨씬 영양가가 높다는 말도 있었지요. 실제로 김 1장에 달걀 2개분의 비타민 A가 들어 있고 $B_1 \cdot B_2 \cdot C \cdot D$ 그리고 니아신이 많이 들어 있습니다. 또한 요오드를 비롯하여 칼슘·나트륨·칼륨·철·인·망간·유황·아연 등이 고루 들어 있는 알칼리성 식품입니다.

김밥은 일본에서 전래되었을까?

우리 김밥의 원조가 일본의 김초밥이라는 얘기가 있긴 합니다. 그런데 《삼국유사》에 "신라에서 김을 먹었다"는 기록이 있고, 조선 세종 때 편찬된 《경상도지리지》에 "경상도 하동 지방의 특산품으로 해의(海衣)가 있다"고 나와 있습니다. 그러니 우리나라에서는 김을 길게는 신라 시대, 짧게 잡아도 조선시대 초기인 1400년경부터 먹었다는 것을 알

수 있으므로 일본에 비해 훨씬 앞서 있습니다.

아울러 김의 특성상 밥을 싸 먹는 형태로 취급될 수밖에 없으니 당연히 김밥의 역사도 우리가 일본보다 더 앞섰다고 볼 수 있습니다. 우리나라의 세시풍속에도 정월 대보름에 오곡밥을 김에 싸서 묵은 나물과 같이 먹으면 눈이 밝아진다는 풍습이 있습니다. 요즘의 김밥처럼 어묵이나 단무지 등을 넣는 것은 일본식 김초밥의 영향을 받았겠지만, 충무김밥처럼 밥을 김에 싼 것은 우리가 훨씬 먼저라는 얘기지요.

김의 효능은?

짠맛에 찬 성질로서 감태(甘苔)·해태(海苔)·청태(靑苔) 등으로 불리는데, 열을 내리고 담을 삭여주는 효능이 있습니다. 가슴이 답답한 것을 풀어주고 치질에도 좋습니다. 이뇨 효과가 있어 소변이 시원하게 나오지 않는 경우에 좋고, 대변도 잘 나오게 합니다. 토사곽란·부종·각기병의 치료에도 도움이 되지요.

그 밖에도 열·연기·광물성 약재를 비롯한 여러 가지 독을 풀어주는 효과가 큽니다. 특히 차나 술을 많이 마셔 몸속에 다적(茶積)이나 주적(酒積)이 되면 얼굴색이 누렇고 배가 아픈데 김을 먹으면 풀어지게 됩니다. 실제로 수은·납·크롬·카드뮴 등의 중금속을 비롯한 유독 물질에 대한 해독 작용이 있어 각종 공해에 대한 예방 효과가 있는 식품입니다.

그 밖에도 김은 어떤 약효가 있을까?

생장과 조혈 작용이 있는 비타민 B_{12}가 많이 들어 있는데, 이것이 부족하면 생장이 억제되고 빈혈이 생기게 됩니다. 따라서 김을 잘 먹을 경우에 아이들은 성장이 좋고, 여학생과 부인은 빈혈이 적겠지요. 또한 골다공증에도 좋습니다. 그리고 타우린·포피란(porphyran)의 함유량이 다른 어떤 식품보다도 높습니다. 타우린은 혈중 콜레스테롤과 혈압을 떨어뜨리는 작용이 뛰어난 아미노산이며, 포피란은 김에만 있는 수용성 식이섬유로 면역력을 높여 암세포에 대한 저항력을 길러주고 장운동을 활발하게 만들어주며 노폐물을 흡착하고 배출시키는 효과가 뛰어납니다.

노인에게는 큰 도움이 되는 김

담을 삭여주고 대변을 잘 나오게 하고 콜레스테롤을 떨어뜨리며 동맥경화를 방지하고 골다공증에 도움이 되기 때문에 노인의 음식으로 안성맞춤입니다. 물론 노화 방지에도 도움이 됩니다. 게다가 신경전달 물질로 작용하는 콜린을 함유하고 있으므로 기억력 감퇴를 개선시키는 효과도 있습니다. 그리고 김에는 어린이들의 성장에 필수적인 각종 영양소들이 많이 함유되어 있는데, 맛도 좋고 코피가 나지 않게 하는 역할도 있지요.

김을 먹으면 남성의 정력에도 도움이 될까?

전립선액의 성분이 되는 아연이 많이 들어 있기에 굴과 마찬가지로 남성의 성기능 강화에 도움이 됩니다. 최근 연구에 의하면 아연이 부족한 것이 신장의 양기가 부족한 신양허와 유관하다고 하는데, 신양허는 한의학에서 남성 성기능 장애의 가장 중요한 원인이지요.

여행을 갈 때 김을 가지고 다니면 좋은 점

맛이 좋은 반찬이 되는 데다 가벼워서 휴대하기도 편하고, 한의학적으로는 다른 지방이나 외국에 가서 생길 수 있는 질병을 예방하는 효과를 얻을 수 있습니다.

다른 지방에 가서 물을 바꿔 먹으면 배탈이 나서 고생하는 경우가 흔하지요. 한의학에서 불복수토(不服水土) 혹은 장기(瘴氣)라고 하는 병인데, 풍토병이 있는 곳의 물을 마시거나 그 물로 만든 음식을 먹거나 불결한 음료수나 과일 등을 먹은 뒤에 배가 아프고 설사가 나며 심한 경우에는 열이 나고 머리가 아프며 토하고 이질이 생기기도 합니다. 이것은 비·위장이 수기와 습기에 상한 탓인데, 물이나 음식을 끓여 먹어도 안 될 경우에는 약을 먹어야 하지만, 심하지 않으면 김을 먹어도 효과가 있습니다.

김을 먹을 때 주의할 점은?

서늘한 성질이므로 열이 많은 체질에 좋은데, 몸이 냉한 체질도 한꺼번에 많이 먹지만 않으면 계속 먹어도 괜찮습니다. 김에는 약간의 독이 있는데 수기가 뒤섞여 맺혀서 생겨난 것이라고 합니다. 그래서 김을 많이 먹으면 부스럼과 옴이 생겨나 얼굴색이 누렇게 되고 혈색이 적어진다고 했습니다. 그리고 기침을 하는 사람은 먹지 말아야 합니다.

|붕어|

소화를 돕고 기를 보강하는 궁중 보양식

붕어는 잉어와 함께 궁중에서 기를 보강하는 최고의 식품에 속했습니다. 임금의 즉위식 연회나 대비마마의 육순이나 칠순 같은 궁중 연회에 빠지지 않고 나왔던 음식이었지요. 효종 임금 즉위년에 신하들이 중전에게 보양을 위해 붕어찜을 권하면서 "붕어찜은 비위를 보하고 원기를 회복하는 성약"이라 치켜세웠다고 합니다.

붕어의 효능은?

즉어(鯽魚) 또는 부어(鮒魚)라고 하는데, 단맛에 약간 따뜻한 성질로서 비·위장이 허약한 것을 튼튼하게 해주는 효능이 큽니다. 붕어가 진흙을 먹기 때문이기도 하지요. 특히 소화를 돕고 입맛을 좋게 하며 허기를 없애주어 배고프지 않게 해줍니다. 그래서 큰 병을 앓은 뒤 회복기에 있는 환자에게 좋습니다. 또한 장 기능을 튼튼하게 하여 설사와 이질을 막아주는 효능도 있고, 습기를 없애고 소변을 잘 나오게 하는 효

과가 있으므로 부종에도 좋으며, 간장 질환으로 배가 부어오른 경우에
도 쓰입니다.

여성에게도 붕어가 좋을까?

출산으로 기와 혈이 허약해진 산모에게 좋고, 또 산후에 기와 혈이
부족하여 젖이 잘 나오지 않을 때도 붕어를 고아 먹으면 효과가 있습
니다. 또한 손발이 차고 추위를 타며 정력이 떨어지는 남성의 보양식
으로도 좋습니다. 혈과 정액을 생성하는 기본 물질이 충분히 공급되게
해주기 때문이지요.

영양학적으로 살펴보면 소화·흡수가 잘되는 단백질이 풍부하게 들
어 있고 지질 함량이 적은 편인 데다 대부분이 불포화지방산으로 되어
있기 때문에 고혈압이나 동맥경화증 등이 있는 사람이 먹어도 좋습니
다. 칼슘·철분·인의 함량이 많아 빈혈이 있는 여성이나 성장기 어린
이에게 좋습니다.

붕어를 먹는 방법

비·위장이 냉한 사람은 초두구·생강 또는 건강·후추·귤껍질을 함
께 넣어 끓여 먹으면 좋습니다. 부기가 있을 때는 팥을 넣고 달여 먹
으면 됩니다. 산모의 젖이 잘 나오지 않을 때는 돼지족발과 함께 끓여
먹습니다.

붕어를 활용한 음식 요법도 많습니다. 강귤붕어약국은 붕어에 생

강·귤껍질을 넣고 끓인 것인데, 기를 보하고 속을 덥혀주며 땀이 나게 합니다. 몸이 허약하거나 명치 밑이 차갑고 아픈 경우, 입맛이 없고 소화가 안 되는 경우에 씁니다. 붕어두부약탕은 두부를 썰어 솥에 넣고 누렇게 볶은 뒤 붕어를 넣고 물을 부어 끓입니다. 비·위장을 조화시키고 기를 보하며 어혈을 없애고 열을 내리며 소변을 잘 나오게 하고 여성의 냉증에 씁니다. 그 밖에 붕어찹쌀약죽·구기자붕어약국 등등이 있습니다.

붕어를 먹을 때 주의할 점은?

따뜻한 성질로서 몸에 온기를 넣어주므로 몸에 열이 많고 손발이 달아오르거나 가슴이 화끈거리고 답답한 사람은 피하는 게 좋습니다.

|잉어|

기력·정력을 보충하는 왕비마마의 태교 음식

민물고기 중에서도 왕으로 불리는 잉어는 한국과 중국·일본에서 많이 먹어왔고 전설 같은 얘기도 전해오고 있습니다. 허구한 날 낚시를 하며 세월을 낚았다고 하는 강태공이 즐겨 먹었던 것이 바로 잉어와 붕어요리였지요. 공자도 평소 잉어를 좋아하고 무척 즐겨 먹었기에 아들의 이름을 잉어 리(鯉) 자로 지었습니다. 중국에서는 축하용 요리에 잉어가 빠지지 않는다고 하지요.

일본에서는 천으로 잉어 모형을 만들어 아가미에 바람이 들어가게 벌려서 긴 장대에 걸어두는 풍습이 남아 있습니다. 고이노보리(鯉魚登昇)라는 것인데, 모형 잉어는 바람을 머금고 공중에서 날아다니게 됩니다. 5월 어린이날이 되면 동네마다 떠다니는 것을 볼 수 있다고 합니다. 아이가 잉어와 같은 기개를 가지고 건강하게 성장하고 장수하기를 기원하기 위해서인데, 그런 풍습은 잉어에 대한 옛날의 고사에서 비롯된 것이지요.

잉어에 대한 고사

중국의 황하 상류의 삼문협폭포에 용문(龍門)이란 마을이 있습니다. 그곳에는 커다란 잉어들이 떼 지어 살고 있었는데, 서로 이 폭포를 뛰어넘으려고 경쟁했습니다. 그러나 워낙 물살이 세고 가파르기에 웬만한 잉어는 그 물살을 헤치고 상류로 올라가지 못했습니다. 그러다 한 마리의 잉어가 도약에 성공했는데, 그 잉어는 용이 되어 승천했다고 합니다. 그래서 등용문(登龍門)이라는 말이 생겨났다고 하는데, 등용문은 어려움을 극복하고 입신양명(立身揚名)했다는 의미로 사용되고 있지요.

잉어의 효능은?

산모가 몸이 부었을 때 잉어를 먹는 것으로 알려져 있지요. 실제로 잉어는 소변을 잘 나오게 하고 부종을 치료하는 효능이 아주 커서 산후 부종은 물론이고 임신 중에 몸이 부었을 때도 좋습니다. 그뿐만 아니라 임신 중에 산모의 건강을 좋게 하며, 안태(安胎) 효능이 있어 임신 중에 태가 불안한 경우에 태를 편안하게 해주는 약이 됩니다. 태가 불안하다는 것은 태가 떨어지는 것, 즉 유산의 위험이 있는 것이지요. 그리고 임신부가 가슴이 답답하고 불안한 경우에도 씁니다. 이때는 찹쌀·귤껍질·생강을 넣고 끓여 먹으면 됩니다.

또한 젖을 잘 나오게 하는 효능도 있는데, 비·위장이 허약한 산모가 산후에 기와 혈이 쇠약해져 젖이 부족한 경우에 잉어 꼬리에 당귀와 황기를 넣어 달여 먹으면 됩니다.

잉어는 산모에게 좋을까?

이어(鯉魚)라고 하는데 단맛에 중간 성질로서 소변을 잘 나오게 하고 부종을 치료하는 효능이 아주 커서 산후 부종은 물론이고 임신 중에 몸이 부었을 때도 좋습니다. 이 경우 탕으로 끓여 먹으면 되는데, 팥을 넣으면 좋으나 다른 조미료는 넣지 않아야 합니다. 산후에 춥고 열이 나며 뼈마디가 아프고 땀이 나지 않는 경우에는 잉엇국을 끓여 먹고 땀을 내면 잘 낫습니다.

잉어가 태교에도 좋은 음식일까?

잉어는 조선시대에 왕비가 임신했을 때 태아에게 기를 공급하기 위해 먹었던 태교 음식 중의 하나였습니다. 영양학적으로 양질의 단백질과 칼슘을 비롯하여 당질 대사에 도움을 주는 비타민 B가 풍부할 뿐만 아니라 필수 아미노산이 모두 들어 있습니다. 그러니 임산부와 태아에게 좋을 수밖에 없지요.

특히 뇌 속의 호르몬이나 갑상선호르몬의 대부분이 아미노산이나 이를 기초로 만들어진 단백질로 구성되어 있으므로 태아의 성장과 뇌세포 발육에 좋습니다.

잉어 기름 속의 아라키돈산(arachidonic acid)이나 에이코사펜타엔산 (eicosapentaenoic acid)은 뇌의 발육과 활성에 도움을 주기 때문에 태아의 뇌세포 발육과 뇌 장애 개선 효과가 있습니다. 참고로, 왕비의 태교 음식으로는 순무씨로 끓인 죽, 죽순·해삼·전복으로 만든 요리, 오골계와

석이버섯을 비롯하여 물엿으로 만든 강정, 약과 등이 있습니다.

강태공이나 공자께서도 즐겨 먹었다니 남성에게도 좋을까?

잉어는 여성의 임신 중이나 산후에 좋고, 성욕이 떨어지거나 불감이 있는 경우에 효과가 크지만, 남성에게도 좋습니다. 정력 증강에 큰 도움이 되는데, 오래 먹어야 효과를 봅니다. 중국 광동 지방에 전해오는 이야기에 의하면 90세가 되어서도 정력이 왕성한 노인이 있었는데 부인이 세상을 떠난 뒤에 20대 처녀와 재혼하여 아들을 낳았다고 합니다. 그 노인이 평소에 먹는 보양식이 바로 이어기자탕(鯉魚杞子湯)인데, 잉어에다 신을 보강하는 한약재인 구기자를 넣고 약한 불로 오래 고아서 먹으면 됩니다.

잉어가 세찬 물결을 헤치고 용이 될 만큼 생명력이 강하기에 정력 식품으로 손색이 없는 것이지요. 게다가 정자 형성에 중요한 역할을 하는 아르기닌과 히스티딘 같은 필수 아미노산이 많이 들어 있습니다. 기력과 정력이 약한 사람은 잉어를 먹는 것이 도움이 될 겁니다.

잉어에 들어 있는 다른 영양 성분은?

단백질이 20%가 넘게 들어 있어 붕어보다 많이 들어 있는 데다 소화·흡수가 잘되기에 질병 회복기의 환자·임산부에게 좋습니다. 칼슘과 철분·인은 붕어보다 적게 들어 있지만 지방은 붕어보다 많이 들어 있습니다. 특히 잉어의 지방은 불포화지방산이 많기 때문에 고혈압이

나 동맥경화·심장 질환 등의 성인병을 가지고 있어 고지방을 피해야
하는 사람의 영양을 보충할 때 좋습니다.

또한 잉어는 강한 항산화 효과를 나타낸다는 것이 밝혀졌지요. 항산
화 효과는 성인병을 비롯한 각종 질병을 예방하고 노화를 억제합니다.

잉어를 약으로 쓸 때는 어떤 부위를 쓸까?

머리에서 꼬리까지 버릴 것이 없을 정도로 다양하게 활용됩니다. 쓸
개는 눈을 밝게 하고 눈에 열이 있고 붉으면서 아픈 염증을 낫게 하며
귀가 먹어 잘 들리지 않는 경우에 좋습니다. 이빨은 태워서 가루로 만
들어 술에 타서 복용하면 석림, 즉 요로결석에 효과가 있습니다. 뼈는
여성의 냉증(대하)과 생식기 염증에 사용됩니다. 비늘과 껍질은 태워서
가루로 만들어 술에 타서 복용하면 출산 후 산모에게 생긴 두드러기를
완화시키는 데 좋다고 합니다.

잉어가 보양식으로 좋은 또 다른 이유

좋은 보양식이 되려면 먹은 뒤 소화가 잘되어야 하는데, 잉어는 비·
위장을 튼튼하게 하는 효능이 있기 때문이지요. 비·위장이 허약하여
소화가 잘되지 않고 입맛이 없는 경우에 좋으며, 질병을 앓아 몸이 쇠
약해졌을 때 회복에 좋은 음식이 됩니다.

잉어가 비·위장에 좋은 것은 강이나 늪에 살면서 황토를 먹었기 때
문이기도 합니다. 흙은 비·위장을 상징하는 것이고 황색도 비·위장

의 색이지요. 그러니 흙을 먹는 물고기들은 비·위장에 좋을 수밖에 없는데, 잉어를 비롯하여 붕어·가물치·미꾸라지·숭어 등이 있습니다.

잉어를 약으로 먹을 때는 어떻게 먹으면 좋을까?

큰 병을 앓은 뒤나 산후에 비·위장이 허약하면서 냉하고 배가 차갑고 아프거나 입맛이 없고 음식을 잘 받아들이지 못하는 경우에는 이어약탕(鯉魚藥湯)을 만들어 먹으면 됩니다. 잉어를 내장과 비늘을 제거하고 잘라서 생강·후추를 넣고 고기가 흐무러질 때까지 끓여서 파뿌리와 소금을 조금 넣고 국과 고기를 먹습니다.

이어뇌수죽(鯉魚腦髓粥)도 있습니다. 잉어의 뇌를 꺼내서 씻은 뒤에 쌀·국화꽃·생강을 넣고 끓인 죽이지요. 노인이 머리와 눈이 어질어질하고 귀에서 소리가 나면서 잘 들리지 않고 기억력이 떨어지는 경우에 좋습니다.

잉어는 몸이 부을 때 먹는데, 어떻게 만들까?

비·위장이 허약하여 몸이 붓는 경우에 적두이어탕(赤豆鯉魚湯)을 만들어 먹습니다. 임신 중에 몸이 붓는 경우에도 좋습니다. 잉어의 내장을 제거한 뒤 뱃속에 팥을 듬뿍 넣고 묶은 뒤에 중탕하여 그 즙을 짜서 마시거나 푹 고아서 그 물을 수시로 마시면 됩니다. 귤껍질·파·생강 그리고 소화를 잘되게 하는 한약재인 초과(草果)를 넣기도 합니다. 경우에 따라 잉어에 생강과 파를 넣고 푹 고아서 먹기도 합니다.

노인이 몸이 붓고 갑갑하며 숨쉬기 힘들어하고 음식을 먹지 못하며 피부가 갈라질 듯하고 팔다리가 항상 아파서 굽히고 펴는 것이 힘들 경우에는 이어학방(鯉魚臛方)을 만들어 먹으면 됩니다. 잉어 살에 파뿌리·삼씨(麻子仁)를 넣고 끓여 먹습니다. 또 백자이어탕(白煮鯉魚湯)도 있는데, 붓는 병으로 가슴과 배가 부르고 팔다리가 아프며 기운이 없을 때 잉어에 귤껍질을 넣고 끓여 먹습니다.

잉어로 요리한 보양식은?

대표적인 것으로 용봉탕(龍鳳湯)이 있습니다. 잉어와 닭을 함께 넣어 끓인 것이지요. 잉어를 용, 닭을 봉에 비유하여 붙인 이름으로서 상상의 동물인 용과 봉황이 가진 신기(神氣)를 먹고 장수하고자 하는 염원에서 만들어진 것으로 보입니다.

용봉탕은 체력 회복이나 정력 증강에 효과가 큰 보양식이자 미용식이며 고단백 스태미나식입니다. 등용문의 고사에 나오는 잉어의 전설 같은 힘과 좀처럼 죽지 않는 생명력은 사람들의 건강을 염원하는 세시풍속에 연결되어 더위를 물리치는 삼복시식(三伏時食), 즉 복날 음식이 되었습니다.

용봉탕에 잉어 외에 다른 재료는 어떤 것이 들어갈까?

인삼·대추·잣·밤·감초·구기자·계피·당귀 등의 한약재를 비롯하여 전복·해삼·표고버섯 등이 들어가기도 합니다. 그리고 용봉탕은 연산군이 즐겨 먹은 것으로도 잘 알려져 있는데, 연산군이 먹은 용봉탕에는 오골계를 썼습니다. 그것도 땅강아지·지렁이·파리 유충을 먹여 키운 토종 오골계였다고 합니다. 그 밖에도 오래 묵은 연밥인 석련과 황기를 넣었습니다.

|자라|
음기를 돕고 뼈와 근육을 튼튼하게 하는 자양 강장 식품

체력 보강이나 병후의 조리 목적으로 자라탕을 먹는 사람이 꽤 있지요. 여름철에 땀을 많이 흘리고 기력을 소진해버린 사람이라면 더욱 그럴 겁니다. 자라는 몸 전체가 단단한 껍데기로 덮여 있으며 저온이나 고온에 견딜 수 있고 1~2년 정도는 아무것도 먹지 않아도 살 수 있을 만큼 끈질긴 생명력을 가지고 있기 때문에 2억 년 전 빙하시대에서 살아남은 몇 안 되는 수중동물의 하나입니다.

자연산의 경우 성장 기간이 20년 이상이나 됩니다. 이렇게 계속 자란다고 해서 '자라다'에서 어간만 떨어져서 '자라'가 된 것으로 추측된다고 합니다. 3,000년 전 중국 주나라 황실에서 자라 요리를 만든 뒤로 자양 강장·불로장수의 건강식으로 내려왔습니다.

자라 고기의 효능은?

별육(鱉肉)·갑어(甲魚)라고 하는데 약간 서늘한 성질로서 몸이 야위고 팔다리에 힘이 없으며 허리와 무릎이 시큰거리는 사람에게 좋습니다. 뼈와 근육을 튼튼하게 하는 효능이 있기 때문이지요. 또한 음기를 돕고 피를 서늘하게 하는 효능이 있으므로 과로해서 열이 달아오르거나 식은땀이 나는 경우, 질병을 앓은 뒤의 보양식으로 좋습니다. 음기가 부족해서 뼛속 깊이 열이 나는 경우에 효과적인데, 특히 오후에 조수처럼 열이 달아올랐다가 내려가거나 손과 발바닥에 열이 나는 음허화동 증상에 탁월한 효과가 있습니다.

자라의 피를 먹는 경우도 있는데, 피에는 단백질과 비타민 등의 영양분이 많으므로 허약을 보충하는 효과가 있겠지요.

자라 고기에 들어 있는 영양 성분은?

자라는 진흙이 깔려 있는 하천이나 호수에 살면서 가재나 새우·게·작은 물고기 등을 잡아먹고 살기에 영양이 풍부합니다. 질 좋은 단백질을 비롯하여 필수 아미노산과 비타민 B_1·B_2·E가 풍부하고, 아연·철·구리·칼슘·셀레늄·마그네슘·망간·코발트 등의 미네랄 성분이 들어 있습니다. 그러니 몸이 마르고 수척한 사람이 먹으면 살이 찌고 기운을 나게 하고, 노약자 및 병후 영양식으로 좋을 수밖에 없지요.

또한 지방산 중 72.2%가 불포화지방산이며 레시틴·타우린 등이 함유되어 있습니다. 레시틴은 콜레스테롤을 단백질과 결합시키는 작용을 하며, 타우린은 담즙산과 결합하여 담즙 분비를 촉진하기 때문에 콜레스테롤을 떨어뜨립니다. 그리고 불포화지방산인 EPA·DHA도 들어 있어 레시틴이나 타우린과의 상승효과에 의해 지방의 분해 대사를 촉진하여 콜레스테롤을 떨어뜨리고 혈액의 점도를 낮추어 혈전을 예방하여 혈압을 떨어뜨리며 뇌졸중·심근경색 등의 예방에 도움을 줍니다.

성기능을 강화시킬 목적으로 자라를 먹는 것은 효과가 있을까?

자라는 음기를 보충해줍니다. 성기능은 양기, 즉 불기운이 직접적으로 작용하지만, 인체에는 음기와 양기가 조화되어야 하고 음기가 충분해야 양기가 제대로 작용할 수 있는 겁니다. 따라서 자라의 머리 모양이 성기의 앞부분과 흡사하게 닮아서가 아니라 음기를 보충해서 양기를 강하게 하므로 정력을 돕는 효과를 나타낸다고 하겠습니다. 자라는 남성의 정액이 저절로 흐르는 병증에도 좋습니다.

자라 고기는 여성에게는 도움이 되지 않을까?

여성에게도 도움이 됩니다. 여성은 혈을 위주로 하는데, 혈은 음기와 상통하지요. 여성에서 음혈이 부족하여 생리량이 줄거나 생리가 나오지 않는 경우에 효과가 있습니다. 또한 냉이 많이 나오거나 자궁 출혈이 있는 경우에도 좋고, 월경 전 긴장증이나 갱년기증후군에도 효과가 있습니다. 음혈이 부족하다면 몸이 마르고 야위며 열이 잘 달아오르는 편이지요.

자라가 한약재로도 쓰인다는데 어느 부위를 쓸까?

등껍데기를 한약재로 쓰는데 별갑(鼈甲)이라고 합니다. 별갑은 서늘한 성질로서 열기를 내려주면서 음기를 보충하는 작용이 매우 크므로 염증을 가라앉히는 효과를 나타냅니다. 그래서 폐결핵을 비롯한 만성 소모성 질환의 치료제로 쓰이고 허열이 나면서 식은땀이 나는 경우에 좋은 약이지요. 특히 학질병의 치료에도 효과가 큰데, 오후만 되면 얼굴로 허열이 확 달아올랐다가 잠시 후에 싹 내려가면서 으슬으슬 추워지는 병증에 특효약입니다.

열병으로 열이 오래 지속되어 음이 상하고 상대적으로 양이 왕성해져 생긴 경련을 치료합니다. 열을 내리고 양기가 맺혀 왕성해진 것을 가라앉히기 때문에 코피가 나거나 피를 토하거나 여성이 자궁 출혈이 있는 경우에 출혈을 멎게 합니다. 혈맥을 통하게 하여 어혈을 없애주고 응어리를 풀어주는 효능도 있어 생리를 통하게 합니다.

자라 고기를 피해야 하는 경우는?

차가운 성질이기 때문에 비·위장의 양기가 허약해서 소화력이 약하고 설사를 자주 하는 사람에게는 맞지 않습니다. 그리고 몸에 습기와 담이 많은 경우에도 피해야 하고, 임신 중에도 피해야 합니다.

용봉탕에 자라가 들어가는 경우도 있을까?

원래 용봉탕은 잉어와 닭을 함께 넣어 끓인 것으로 체력 회복이나 정력 증강에 효과가 큰 보양식이자 미용식이며 고단백 스태미나식입니다. 그런데 전라도 지방에서는 잉어 대신 자라를 넣어서 끓이기도 한답니다. 섬진강으로 흘러 들어가는 보성강 줄기는 자라의 자생지로 유명하기에 그 지역에서는 잉어 대신 자라를 넣은 용봉탕이 여름철 민간 음식으로 내려왔다는 것이지요.

용봉탕에 잉어를 넣을 것인지 자라를 넣을 것인지 어떻게 구분해야 할까요? 잉어와 자라의 성질과 효능에 따라 체질에 맞게 넣어서 먹으면 됩니다. 소화 기능이 약하고 속이 냉한 편인 사람에게는 잉어가 좋고, 속에 열이 있는 편이면서 소화 기능이 좋은 사람은 자라가 어울립니다.

| 우렁이 |

당뇨·황달·부종에 좋은 숙취 해소제

달팽이는 프랑스의 고급 요리이지만 우리나라의 서민들은 모양이 달팽이랑 비슷한 우렁이를 논에서 잡아 우렁탕을 즐겨 먹어왔습니다. 우렁이는 끈끈한 점액질을 많이 분비하고 자유롭게 늘어났다, 줄었다 하는 몸체의 형상과 껍데기 속을 출입하는 것이 성행위와 유사하기에 예로부터 정력제로 쓰여왔습니다.

우렁이의 효능은?

전라(田螺)라고 하는데, 달고 짠맛에 서늘한 성질로서 열을 내리고 갈증을 멎게 하는 효능이 있어 소갈(당뇨병)이 생겨 물을 많이 마시고 소변을 자주 보는 경우에 좋습니다. 또한 습기와 열을 물리치기에 황달에도 좋습니다. 소변을 잘 나오게 하는 효능이 있어 부종이 있거나 방광에 열이 쌓여 소변이 시원찮게 자주 나오면서 아픈 경우에도 효과가 있습니다.

우렁이는 어떻게 먹으면 좋을까?

우렁이는 음기를 도와 눈을 밝게 하는 효능이 있습니다. 특히 간장의 열로 인해 눈에 핏발이 서며 붓고 아픈 것을 낫게 하는데, 이 경우 생즙을 마시면 됩니다. 술안주로도 좋은데 열을 내려주고 소변을 잘 나오게 하므로 주독, 즉 열독과 습독을 잘 풀어주기에 술을 깨게 하는 효과가 큽니다. 술을 많이 마신 뒤에 숙취로 고생할 때 우렁이를 달인 즙을 마시면 갈증이 없어지면서 속이 편해질 겁니다. 그리고 피부가 헐고 종기가 생겼을 때는 우렁이를 찧어 붙이면 염증이 없어집니다.

우렁이를 먹을 때 주의할 점은?

차가운 성질이므로 비·위장이 허약하고 냉하거나 설사를 잘하는 사람은 주의해야 합니다. 그래서 우렁이를 먹을 때는 찹쌀을 넣고 죽을 끓여 먹거나, 계피·산초·부추·마늘·두충 등의 열성 한약재와 식초 및 술을 솥에 넣고 쪄서 포를 만들어 먹습니다.

|다슬기|
간 기능 개선에 좋은 해독제·숙취 해소제

다슬기는 청정 1급수에서만 자라는 민물달팽이로, 흔히 민물고동이라고 하지요. 간염 황달이나 간경화를 비롯한 간 질환의 예방과 치료에 도움이 됩니다. 다슬기의 속은 푸른색을 띠는데, 푸른색은 한의학에서 간장의 색이니 간장에 작용해 효과를 나타내기 때문입니다. 서늘한 성질로서 열을 내리고 해독 효능이 있습니다. 해장국으로도 좋다고 정평이 나 있지요.

다슬기의 뛰어난 숙취 해소 효능

주독, 즉 술의 독은 열독과 습독입니다. 그러므로 술독을 풀어주려면 열과 습기를 내보내기 위해 땀이 나게 하거나 대소변을 잘 나오게 하는 치료법을 써야 합니다. 다슬기는 차가운 성질로서 열을 내려주고 소변과 대변을 잘 나오게 하므로 숙취 해소에 효과를 나타내는 것이지요. 조개류나 우렁이 등도 마찬가지입니다.

그러나 몸이 냉하여 추위를 타고 손발이 차가운 사람은 적게 먹어야 합니다. 그런 경우에는 부추·마늘·생강·산초 등 열성 음식을 넣어 함께 먹는 것이 좋겠지요

다슬기의 해독 효과는 어느 정도인가?

술을 마시면 알코올이 분해되는 과정에서 몸속에 아세트알데히드라는 물질이 생깁니다. 그것이 바로 숙취의 원인 물질로 두통·피로감·구역질 등을 유발하는데, 환경 독성 물질인 포름알데히드(formaldehyde)에 버금가는 독성 물질입니다. 아세트알데히드는 독성이 에탄올의 약 30배에 달하므로 세포 손상과 각종 질환을 일으키는데, 아토피·생활 습관병·노화·치매 등을 유발하거나 가속화하는 것으로 알려져 있습니다. 동물실험에서 아세트알데히드를 흡입할 경우 종양이 커진다는 사실이 밝혀졌기에 세계보건기구, 국제암연구소(IARC)에서는 2007년에 1급 발암 물질로 분류했습니다.

술을 마시면 간에서는 해독 시스템이 작동됩니다. 우선 알코올 분해 효소(alcohol dehydrogenase, ADH)가 분비되어 알코올을 분해하고 그 과정에서 생긴 아세트알데히드를 분해하기 위해 아세트알데히드 탈수소 효소(aldehyde dehydrogenases, ALDH)가 분비됩니다. ALDH는 아세트알데히드의 유일한 해독제인데, 안타깝게도 사람의 간에서는 소주 2~3잔으로 만들어진 아세트알데히드를 대사할 정도의 ALDH만 분비된다고 합니다.

그런데 다슬기에는 ALDH가 상당히 많이 들어 있다는 것이 밝혀졌습니다. 그러니 해장 효과가 좋을 수밖에 없지요. ALDH는 포름알데히드를 비롯해 담배 연기·배기가스·잔류 농약·미세먼지 등에 포함돼 있는 발암 물질과 알데히드 계열 독성 물질을 분해하는 효과도 있습니다. 그러니 다슬기는 좋은 해독 음식이 되는 겁니다.

다슬기에는 어떤 영양 성분이 들어 있나?

아미노산의 일종인 타우린이 들어 있는데, 타우린은 혈중 콜레스테롤 수치와 혈압을 낮춰주고 간 기능을 개선해 피로 해소에 좋습니다. 간 해독 작용이 있는 것이지요. 그리고 단백질 함량이 꽤 높은 고단백 식품으로서 아미노산도 많습니다. 비타민으로는 B_1·B_2·B_6·C·E 및 엽산이 들어 있습니다. 미네랄로는 아연·인·철·마그네슘·칼륨·칼슘·나트륨 등이 들어 있습니다. 열량은 100g당 117kcal이고, 콜레스테롤도 65mg이나 들어 있지요. 헤모글로빈 구성 성분인 철이 들어 있으니 빈혈에 도움이 되고, 뼈에 필수적인 칼슘이 들어 있으니 골다공증에 좋으며, 아연이 들어 있으니 남성들의 성기능에도 도움이 됩니다.

|미꾸라지|
기력을 보태주고 소화를 돕는 영양 보충식

예전엔 추어탕이 서민들의 주요한 영양 보충식이었습니다. 동네 사람들이 미꾸라지를 잡아 큰 솥에 추어탕을 끓여서 나누어 먹는 모습이 정겨웠는데, 그 맛도 일품이지요. 추어탕은 몸보신하는 효과도 적지 않아 쇠약해진 몸을 회복시켜줄 뿐만 아니라 성기능을 강하게 한다고 알려져 있습니다.

미꾸라지의 효능은?

기력을 더해주고 비·위장을 따뜻하게 하며 소화를 잘되게 합니다. 또한 습기를 없애주고 설사를 멎게 하며 소변을 잘 나오게 하는 효능이 있습니다. 소갈을 풀어주므로 당뇨병에 좋고 술을 잘 깨게 하는 효과도 있으며 황달의 치료에도 쓰여왔는데, 간염 환자에게 써서 간장의 기능을 정상으로 회복시켰다는 임상 보고가 있습니다. 또한 칼슘이 많이 들어 있어 골다공증에도 효과가 있는데 이때는 통째로 씹어 먹는 것이 좋습니다. 숙취 해소에도 효과적이지요.

미꾸라지의 성기능 강화 효과

따뜻한 성질로서 신장의 양기를 더해주어 남성의 발기가 잘되지 않는 양위증을 치료한다고 했으니, 추어탕은 서민들의 정력제로 손색이 없습니다. 꼬리의 힘이 셀 뿐만 아니라 위로 뛰어오르는 힘이 세고 진흙 속을 파고 들어가는 힘이 엄청나기에 먹으면 그 힘을 받을 수 있기 때문이지요. 단백질 함유량이 많아 스태미나에 도움이 되는데, 특히 류신과 타우린 등의 필수 아미노산이 많아 체력 강화에 좋습니다.

미꾸라지로 추어탕을 끓여 먹는 방법 외에 몸에 좋은 요리법은?

푹 삶아 먹어도 좋은데, 황기와 인삼을 함께 넣어 끓이면 추어삼기탕이 됩니다. 이것은 비·위장이 허약하여 기운이 없고 몸이 마른 사람의 보양식으로 좋습니다.

황달을 치료할 때는 미꾸라지와 두부를 함께 삶으면 됩니다. 두부를 먼저 끓는 물속에 넣고 푹 삶은 뒤에 소금을 조금 넣고 미꾸라지를 풀어 넣으면 두부 속으로 파고 들어가게 됩니다. 그다음에 파와 생강 등을 넣어 먹습니다.

미꾸라지

중앙생활사 Joongang Life Publishing Co.
중앙경제평론사 | 중앙에듀북스 Joongang Economy Publishing Co./Joongang Edubooks Publishing Co.

중앙생활사는 건강한 생활, 행복한 삶을 일군다는 신념 아래 설립된 건강 · 실용서 전문 출판사로서
치열한 생존경쟁에 심신이 지친 현대인에게 건강과 생활의 지혜를 주는 책을 발간하고 있습니다.

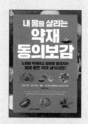

내 몸을 살리는 약재 동의보감

초판 1쇄 인쇄 | 2019년 1월 3일
초판 1쇄 발행 | 2019년 1월 7일

지은이 | 정지천(JiCheon Jeong)
펴낸이 | 최점옥(JeomOg Choi)
펴낸곳 | 중앙생활사(Joongang Life Publishing Co.)

대　　표 | 김용주
책임편집 | 한　홍
본문디자인 | 박근영

출력 | 현문자현　종이 | 한솔PNS　인쇄 · 제본 | 현문자현

잘못된 책은 구입한 서점에서 교환해드립니다.
가격은 표지 뒷면에 있습니다.

ISBN 978-89-6141-226-1(03510)

등록 | 1999년 1월 16일 제2-2730호
주소 | ㉾ 04590 서울시 중구 다산로20길 5(신당4동 340-128) 중앙빌딩
전화 | (02)2253-4463(代)　팩스 | (02)2253-7988
홈페이지 | www.japub.co.kr 블로그 | http://blog.naver.com/japub
페이스북 | https://www.facebook.com/japub.co.kr 이메일 | japub@naver.com
♣ 중앙생활사는 중앙경제평론사 · 중앙에듀북스와 자매회사입니다.

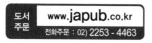

※ 이 도서의 국립중앙도서관 출판시도서목록(CIP)은 서지정보유통지원시스템 홈페이지(http://seoji.nl.go.kr)와
　국가자료공동목록시스템(http://www.nl.go.kr/kolisnet)에서 이용하실 수 있습니다.(CIP제어번호:CIP2018037628)

중앙생활사에서는 여러분의 소중한 원고를 기다리고 있습니다. 원고 투고는 이메일을 이용해주세요.
최선을 다해 독자들에게 사랑받는 양서로 만들어 드리겠습니다. **이메일 | japub@naver.com**